抗菌药物
临床应用指南
（第3版）

主　编　汪　复　张婴元

编委（按姓氏笔画排序）

王明贵　乐嘉豫　刘　杨　刘正印　李太生

李光辉　杨　帆　肖和平　沙　巍　沈建平

张　菁　张继明　林东昉　施光峰　徐晓刚

黄海辉

编审者（按姓氏笔画排序）

马　玙　王正敏　吕晓菊　朱启榕　刘又宁

刘朝辉　李桓英　陆　权　陈　楠　赵家良

俞云松　倪泉兴　翁心华　黄煌渊　廖万清

U0269894

出版社

图书在版编目（CIP）数据

抗菌药物临床应用指南 /汪复,张婴元主编.—3 版.—北京：人民卫生出版社,2020

ISBN 978-7-117-28177-5

Ⅰ.①抗… Ⅱ.①汪… ②张… Ⅲ.①抗菌素 - 临床应用 - 指南 Ⅳ.①R978.1-62

中国版本图书馆 CIP 数据核字（2019）第 033843 号

人卫智网	www.ipmph.com	医学教育、学术、考试、健康，购书智慧智能综合服务平台
人卫官网	www.pmph.com	人卫官方资讯发布平台

抗菌药物临床应用指南

（第3版）

主　　编：汪　复　张婴元
出版发行：人民卫生出版社（中继线 010-59780011）
地　　址：北京市朝阳区潘家园南里 19 号
邮　　编：100021
E - mail：pmph @ pmph.com
购书热线：010-59787592　010-59787584　010-65264830
印　　刷：三河市宏达印刷有限公司
经　　销：新华书店
开　　本：889×1194　1/64　　印张：9
字　　数：374 千字
版　　次：2008 年 2 月第 1 版　　2020 年 3 月第 3 版
　　　　　2023 年 12 月第 3 版第 6 次印刷（总第16 次印刷）
标准书号：ISBN 978-7-117-28177-5
定　　价：36.00 元
打击盗版举报电话：010-59787491　E-mail：WQ @ pmph.com
质量问题联系电话：010-59787234　E-mail：zhiliang @ pmph.com

作者简介

汪复 女,1931年5月20日生,教授、博士生导师。1953年毕业于上海第一医学院(现复旦大学上海医学院)医疗系本科。现就职于复旦大学抗生素研究所。1980年4月至10月作为访问学者在英国诺丁汉大学皇后医学中心进修抗生素临床药理。1992年作为访问学者在美国约翰·霍普金斯医院临床药理科及哈佛医学院传染科参观学习6个月。1986—1997年任上海医科大学抗生素研究所所长,现任抗生素研究所名誉所长、科技部抗感染药临床试验研究中心主任。曾任中国药典委员会委员、中华医学会上海分会感染与化疗学会主任、顾问,曾任《中国感染与化疗杂志》主编。长期从事感染性疾病的诊断与治疗、抗菌药物的临床药理研究、临床应用以及细菌耐药性研究。已发表论文200余篇。作为主编或副主编撰写《实用抗菌药物学》等专著7部,参加编写《实用内科学》《现代临床药理学》等专著10余部。历年共获国家级、部局级科技成果奖10余项。1992年国务院授予"为发展我国医疗卫生事业作出突出贡献者"证书及特殊津贴。

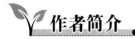

作者简介

张婴元　复旦大学附属华山医院内科（传染病学）教授、主任医师、博士生导师。曾任复旦大学抗生素研究所所长和卫生部抗生素临床药理重点实验室主任，现任《中国感染与化疗杂志》主编。曾任中华医学会上海分会感染化疗专科分会主任委员、中国药学会化疗药理专业委员会副主任委员。主要从事感染性疾病诊治的医疗、教学和科研工作。数十年来在疑难危重感染患者的诊治和救治中积累了丰富的临床经验；对数十种抗菌新药进行了系统的临床药理学研究和临床评价。承担并完成国家科技部攻关项目、国家自然科学基金、卫生部临床学科重点项目等10余项。获省部级科技进步奖4项，主编专著或教材8本，在国内外杂志发表论著90余篇。

编审专家名单（按姓氏笔画排序）

马　玙　首都医科大学附属北京胸科医院内科教授

王正敏　上海复旦大学附属眼耳鼻喉科医院耳鼻喉科头颈外科
　　　　教授
　　　　中国科学院院士

吕晓菊　四川大学华西医院感染性疾病中心教授
　　　　四川省医学会感染病分会副主任委员
　　　　四川省成都市医学会感染学科分会主任委员

朱启榕　上海复旦大学附属儿科医院感染传染科教授
　　　　复旦大学儿童肝病中心主任

刘又宁　中国人民解放军总医院呼吸科教授
　　　　中华医学会呼吸病学分会第八届主任委员
　　　　中华医学会内科学分会第十二届主任委员

刘朝辉　北京大学第一医院妇产科教授

李桓英　北京友谊医院热带病学研究所教授

陆　权　上海交通大学附属儿童医院呼吸内科教授
　　　　中华医学会儿科学分会呼吸病学组原副组长

陈　楠　上海交通大学医学院附属瑞金医院肾内科教授
　　　　上海交通大学医学院肾脏病研究所所长
　　　　上海医师协会肾脏病分会会长
　　　　法国国家医学科学院外籍院士

赵家良　中国医学科学院北京协和医院眼科教授

中国医师协会眼科分会名誉会长

北京医师协会眼科专科医师分会会长

中国非公立医疗机构眼科委员会主任委员

国际眼科科学院院士

俞云松　浙江大学邵逸夫医院感染科教授

中华医学会感染病分会委员

中华微生物与免疫学会委员

浙江省微生物与免疫学会主任委员

倪泉兴　上海复旦大学附属肿瘤医院教授

翁心华　上海复旦大学附属华山医院感染病科教授

中华医学会感染病学分会第八届主任委员

中华医学会内科学分会第九届副主任委员

黄煌渊　上海复旦大学附属华山医院骨科教授

上海复旦大学脊柱外科中心主任

上海医学会骨科专科分会顾问

廖万清　海军军医大学附属长征医院皮肤病与真菌病研究所所长、教授

中国工程院院士

序

　　感染性疾病目前仍是临床最常见的疾病之一。抗菌药物是治疗感染性疾病最重要的措施,为感染性疾病的防治发挥了重要作用,但目前抗菌药物的过多使用、不正确使用情况仍普遍存在,导致不良反应增多、医疗费用增加、细菌产生耐药性、难治性感染增多、治疗失败等严重后果。为此卫生部等三部委于 2004 年颁布并实施了《抗菌药物临床应用指导原则》,并于 2015 年进行修订更新。这对引领临床医师规范感染性疾病抗菌治疗及合理应用抗菌药物发挥了重要作用。2015 年版指导原则中有如下几点主要变化:①"预防用药原则"中增加了预防用药方案,以增加合理预防用药和相应监测、管理的可操作性;②在"抗菌药物临床应用管理"中增加了"医疗机构建立抗菌药物临床应用管理体系"和"注重综合措施,预防医院感染";③增加一些临床常用的或近年新上市的抗菌药物,增加抗菌药物的耐药率数据、PK/PD 参数等,为临床用药提供指导;④对各类细菌性感染的经验治疗原则提出具体方案。

　　在此基础上《抗菌药物临床应用指南》(第 3 版)也进行了相应修订,以期在继续指导临床医师合理规范使用抗菌药物,确保抗菌治疗安全有效,提高感染性疾病的诊治水平等方面发挥重要作用。

中国工程院院士
国家卫生健康委员会抗菌药物临床应用与
细菌耐药评价专家委员会主任委员
2019年3月

前　言

　　随着时间的推移,感染性疾病的病原学、发病情况、病原微生物对抗感染药的敏感性和耐药性亦随之变化。近年来,感染性疾病的病原学诊断方法和各种抗感染新药的研发与临床应用也不断取得进展。因此有必要对本指南进行修订和补充,以适应临床治疗的需要。《抗菌药物临床应用指南》(第3版)仍将维持上一版目录、条目和格式,并遵循"内容新颖、正确可靠、科学性和实用性强"的原则,对以下方面进行更新修改:①补充新的细菌耐药机制和新的抗感染药的作用机制;②删除目前已少用或不用的抗感染药,补充近年新研发上市的抗感染药新品种;③结合国内外对抗感染药的临床应用经验并参考部分已发表的重要感染性疾病的治疗指南,对常见感染性疾病的适应证和给药方案进行修改补充。衷心希望广大读者和专家对本书内容多提宝贵意见。

编者

2019年11月

内容简介和使用说明

1.《抗菌药物临床应用指南》(第3版)(以下简称为《指南》)共分三章,即概述、抗感染药简介、常见感染性疾病的抗感染治疗,书后附录收录了抗感染药临床应用的有关表格。本书第一章主要介绍抗感染药临床应用原则、治疗及预防应用;第二章主要介绍各类抗感染药的适应证、常用剂量及注意事项等;第三章主要介绍常见感染病的治疗原则、经验治疗和病原治疗。

2. 本《指南》中收载品种包括抗菌药、抗真菌药、抗病毒药及抗原虫药,以已上市的国内、外常用品种为主,并包括少数国外已上市、不久即将在国内上市的品种。本《指南》以抗菌药为主,故仍沿用《抗菌药物临床应用指南》的名称。

3. 本《指南》中的药名根据国家药典委员会编写的《药名词汇》,病原微生物和疾病专业词汇参考医学百科全书《微生物学》和《传染病学》分册、科学出版社《细菌名称》以及全国科学技术名词审定委员会。

4. 本《指南》主要供国内各级医院等医疗单位医师处方使用,也可供医药工作人员参考。

目　录

概　述

第一节　抗感染药临床应用的基本原则

一、诊断为感染性疾病者，方有指征使用抗感染药

以最为常见的细菌性感染而言，根据患者的症状、体征及血、尿常规等实验室或影像学等检查结果，初步临床诊断为细菌性感染者，以及经病原检查确诊为细菌性感染者方有指征应用抗菌药；由真菌、结核分枝杆菌、非结核分枝杆菌、支原体、衣原体、螺旋体、立克次体及部分原虫等病原微生物所致的感染亦有指征应用抗菌药。缺乏细菌及上述病原微生物感染的证据，诊断不能成立者，以及病毒性感染者，无指征应用抗菌药。

二、尽早明确感染性疾病的病原，根据病原种类及药物敏感试验结果选用抗感染药

正确的病原学诊断是合理使用抗感染药物的先决条件，在开始用药前应留取相应标本送细菌培养，尽一切努力分离出病原微生物（主要为细菌）。对某些病原如引起肺部感染的不典型病原体、或真菌等也可采用血清学试验，有助于病原的诊断。分离和鉴定病原菌后应作细菌药物敏感试

1

验（药敏），据此选择最合适的抗菌药物。联合药敏试验对免疫缺陷者感染、多重耐药或广泛耐药细菌感染有重要意义，选用体外有协同作用的抗菌药物联合可望提高疗效。

三、根据感染特点给予抗感染药物经验治疗

许多细菌性感染特别是危重感染患者，在病初未获知病原菌前，或无法获取培养标本者，可根据患者的发病情况、发病场所、原发病灶等分析其最可能的病原菌，并结合当地细菌耐药状况先给以抗菌药物经验治疗，获知细菌培养和药敏结果后，对疗效反应不佳者再予以调整抗菌治疗方案。

四、根据药物抗菌活性、药代动力学特性、药物不良反应选择用药

以抗菌药而言，各种抗菌药的抗菌谱和抗菌活性，以及药物在人体内的吸收、分布、代谢和清除过程各具特点，因此各类抗菌药有不同的临床适应证，同一类抗菌药的不同品种，其适应证亦不尽相同，因此临床医师应根据其特点，按临床适应证选择用药。

五、按照患者的生理、病理状态合理用药

老年人、新生儿、小儿、孕妇、哺乳期妇女等特殊生理情况，以及肾功能减退、肝功能减退、免疫功能低下或缺陷等病理情况下抗感染药的选用不同于一般患者，需根据其特殊情况选用抗感染药品种及治疗方案。

六、抗感染药治疗方案的确定应综合患者病情、病原微生物种类及抗感染药特点制订

应根据病情的轻重选用静脉或口服抗菌药,对于心内膜炎、脑膜炎等感染应选用杀菌剂,对于脑膜炎应该选用对血脑屏障穿透性高的抗菌药;药敏结果显示细菌对多个抗菌药敏感时,尽可能选用首选药物;基础疾病的处理对于感染病的治疗也至关重要,如糖尿病患者的血糖控制、脓肿的切开引流等。

七、抗感染药的预防应用应有明确的指征

内、外、妇、儿等各科的预防应用抗菌药,如目的在于预防某一段时间内 1~2 种特定细菌感染可能有效,如目的在于预防任何时间发生的任何细菌感染则往往无效。

第二节 抗感染药的治疗性应用

一、抗感染药治疗方案的制订

感染性疾病如细菌性感染进行抗菌治疗时,应根据病原菌、感染部位、感染严重程度和患者的生理、病理情况制订抗菌药治疗方案,包括抗菌药的选用品种、剂量、给药次数、给药途径、疗程及联合用药等。在制订治疗方案时应遵循下列原则。

1. 品种选择　根据病原菌种类及细菌药敏结果,结合感染病病情选用抗菌药。

2. 给药剂量　按各种抗菌药的常用治疗剂量范围给药。治疗重症感染(如血流感染、感染性心内膜炎等)和抗

3

菌药不易达到的部位的感染（如中枢神经系统感染等），抗菌药剂量宜较大（用最大治疗剂量）；而治疗单纯性下尿路感染时，由于多数药物尿药浓度远高于血药浓度，则可应用较小剂量（用最小治疗剂量）。

3. 给药途径

（1）对轻、中度感染的大多数患者，应予口服给药，选用口服吸收完全的抗菌药品种，不必采用静脉或肌内注射给药。仅在下列情况下可先予以注射给药：①不能口服或不能耐受口服给药的患者，如吞咽困难者。②患者存在可能明显影响口服药物吸收的情况，如呕吐、严重腹泻、胃肠道病变等；或存在潜在的消化道吸收障碍，均可明显降低口服抗菌药的吸收程度。③所选药物具有合适的抗菌谱，但尚无口服剂型。④需在感染组织或体液中迅速达药物高浓度以达杀菌水平者，如感染性心内膜炎、化脓性脑膜炎、骨髓炎和化脓性关节炎等。⑤感染严重，病情进展迅速，需给予紧急治疗的情况，如血流感染、重症肺炎等。⑥患者对治疗的依从性差。肌内注射给药时难以使用较大剂量，其吸收也易受药动学等多种因素影响，此只适用于不能口服给药的轻、中度感染患者。所有注射给药者均应在治疗过程中逐日评估，病情好转可口服时及早转为口服给药。

（2）抗菌药的局部应用宜尽量避免。治疗全身性感染或脏器感染时应避免局部应用抗菌药，因为皮肤或黏膜局部应用抗菌药后，很少被吸收，在感染部位不能达到有效浓度，反易引起过敏反应或导致耐药菌产生。抗菌药的局部应用只限于少数情况：①例如全身给药后在感染部位难以达到治疗浓度时加用局部给药作为辅助治疗，如治疗中枢神经系统感染时某些药物可同时鞘内给药;包裹性厚壁脓肿脓腔内注入抗菌药等。②眼、耳部感染的局部用药等。③某些皮肤表层及口腔、阴道等黏膜表面的感染亦可采用抗菌药局部应用或外用。应避免将主要供全身应用的品种作局部用药。局部用药宜采用刺激性小、不易吸收、不易导致耐药性和不易致过敏反应的杀菌剂。青霉素类、头孢菌素类等易产生过敏反应的药物不可局部应用。氨基糖苷类等耳毒性药不可局部滴耳。

4. 给药次数 为保证药物在体内能最大限度地发挥药效,杀灭感染灶病原菌,应根据药动学和药效学(PK/PD)相结合的原则给药。青霉素类、头孢菌素类和其他 β- 内酰胺类、红霉素、克林霉素等时间依赖性抗菌药,应一日多次给药。氟喹诺酮类、氨基糖苷类等浓度依赖性抗菌药应一日给药 1 次(重症感染者例外)。

5. 疗程 抗菌药疗程因感染不同而异,一般宜用至体温正常、症状消退后 72~96 小时,但血流感染、感染性心内膜炎、化脓性脑膜炎、伤寒、布鲁氏菌病、骨髓炎、溶血性链球菌咽炎和扁桃体炎、深部真菌病、结核病等需较长的疗程方能彻底治愈,并防止复发(见表 1-1)。

表 1-1 常见感染病的抗感染治疗疗程

感染病	推荐疗程 /d
血流感染(感染病灶可去除者)	10~14
感染性心内膜炎	
草绿色链球菌	14 或 28
肠球菌	28 或 42
金黄色葡萄球菌	14(右心心内膜炎)或 28

5

感染病	推荐疗程 /d
化脓性心包炎	28
肺炎	
肺炎链球菌	退热后 3~5（至少 5）
社区获得性	至少 5 或退热后 2~3
肠杆菌科细菌或铜绿假单胞菌	21~42
葡萄球菌	21~28
肺孢子菌（AIDS 患者）	21
肺孢子菌（其他免疫缺陷者）	14
军团菌、衣原体、支原体	7~14
肺脓肿	通常 28~42
A 群链球菌咽炎和扁桃体炎	10
白喉（膜性）	7~14
白喉带菌者	7
渗出性中耳炎	< 2 岁 10 ≥ 2 岁 5~7
急性鼻窦炎	5~14（取决于感染严重程度和所用抗菌药种类）
化脓性脑膜炎	
流感嗜血杆菌、脑膜炎奈瑟菌	7
肺炎链球菌	10~14
单核细胞增多性李斯特菌、B 群链球菌、肠道菌	21（免疫缺陷者需更长）
细菌性痢疾（志贺菌）、旅行者腹泻	3
伤寒（伤寒沙门菌）	
头孢曲松	7~14（短疗程疗效差）
氟喹诺酮类	5~7（成人）

感染病	推荐疗程 /d
阿奇霉素	5（儿童 / 青少年）
氯霉素	14
胃 / 十二指肠溃疡（幽门螺杆菌）	10~14
假膜性小肠结肠炎（艰难梭菌）	10~14
急性膀胱炎	3
急性肾盂肾炎	14（环丙沙星每日 1g×7，左氧氟沙星 750mg×5）
非淋菌性尿道炎或黏液脓性宫颈炎	7~10（或阿奇霉素单剂）
盆腔炎性疾病	14
慢性前列腺炎	28~42（氟喹诺酮类） 30~90（SMZ-TMP）
蜂窝织炎、丹毒	至急性炎症消退后 3 日
骨髓炎	
成人急性	42
成人慢性	至红细胞沉降率正常（通常 3 个月以上）
小儿急性（金黄色葡萄球菌、肠杆菌科细菌）	21（此疗程的条件是感染症状、体征 7 日内缓解以及红细胞沉降率恢复正常）
小儿急性（链球菌、脑膜炎奈瑟菌、嗜血杆菌）	14（同上）
脓毒性关节炎（非淋菌性）	成人 14~28 婴儿、儿童同骨髓炎
淋菌性关节炎 / 播散性淋病奈瑟菌感染	7
气性坏疽（梭菌属）	10

感染病	推荐疗程 /d
布鲁氏菌病	42（开始治疗的 7~14 日加链霉素或庆大霉素）
兔热病	7~14
结核病	
初治肺结核	一般 6 个月
复治肺结核	一般 8 个月
结核性胸膜炎	一般 9~12 个月
耐药结核病	根据耐药的严重程度，疗程长短不一，最多可达 30 个月之久。详见"结核分枝杆菌感染部分"
非结核分枝杆菌病	疗程长短因感染菌株不同而异。详见"非结核分枝杆菌感染部分"

二、抗感染药的联合应用

以抗菌药为例，抗菌药的联合应用要有明确指征，单一药物可有效治疗的感染，不需联合用药，仅在下列情况时有指征联合用药。

（1）病原菌尚未查明的严重感染，包括免疫缺陷者的严重感染。

（2）单一抗菌药不能控制的需氧菌及厌氧菌混合感染，2 种或 2 种以上病原菌感染，以及耐多药菌感染。

（3）单一抗菌药不能有效控制的感染性心内膜炎或血流感染等重症感染。

（4）需长程治疗，但病原菌易对某些抗菌药产生耐药性的感染，如结核病、深部真菌病。

（5）由于药物的协同抗菌作用,联合用药可使毒性大的抗菌药剂量减少者,如两性霉素 B 与氟胞嘧啶联合治疗隐球菌脑膜炎时,前者的剂量可适当减少,从而减少其毒性反应。联合用药时宜选用具有协同或相加抗菌作用的药物联合,如青霉素类、头孢菌素类等其他 β- 内酰胺类与氨基糖苷类联合,两性霉素 B 与氟胞嘧啶联合。联合用药通常采用 2 种药物联合,3 种及 3 种以上药物联合仅适用于个别情况,如结核病的治疗。此外,必须注意联合用药后药物不良反应亦将增多。可能有效的抗菌药联合应用参见表 1-2。

表 1-2　可能有效的抗菌药物联合应用

病原菌	可能有效的抗菌药联合	备注
草绿色链球菌	青霉素 + 庆大霉素	用于心内膜炎或血流感染患者
肠球菌属	氨苄西林（或青霉素）+ 庆大霉素	适用于血流感染及心内膜炎患者
金黄色葡萄球菌	氯唑西林或头孢唑林 + 庆大霉素 万古霉素 + 磷霉素或利福平	用于 MRSA 感染
李斯特菌属	氨苄西林（或青霉素）+ 红霉素	脑膜炎患者可以氯霉素代替红霉素
布鲁氏菌属	四环素 + 链霉素（或庆大霉素） SMZ-TMP+ 氨基糖苷类	布鲁氏菌病易复发,宜用多个疗程
肺炎克雷伯菌	头孢菌素类 + 氨基糖苷类	适用于严重感染患者
铜绿假单胞菌	哌拉西林 + 氨基糖苷类 头孢他啶（或头孢哌酮）+ 氨基糖苷类 亚胺培南 + 氨基糖苷类	适用于严重感染患者

病原菌	可能有效的抗菌药联合	备注
其他革兰氏阴性杆菌（主要为肠杆菌科细菌）	哌拉西林＋氨基糖苷类 头孢菌素类＋氨基糖苷类	联合药敏试验有重要参考价值
结核分枝杆菌	利福平＋异烟肼、链霉素＋异烟肼	强化期宜加用吡嗪酰胺、乙胺丁醇等
深部真菌病病原菌	两性霉素 B＋氟胞嘧啶	两性霉素 B 剂量宜酌减
肺孢子菌	SMZ+TMP	

主要参考文献

[1] GILBERT D N，CHAMBERS H F，ELIOPOULOS G M，et al. The Sanford Guide to Antimicrobial Therapy. 46th ed. Sperryville：Antimicrobial Therapy Inc.，2016.

第三节　抗感染药的预防性应用

一、抗感染药在非手术患者中的预防性应用

1. 预防用药目的　预防一种或两种特定病原菌入侵体内所致感染。

2. 预防用药的基本原则

（1）预防用药的对象应是在非手术患者中尚无细菌感染，但暴露于致病菌感染的高危人群。

（2）预防用药目的只能针对一种或两种特定的病原菌

所引起的感染,选用窄谱抗菌药;而非针对体内多部位的任何细菌所致感染,盲目选用广谱抗菌药。

（3）预防用药仅限于针对在一段特定时间内可能发生的感染,而非针对任何时间内可能发生的感染长期用药。

（4）导致感染风险增加的原发病或基础情况可以治愈、缓解或控制者,预防用药可能有效。原发病或基础情况不能治愈或缓解或控制者(如艾滋病等免疫缺陷者),预防用药效果有限,应尽量不用或权衡利弊决定是否预防用药。

（5）以下情况原则上不宜常规预防使用抗菌药:普通感冒、麻疹、水痘等病毒性疾病,昏迷、休克、中毒、心力衰竭、肿瘤、应用肾上腺皮质激素等患者。

（6）对留置导尿管、留置静脉导管以及人工气道(包括气管插管或气管切口)等患者不需局部或全身预防使用抗菌药。

（7）综合考虑下述因素选择预防用抗菌药品种:除针对特定病原菌选用窄谱抗菌药外,应选用已有循证医学证据预防用药有效而安全的品种,并不易产生耐药性,价格相对较低。

3. 抗感染药在非手术患者中预防性应用指征　在某些细菌和病毒感染的高危人群中有指征预防应用抗感染药,预防用药指征及推荐用药方案参见表 1-3。

二、围手术期抗菌药物的预防应用

1. 预防用药目的　目的是预防手术部位感染,包括切口感染和手术所涉及的器官和腔隙感染,但不包括与手术无直接关系、术后可能发生的其他部位感染和全身性感染。

表 1-3　抗感染药在预防某些细菌和病毒感染时的应用

预防感染种类	预防用药对象	预防用药方案	备注
风湿热复发	反复发作链球菌咽炎的儿童及成人，有风湿性心脏病儿童患者	苄星青霉素60万~120万U肌内注射，每月1次；或青霉素V每次0.25g每日2次口服。风湿热伴心肌炎和瓣膜病变者预防用药自末次风湿热发作起至少10年或用药至少到40岁；风湿热伴心肌炎，无瓣膜病变者用药10年或至成年；风湿热无心肌炎者用药5年，至至21岁	
感染性心内膜炎（IE）	感染性心内膜炎高危患者接受牙科或口腔操作前	氨苄西林成人2g，儿童50mg/kg，静脉滴注或肌内注射，术前30分钟内给药；或阿莫西林成人2g，儿童50mg/kg，术前1小时口服；青霉素过敏且不能口服者，头孢唑林成人1.0g，儿童50mg/kg，静脉滴注或肌内注射（有青霉素过敏性休克等严重即刻反应史者不可用头孢菌素），或克林霉素成人600mg，儿童20mg/kg，静脉滴注或肌内注射，均在术前30分钟内给药	心内膜炎高危患者包括进行任何损伤牙龈、牙周区域或口腔黏膜操作伴有以下心脏基础疾病患者：①人工心瓣膜。②既往有IE史。③心脏移植手术后发生的瓣膜病变。④先天性心脏病患者同时合并以下情况：未纠正的发绀性心脏病（包括姑息性分流术）通过导管或手术途径植入异物或人工装置的先天性心脏病手术后的前6个月；先天性心脏病缺损修补植入补片后仍有残留缺损及分流者

12

预防感染种类	预防用药对象	预防用药方案	备注
流行性脑脊髓膜炎（流脑）	流脑流行时托儿所、部队、学校中的密切接触者，患者家庭中的儿童	利福平口服，成人每次600mg，1月龄以上小儿每次10mg/kg（1月龄以下小儿每次5mg/kg），均每12小时1次，共4次；或环丙沙星成人单剂口服500mg，或头孢曲松成人单剂肌内注射250mg，儿童单剂肌内注射125mg	孕妇不可用利福平
流感嗜血杆菌（b型）脑膜炎	患者家庭中未经免疫接种的≤4岁儿童；有1例发病的日间幼托机构中≤2岁未经免疫的儿童；幼托机构中在60天内发病2例以上，且入托对象未接种过疫苗时，应对入托对象和全体工作人员预防用药	利福平口服，成人每日1次，每次600mg，共4日；1月龄以上小儿每日1次口服2mg/kg（不超过600mg/d），共4日	婴幼儿应接种Hib疫苗孕妇不用利福平
结核病	预防对象主要为结核菌素试验新近转阳性的＜35岁年轻人，以及与痰菌阳性活动性肺结核患者有密切接触的儿童	异烟肼成人每日300mg，儿童每日5~10mg/kg，疗程9个月	

预防感染种类	预防用药对象	预防用药方案	备注
新生儿淋病奈瑟菌或衣原体眼炎	产妇有淋病奈瑟菌感染的新生儿	出生时 0.5%~1% 四环素或红霉素眼药水或眼膏，或 1% 硝酸银眼药水滴眼	同时治疗患淋病产妇
百日咳传播	近期有百日咳患者密切接触史的 7 岁以下的儿童和年老体弱者	红霉素每日 40mg/kg，分 4 次口服 2 周	主要接种无细胞百日咳疫苗
新生儿 B 群链球菌（GBS）感染	（1）孕妇在妊娠 35~37 周阴道和肛拭培养筛查有 GBS 定植者 （2）妊娠期有 GBS 菌尿症者，或者以往分娩的婴儿罹患侵袭性 GBS 病者 （3）如果 GBS 情况不明，但有以下情况之一者：< 37 周早产；羊膜早破 ≥ 18 小时；分娩时体温 ≥ 38℃	分娩时青霉素首剂 500 万 U，继以 250 万 ~300 万 U，4 小时 1 次静脉滴注；或氨苄西林 2g，静脉滴注，继以 1g，4 小时 1 次静脉滴注至产程结束 青霉素过敏者： 非高度危险发生过敏性休克患者：头孢唑林首剂 2g，继以 1g，8 小时 1 次静脉滴注 有高度危险发生过敏性休克患者：克林霉素 900mg，8 小时 1 次静脉滴注；如对两者均耐药者用万古霉素 1g，12 小时 1 次静脉滴注 以上均应用至分娩结束	

预防感染种类	预防用药对象	预防用药方案	备注
实验中感染的预防			
暴露于布鲁氏菌属	高危者（接触量多）	成人多西环素100mg bid+ 利福平450~600mg/ d×21日	疗程结束后继续随访血清试验每周2次，共12周
	低危者（接触量少）	每周2次血清试验，结果转阳时开始抗菌治疗，方案同上	
	妊娠妇女	口服SMZ-TMP± 利福平	
暴露于鼠疫耶尔森菌后		成人多西环素100mg 每日2次 ×7日 或SMZ-TMP（400mg/ 80mg）每日2次 ×7日	
脾切除后菌血症	镰状细胞贫血和地中海贫血的无脾小儿；脾切除患者	2月~3岁儿童阿莫西林 125mg 每日2次口服，3-5岁儿童阿莫西林 250mg每日2次口服。青霉素过敏（皮疹）者头孢氨苄250mg每日2次口服，严重过敏反应者无预防用药推荐。有发热者，成人阿莫西林／克拉维酸875mg/125mg每日2次口服，儿童90mg/kg分2次口服，或成人左氧氟沙星750mg或莫西沙星400mg每日2次口服	镰状细胞贫血和地中海贫血的无脾小儿，至5岁前需每日给予抗生素预防，并定期预防接种肺炎链球菌、B型流感嗜血杆菌、脑膜炎奈瑟菌疫苗

预防感染种类	预防用药对象	预防用药方案	备注
疟疾	进入疟疾疫区者	磺胺多辛与乙胺嘧啶复方片剂，每14日2片，疗程不宜>3个月。小儿1月以上~4岁，每7日服1/4片或每14日服1/2片；4-8岁每7日服1/2片或每14日1片；9-14岁每7日服3/4片；14岁以上同成人量	预防用药宜于进入疫区前2周开始至离开后继续服药6周
甲型流感流行时易感者	（1）>65岁、住护理院（2）慢性心肺疾病（3）糖尿病及肾衰竭等慢性疾病（4）长期住康复医院者、免疫低下者等	易感人群每年接种疫苗，继以金刚烷胺或金刚乙胺口服，1-9岁每日5mg/kg，最高量75mg每日2次口服，10-65岁100mg每日2次，>65岁100mg每日1次，在流感流行高峰期应用，或用至高危人群中暴发流行控制	肾功能减退者需调整药物剂量
甲型和乙型流感流行时易感者	同甲型流感	易感人群每年接种疫苗，≥13岁者可予奥司他韦75mg每日1次，在流行高峰期应用，或用至高危人群中暴发流行控制	
耶氏肺孢子菌病	主要用于艾滋病CD4<0.2×10⁹/L、造血干细胞移植及某些实体器官移植受者	SMZ-TMP 400mg/80mg每日1次或SMZ-TMP 800mg/160mg每日1次，每周3-7日（实体器官移植），每周3日（造血干细胞移植）；疗程：肾移植:6个月~1年，心、肺、肝移植≥1年至终身；造血干细胞移植≥6个月	

预防感染种类	预防用药对象	预防用药方案	备注
弓形虫病	实体器官移植和造血干细胞移植受者	SMZ-TMP 400mg/80mg 每日 1 次, 或 SMZ-TMP 800mg/160mg 每日 1 次, 每周 3~7 日(实体器官移植)，每周 3 日(造血干细胞移植)。疗程:实体器官移植用至移植后 6 个月,造血干细胞移植用至移植后 ≥ 6 个月	
念珠菌病	实体器官移植(肝脏、胰腺、小肠)术后高危患者	氟康唑每日 400mg(6mg/kg),用药至术后 4 周	
	侵袭性念珠菌病发病率较高的ICU 成人住院高危患者	氟康唑首日 800mg(12mg/kg),以后每日 400mg(6mg/kg),棘白菌素类(卡泊芬净、阿尼芬净、米卡芬净)可作为备选方案	
	化疗后中性粒细胞减少患者	在诱导化疗期间用氟康唑每日 400mg(6mg/kg)或泊沙康唑 200mg 每日 3 次或卡泊芬净 50mg 每日 1 次,伊曲康唑每日 200mg 口服亦有效,但耐受性不佳	
	中性粒细胞减少的干细胞移植受者	在中性粒细胞减少的危险期使用氟康唑每日 400mg(6mg/kg)或泊沙康唑 200mg 每日 3 次或米卡芬净 50mg 每日 1 次	

预防感染种类	预防用药对象	预防用药方案	备注
曲霉病	严重免疫抑制患者具有侵袭性曲霉病发病高危人群,包括长时间中性粒细胞减少症患者、造血干细胞移植(HSCT)后移植物抗宿主病(GVHD)接受免疫治疗等患者	推荐首选泊沙康唑作为预防用药,备选伏立康唑、米卡芬净,卡泊芬净也可能有效,伊曲康唑也可能部分有效,但其吸收和耐受性限制了该药的使用	

2. 预防用药原则　根据手术切口类别(表1-4)、手术野有否细菌污染或污染的程度、手术持续时间、发生感染风险及其危害的大小、抗菌药物预防效果的循证医学证据、对细菌耐药性的影响等因素,决定是否预防应用抗菌药。

根据手术类别预防用药原则如下:

(1)清洁(Ⅰ类切口)手术:手术野为人体无菌部位,局部无炎症、无损伤,也不涉及呼吸道、消化道、泌尿生殖道等人体与外界相通的器官。手术野无污染,通常不需预防用抗菌药物。但在下列情况时可考虑预防用药:①手术范围大,时间长,污染机会增加;②手术涉及重要脏器,一旦发生感染将造成严重后果者,如头颅手术、心脏手术、眼内手术等;③异物植入手术,如人工心瓣膜植入、永久性心脏起搏器放置、人工关节置换等;④有感染高危因素,如高龄、糖尿病、免疫功能低下（尤其是接受器官移植者）、营养不良等人群。

（2）清洁-污染（Ⅱ类切口）手术：手术部位存在大量人体寄殖菌群，手术时可能污染手术野引致感染，故此类手术需预防用抗菌药物。

（3）污染（Ⅲ类切口）手术：已造成手术野严重污染的手术。此类手术需预防用抗菌药物。

（4）污秽-感染（Ⅳ类切口）手术：应在手术前即开始治疗性应用抗菌药物，术中、术后继续，此不属预防应用范畴。

表 1-4　手术切口类别

切口类别	定义
Ⅰ类切口 （清洁手术）	手术不涉及炎症区，不涉及呼吸道、消化道、泌尿生殖道等人体与外界相通的器官
Ⅱ类切口 （清洁-污染手术）	上、下呼吸道，上、下消化道，泌尿生殖道手术，或经以上器官的手术，如经口咽部手术、胆道手术、子宫全切除术、经直肠前列腺手术，以及开放性骨折或创伤手术等
Ⅲ类切口 （污染手术）	造成手术部位严重污染的手术，包括：手术涉及急性炎症但未化脓区域；胃肠道内容物有明显溢出污染；新鲜开放性创伤但未经及时扩创；无菌技术有明显缺陷如开胸、心脏按压等手术
Ⅳ类切口 （污秽-感染手术）	有失活组织的陈旧创伤手术；已有临床感染或脏器穿孔的手术

3. 围手术期预防用抗菌药的选择及给药方法

（1）选择抗菌药物的原则：①抗菌药的选择视预防目的而定。为预防术后切口感染，应针对金黄色葡萄球菌（以下简称金葡菌）选用药物（表 1-5）。预防器官-腔隙感染,则需依据手术野污染或可能的污染菌种类选用(表1-5),如结肠或直肠手术前应选用对大肠埃希菌和脆弱拟杆菌有效的抗菌药。②选用针对性强、有充分的预防有效的循证医学证据、安全、使用方便及价格低廉的品种。③尽量选择单一抗菌药物预防,避免不必要的多药联合。④对耐甲氧西林葡萄球菌(MRS)定植可能性较高,且发生手术部位感染的后果较严重者,如心脏人工瓣膜置换术、人工关节置换术等,可选用万古霉素预防感染,但应严格控制用药持续时间。建议对可能存在 MRSA 定植的高危患者在术前行耐药菌主动筛查,如确定有 MRSA 定植,可选用万古霉素预防感染。⑤不应随意选用广谱抗菌药作为围手术期预防用药。⑥鉴于国内大肠埃希菌对氟喹诺酮类耐药率高,应严格限制其预防用药。

表 1-5　各种手术部位的常见菌群

手术种类	可能的病原菌(常见菌群)
器官移植术、修复术、人工假体植入术	金葡菌、凝固酶阴性葡萄球菌(CoNS)
心脏手术	金葡菌、CoNS
神经外科手术	金葡菌、CoNS
乳腺手术	金葡菌、CoNS、链球菌
眼科手术	金葡菌、CoNS、链球菌、革兰氏阴性杆菌(GNB)
骨科手术	金葡菌、CoNS、链球菌、GNB
非心脏胸部手术	金葡菌、CoNS、链球菌、肺炎链球菌、GNB
血管手术	金葡菌、CoNS
阑尾切除术	GNB、脆弱拟杆菌等厌氧菌
胆道手术	GNB、脆弱拟杆菌等厌氧菌

手术种类	可能的病原菌（常见菌群）
结肠、直肠、手术	GNB、脆弱拟杆菌等厌氧菌
胃、十二指肠手术	GNB、链球菌、口咽部厌氧菌
头颈部手术（经口咽部黏膜切开者）	金葡菌、链球菌、口咽部厌氧菌
妇科及产科手术	GNB、肠球菌、B 群链球菌、厌氧菌
泌尿外科手术	GNB

注：CoNS，凝固酶阴性葡萄球菌；GNB，革兰氏阴性杆菌。

（2）给药方案

1）给药方法：给药途径大部分为静脉输注，仅有少部分为口服给药。静脉输注应在皮肤、黏膜切开前 0.5~1 小时内或麻醉开始时给药，一般 20~30 分钟内滴完，保证手术野暴露时局部组织中抗菌药物已达到足以杀灭手术过程中入侵细菌的药物浓度。万古霉素或氟喹诺酮类由于需滴注较长时间，应在手术前 2 小时开始给药。为保证术前用药时机恰当，应带药入手术室或术前准备室使用。

2）预防用药维持时间：抗菌药物的有效覆盖时间应包括整个手术过程。手术时间较短（＜2 小时）的清洁手术，术前给药 1 次即可。如手术时间超过 3 小时或超过所用药物半衰期的 2 倍以上，术中应追加 1 次。清洁手术的预防用药时间不超过 24 小时，心脏手术可视情况延长至 48 小时。清洁 - 污染（Ⅱ类切口）手术的预防用药时间亦为 24 小时，必要时延长至 48 小时。污染（Ⅲ类切口）手术可酌情延长，原则上不超过 72 小时。延长用药并不能进一步提高预防效果,且预防用药时间超过 48 小时,耐药菌感染机会增加。

（3）常见手术预防用抗菌药物的品种选择（表 1-6）

表 1-6　围手术期抗菌药物的预防应用

预防对象、手术	抗菌药物	预防方案
头和颈部手术手术经口、咽部黏膜者	头孢唑林 ± 甲硝唑、克林霉素 + 庆大霉素	头孢唑林术前 2g（可加甲硝唑 500mg）单剂静脉滴注，或克林霉素 600~900mg 单剂静脉滴注 + 庆大霉素 1.5mg/kg 单剂静脉滴注
心血管手术		
假体或异物置入术腹主动脉重建术缺血性下肢截肢术经腹股沟切口的下肢手术安装永久性心脏起搏器	头孢唑林或头孢呋辛MRSA 检出率高的医院也可用万古霉素或去甲万古霉素	头孢唑林术前 1g 静脉滴注，继每 8 小时 1 次，1~2 天，或头孢呋辛 1.5g 单剂，或 1.5g，每 12 小时 1 次，共 4 次万古霉素 1g，去甲万古霉素 0.8g，单剂静脉滴注；手术切口如涉及腹股沟者，需加用头孢唑林
胸部手术（食管、肺）	头孢唑林	头孢唑林成人 1~2g，儿童 25mg/kg，术前 1 小时静脉注射
胃、十二指肠手术，包括经皮内镜胃造瘘术（限高危患者，见注 2），胆道手术包括经腹腔镜胆囊切除（限高危患者，见注 2）	头孢唑林、头孢呋辛、头孢西丁或头孢曲松	术前头孢唑林 1~2g 静脉滴注或头孢呋辛 1.5g 或头孢西丁 1~2g 或头孢曲松 2g 静脉滴注
结肠、直肠、阑尾手术	择期手术新霉素 + 甲硝唑	新霉素 1g+ 甲硝唑 0.5~1g 术前 19、18、9 小时口服或新霉素 1~2g+ 甲硝唑 2g 术前 13、9 小时口服

预防对象、手术	抗菌药物	预防方案
	急诊手术 头孢唑林＋甲硝唑、头孢西丁，克林霉素＋庆大霉素	术前头孢唑林 1~2g＋甲硝唑 0.5g，或头孢西丁 1~2g 静脉滴注；β-内酰胺类过敏者，克林霉素 900mg＋庆大霉素 1.5mg/kg 静脉滴注
乳房手术、疝气手术	头孢唑林或头孢呋辛	头孢唑林 1~2g 或头孢呋辛 1.5g 术前 30 分钟静脉滴注
妇产科手术		
经阴道或经腹腔子宫切除术	头孢唑林或头孢呋辛或头孢西丁	术前 30 分钟头孢唑林 1~2g 或头孢呋辛 1.5g 或头孢西丁 1~2g 静脉滴注，手术时间长者手术过程中每 4~8 小时重复给药
羊膜早破或产程活跃的剖宫产术	头孢唑林	夹住婴儿脐带后，立即给予头孢唑林 1~2g 静脉滴注
人工流产（限高危患者，见注 2）	青霉素、多西环素、头孢唑林	妊娠初 3 个月时高危患者，青霉素 200 万 U 静脉滴注；多西环素术前 1 小时 100mg，术后 200mg 口服；妊娠 4~6 个月头孢唑林 1g 静脉滴注
泌尿外科手术		
术前有菌尿症者	头孢唑林、呋喃妥因	头孢唑林 1g 静脉注射，每 8 小时 1 次，共 3 次，围手术期继以呋喃妥因口服，直至拔除导尿管
经直肠前列腺活检	环丙沙星、左氧氟沙星	术前 12 小时环丙沙星 500mg 口服，第一剂后 12 小时重复 1 次，在低危患者术前 0.5~1 小时也可给予左氧氟沙星 500mg 口服

预防对象、手术	抗菌药物	预防方案
腹膜透析管置入	万古霉素	置入前 12 小时,万古霉素 1g 单剂静脉滴注
骨关节手术		
髋或膝关节成形术人工关节置换术	头孢唑林或头孢呋辛,或万古霉素、去甲万古霉素或克林霉素	术前头孢唑林 1~2g 静脉滴注或头孢呋辛 1.5g 静脉滴注。对β-内酰胺类抗生素过敏者,术前万古霉素 1.0g 或去甲万古 0.8g 静脉滴注或术前克林霉素 900mg 静脉滴注,术后不再用药,或重复以上剂量,在术后 24 小时停用
神经外科手术		
清洁手术无植入物,如开颅手术	头孢唑林、万古霉素、去甲万古霉素	术前头孢唑林 1~2g 静脉滴注;MRSA 发生率高的场所术前万古霉素 1.0g 或去甲万古霉素 0.8g 静脉滴注
清洁-污染手术（经窦、鼻、口咽部手术）	克林霉素、头孢呋辛＋甲硝唑	术前克林霉素 900mg 静脉滴注,或头孢呋辛 1.5g＋甲硝唑 0.5g 静脉滴注
脑脊液分流术	头孢唑林、克林霉素	术前头孢唑林 1~2g 静脉滴或克林霉素 900mg 静脉滴注

注:1. 表中所列抗菌药未注明小儿剂量者,均为成人剂量。

2. 所有清洁手术通常不需要预防用药,仅在特定情况下(见本表中所注)使用。

（1）胃、十二指肠手术高危患者:肥胖、幽门梗阻、胃酸减少、胃肠蠕动减缓;

胆道手术高危患者:＞ 70 岁、急性胆囊炎、胆囊无功能、梗阻性黄疸或胆总管结石。

（2）高危人群包括:有盆腔炎病史、淋病或有多个性伴侣者。

[1] GILBERT D N,CHAMBERS H F,ELIOPOULOS G M,et al. The Sanford Guide to Antimicrobial Therapy. 46th ed. Sperryville：Antimicrobial Therapy Inc.，2016.

[2] 中华外科杂志编辑委员会. 围手术期预防应用抗菌药物指南. 中华外科杂志，2006，44（23）：1594-1596.

第四节 抗感染药在老年人、新生儿、小儿、妊娠期、哺乳期患者中的应用

老年人、新生儿、小儿、妊娠期和哺乳期患者的特殊生理状况对抗感染药在该类患者中的吸收、分布、代谢和排泄（ADME）过程均具不同的影响，因此应根据其不同的生理特点拟订合理的给药方案。小儿患者中包括新生儿，因抗感染药在新生儿中的 ADME 过程有其特殊性，故另列叙述。

一、老年患者抗感染药应用的基本原则

由于老年人组织器官呈生理性退行性变，各脏器功能及免疫功能也见减退，一旦罹患感染，在应用抗感染药时需注意以下事项。

1. 老年人肾功能呈生理性减退，按一般常用量接受主要经肾排出的抗感染药物时，由于药物自肾排出减少，导致在体内积蓄，血药浓度增高，容易有药物不良反应的发生。因此老年患者，尤其是高龄患者接受主要自肾排出的抗感染药时，应按轻度肾功能减退情况减量给药，可用正常治疗量的 1/2~2/3。青霉素类、头孢菌素类和其他 β- 内酰胺类大多数品种及碳青霉烯类即属此类情况。

2. 老年患者宜选用毒性低并具杀菌作用的抗感染药，青霉素类、头孢菌素类等β-内酰胺类为常用药物，毒性大的氨基糖苷类、万古霉素、去甲万古霉素、两性霉素B等药物应尽可能避免应用，有明确应用指征时在严密观察下慎用，同时应进行血药浓度监测，据此调整剂量或延长给药间期，使给药方案个体化，以达到用药安全、有效的目的。

二、新生儿患者抗感染药应用的基本原则

新生儿期一些重要器官尚未完全发育成熟，在此期间其生长发育随日龄增加而迅速变化，因此新生儿感染使用抗感染药时需注意以下事项。

1. 新生儿期肝、肾均未发育成熟，肝酶的分泌不足或缺乏，肾清除功能较差，因此新生儿感染时应避免应用毒性大的抗感染药，包括主要经肾排泄的氨基糖苷类、万古霉素等，以及主要经肝代谢的氯霉素。确有应用指征时，必须进行血药浓度监测，据此调整给药方案，指导个体化给药，以确保治疗安全有效。不能进行血药浓度监测者，不可选用上述药物。

2. 新生儿期避免应用或禁用可能发生严重不良反应的抗感染药（表1-7）。可影响新生儿生长发育的四环素类、喹诺酮类禁用，可导致胆红素脑病及溶血性贫血的磺胺类药和呋喃类药避免应用。

3. 新生儿期由于肾功能尚不完善，主要经肾排出的青霉素类、头孢菌素类及碳青霉烯类等β-内酰胺类药物需减量应用，以防止药物在体内蓄积导致严重中枢神经系统毒性反应的发生。

26

4. 新生儿的体重和组织器官日益成熟，抗感染药在新生儿的药代动力学亦随日龄增长而变化，因此使用抗感染药物时应按日龄调整给药方案（见附录新生儿剂量表）。

表 1-7　新生儿期不宜选用的抗感染药及可能发生的不良反应

抗感染药	不良反应	发生机制
氯霉素	灰婴综合征	肝酶不足，氯霉素与其结合减少，肾排泄功能差，使血游离氯霉素浓度升高
磺胺药	胆红素脑病	磺胺药替代胆红素与蛋白的结合位置
喹诺酮类	幼龄动物中软骨损害	抑制蛋白合成过程中的 DNA 促旋酶
四环素类	齿及骨骼发育不良，牙齿黄染	药物与钙络合沉积在牙齿和骨骼中
氨基糖苷类	肾、耳毒性	肾清除能力差，药物浓度个体差异大，易导致血药浓度升高
万古霉素	肾、耳毒性	同氨基糖苷类
磺胺药及呋喃类	溶血性贫血	新生儿红细胞中缺乏葡萄糖 -6- 磷酸脱氢酶

5. 新生儿组织对化学性刺激的耐受性较差，肌内注射抗感染药物易产生硬块而影响药物吸收，因此新生儿应用抗感染药时不宜肌内注射给药。

三、小儿患者抗感染药的应用

小儿患者应用抗菌感染药时应注意以下几点。

1. 氨基糖苷类抗生素有明显肾、耳毒性，小儿患者应尽量避免应用。临床有明确应用指征且又无其他毒性较低的抗感染药可供选用时,方可选用该类药物,在治疗过程中应严密观察不良反应,并进行血药浓度监测,根据结果个体化给药。

2. 万古霉素和去甲万古霉素也有一定肾、耳毒性,小儿患者仅在有明确指征时方可选用。在治疗过程中应严密观察不良反应,有条件者应进行血药浓度监测,个体化给药。

3. 四环素、土霉素、多西环素、米诺环素等四环素类抗生素可导致牙齿黄染及牙釉质发育不良,不可用于8岁以下小儿患者。

4. 喹诺酮类抗感染药对骨骼发育可能产生不良影响,该类药物避免用于18岁以下未成年人。该类药物在个别特定情况下也有用于未成年人者,例如环丙沙星用于炭疽接触者(包括儿童及孕妇)的预防用药和炭疽患者的治疗。

5. 某些抗感染药在婴幼儿中临床应用的经验尚不多,其安全性和有效性的确立尚有待于累积资料,因此某些药物在小儿中的应用有不同的推荐意见,如哌拉西林/他唑巴坦暂不推荐用于2个月以下婴儿患者;阿莫西林/克拉维酸片不推荐用于体重40kg以下的小儿患者,该药口服混悬剂不推荐用于3个月以下患儿。碳青霉烯类抗生素美罗培南仅推荐用于3个月以上的患儿;亚胺培南不推荐用于体重30kg以下的肾功能不全患儿;厄他培南不推荐用于3个月以下患儿。因此,各种抗感染药在小儿中应用的限制需参照该药的说明书。

四、妊娠期和哺乳期患者抗感染药应用的基本原则

1. 妊娠期患者应用抗感染药的基本原则　　妊娠期抗感染药的应用需考虑药物对母体和胎儿两方面的影响。

(1)对胎儿有致畸或明显毒性作用者,如奎宁、利巴韦林妊娠期禁用。

（2）对母体和胎儿均有毒性作用者,如氨基糖苷类、四环素类、万古霉素等,妊娠期避免应用;但在有明确应用指征,且权衡利弊,用药时患者的受益大于可能的风险时也可应用,并需进行血药浓度监测或在严密观察下慎用,以保证用药安全有效。

（3）药物毒性低,对胎儿及母体均无明显影响,也无致畸作用者,妊娠期感染患者可选用。青霉素类、头孢菌素类等 β- 内酰胺类抗生素均属此种情况。

美国食品和药品管理局（FDA）按照药物在妊娠期应用时的危险性分为 A、B、C、D 及 X 类,可供药物选用时参考（表 1-8）。

表 1-8　抗感染药在妊娠期应用时的危险性分类

FDA 分类	抗感染药				
A. 在孕妇中研究证实无危险性					
B. 动物中研究无危险性,但人类研究资料不充分,或对动物有毒性,但人类研究无危险性	青霉素类头孢菌素类青霉素类+β- 内酰胺酶抑制剂氨曲南美罗培南厄他培南多立培南	红霉素阿奇霉素克林霉素磷霉素达托霉素	两性霉素 B特比萘芬利福布汀	甲硝唑呋喃妥因吡喹酮	扎那米韦阿昔洛韦乏昔洛韦去羟肌苷奈非那韦替比夫定替诺福韦

FDA 分类	抗感染药					
C. 动物研究显示毒性，人体研究资料不充分，但用药时可能患者的受益大于危险性	亚胺培南/西司他丁 氯霉素 克拉霉素 万古霉素 特拉万星 泰地唑胺 黏菌素 （多黏菌素 E） 多黏菌素 B 替硝唑	氟康唑 （单剂） 伊曲康唑 酮康唑 泊沙康唑 氟胞嘧啶 卡泊芬净 阿尼芬净 米卡芬净	磺胺甲噁唑/甲氧苄啶 氟喹诺酮类 利奈唑胺 利福平 利福昔明 异烟肼 吡嗪酰胺 卷曲霉素 氨苯砜	乙胺嘧啶 甲苯达唑 甲苯达唑 氯喹 甲氟喹 喷他脒 伊维菌素 蒿甲醚/ 本芴醇 阿托伐醌 氯胍	金刚烷胺 金刚乙胺 奥司他韦 更昔洛韦 膦甲酸 西多福韦 拉米夫定 阿德福韦	恩替卡韦 齐多夫定 扎西他滨 司他夫定 阿巴卡韦 奈韦拉平 地拉韦啶 茚地那韦
D. 已证实对人类有危险性，但仍可能受益多	氨基糖苷类、四环素类、替加环素、氟康唑（多剂）、伏立康唑					
X. 对人类致畸，危险性大于受益	奎宁、利巴韦林、沙利度胺					

注：（1）鉴于 2015 年美国 FDA 发布的 "Pregnancy and Lactation Labeling Rule" 后各种药物的说明书尚在修订中。因此目前暂将原 FDA 妊娠期分类资料列上供参考。妊娠期感染时用药可参考表中分类，权衡用药后患者的受益程度及可能的风险后决定。

A 类：妊娠期患者可安全使用；B 类：有明确指征时慎用；C 类：在确有应用指征时，充分权衡利弊决定是否选用；D 类：避免应用，但在确有应用指征且患者受益大于可能的风险时在严密观察下慎用；X 类：禁用。

（2）妊娠期患者接受氨基糖苷类、万古霉素、氯霉素、磺胺药、氟胞嘧啶时必须进行血药浓度监测，据以调整给药方案。

（3）下列药物未分类，注明为：乙胺丁醇 "安全"，夫西地酸 "无发生问题的报道"，氯法齐明/环丝氨酸 "避免用"，乙硫异烟胺 "不使用"。

2. 哺乳期患者抗感染药的应用　哺乳期患者接受抗感染药后，药物可自乳汁分泌，通常母乳中药物含量不高，不超过哺乳期患者每日用药量的 1%；少数药物乳汁中分泌量较高，如氟喹诺酮类、四环素类、大环内酯类、氯霉素、磺胺甲噁唑、甲氧苄啶、甲硝唑等。青霉素类、头孢菌素类等 β- 内酰胺类和氨基糖苷类等在乳汁中含量低。无论乳汁中药物浓度如何，均存在对乳儿潜在的影响，并可能出现不良反应，如氨基糖苷类抗生素可导致乳儿听力减退，氯霉素可致乳儿骨髓抑制，磺胺甲噁唑等可致胆红素脑病、溶血性贫血，四环素类可致乳齿黄染，青霉素类可致过敏反应等。因此治疗哺乳期感染患者时应避免选用氨基糖苷类、喹诺酮类、四环素类、氯霉素、磺胺药等。哺乳期患者应用任何抗感染药时，均宜暂停哺乳。

第五节　肾功能减退患者抗感染药的临床应用

一、基本原则

许多抗感染药在人体内主要经肾排出，而某些抗感染药具有肾毒性，肾功能减退的感染患者应用抗感染药的原则如下。

1. 尽量避免使用肾毒性抗感染药，确有应用指征时，必须调整给药方案。

2. 根据感染的严重程度、病原菌种类及药敏试验结果等选用无肾毒性或肾毒性低的抗感染药。

3. 根据患者肾功能减退程度以及抗感染药在人体内

排出途径调整给药剂量及给药方法。

二、抗感染药的选用及给药方案调整

根据抗感染药体内过程特点及其肾毒性,肾功能减退时抗感染药的选用有以下几种情况(表 1-9、表 1-10、表 1-11、表 1-12)。

1. 主要由肝脏代谢或由肝胆系统排泄,或经肾脏和肝胆系统排出的抗感染药用于肾功能减退患者,维持原治疗量或剂量略减。

2. 主要经肾排泄,药物本身并无肾毒性,或仅有轻度肾毒性的抗感染药,肾功能减退患者可应用,但剂量需适当调整。

表 1-9　肾功能减退患者抗感染药的应用

肾功能减退时的应用	抗感染药				
按原治疗剂量应用	阿奇霉素	莫西沙星	阿尼芬净	异烟肼	依法韦伦
	克林霉素	环丙沙星缓释剂	卡泊芬净	利福布汀	福沙那韦
	多西环素	头孢哌酮	米卡芬净	阿巴卡韦	茚地那韦
	米诺环素	乙胺嘧啶	伊曲康唑口服液	阿扎那韦	奈韦拉平
	氯霉素	利福昔明	伏立康唑口服制剂	地瑞那韦	利巴韦林
	头孢曲松	替加环素	利福喷汀	地拉韦啶	沙奎那韦
	奈夫西林	利奈唑胺	泊沙康唑口服制剂	贝达喹啉	乙硫异烟胺

肾功能减退时的应用	抗感染药			
减量应用	利福平			
	红霉素	阿莫西林	阿莫西林/克拉维酸	吡嗪酰胺
	克拉霉素	哌拉西林	氨苄西林/舒巴坦	环丙沙星
	利福平	美洛西林	哌拉西林/他唑巴坦	氟康唑
	氨苄西林	苯唑西林	乙胺丁醇	甲硝唑
	青霉素	头孢氨苄	头孢吡肟	多立培南	达托霉素
	羧苄西林	头孢拉定	头孢比罗	氧氟沙星	阿昔洛韦
	替卡西林	头孢孟多	氨曲南	左氧氟沙星	泛昔洛韦
	阿洛西林	头孢西丁	拉氧头孢	加替沙星	拉米夫定
	替卡西林/克拉维酸	头孢呋辛	亚胺培南	磺胺甲噁唑	阿德福韦
	头孢唑林	头孢他啶	美罗培南	甲氧苄啶	恩替卡韦
	头孢噻吩	头孢唑肟	厄他培南	黏菌素	奥司他韦
避免应用,确有指征应用时需在治疗药物浓度监测(TDM)下或按内生肌酐清除率调整给药剂量	庆大霉素	卡那霉素	万古霉素	氟胞嘧啶	
	妥布霉素	链霉素	去甲万古霉素	更昔洛韦	
	奈替米星	阿米卡星	替考拉宁	膦甲酸钠	
	其他氨基糖苷类				
不宜应用者	四环素	呋喃妥因	萘啶酸		

表 1-10 肾功能减退时抗感染药的剂量调整

药物	正常治疗量 Ccr > 90ml/min	肾功能减退 [Ccr/(ml/min)] 时剂量调整		
		> 50~90	10~50	< 10
青霉素	50万~400万U q4h	50万~400万U q4h	50万~400万U q8h	50万~400万U q12h
氨苄西林	1~2g q4~6h	q4~6h	30~50:q6~8h 10~30:q8~12h	q12h
阿莫西林（口服）	0.25~0.5g q8h po	q8h	q8~12h	q24h
阿莫西林/克拉维酸（口服）	0.5g/0.125g q8h po	0.5g/0.125g q8h	0.25~0.5g 阿莫西林 q12h	0.25~0.5g 阿莫西林 q24h
氨苄西林/舒巴坦	2g/1g q6h	q6h	q8~12h	q24h
哌拉西林/他唑巴坦（非铜绿假单胞菌）	3.375g q6h	> 40:3.375g q6h;20~40:2.25g q6h; < 20:2.25g q8h		
哌拉西林/他唑巴坦（铜绿假单胞菌）	4.5g q6h	> 40:4.5g q6h;20~40:3.375g q6h; < 20:2.25g q6h		
替卡西林/克拉维酸	3.1g q4h	3.1g q4h	3.1g q8~12h	2g q12h
头孢唑林	1~2g q8h	q8h	q12h	q24~48h
头孢呋辛	0.75~1.5g q8h	q8h	q8~12h	q24h
头孢呋辛酯（口服）	0.5g q12h po	q12h	≥ 30:5g q12h 10~30:0.5g q24h	q48h

药物	正常治疗量 Ccr > 90ml/min	肾功能减退 [Ccr/(ml/min)] 时剂量调整		
		> 50~90	10~50	< 10
头孢克洛（口服）	0.5g q8h po	q8h	q8h	q12h
头孢噻肟	2g q8h	q8~12h	q12~24h	q24h
头孢唑肟	2g q8h	q8~12h	q12~24h	q24h
头孢他啶	2g q8h	q8~12h	q12~24h	q24~48h
头孢克肟（口服）	0.4g q24h po	0.4g q24h	0.3g q24h	0.2g q24h
头孢吡肟	2g q8h	> 60:q8~12h;30~60:2g q12h;1g q24h 11~29:2g q24h		
头孢西丁	2g q8h	q8h	q8~12h	q24~48h
头孢罗膦	0.6g q12h	0.6g q12h	30~50:0.4g q12h 15~30:0.3g q12h	< 15:0.2g q12h
头孢美唑	2g q6~12h	1~2g q12h	1~2g q16~24h	1~2g q48h
头孢替坦	1~2g q12h	q12h	q24h	q48h
氨曲南	2g q8h	2g q8h	1~1.5g q8h	0.5g q8h
亚胺培南	0.5g q6h	0.25~0.5g q6~8h	0.25g q8~12h	0.125~0.25g q12h
美罗培南	1g q8h	1g q8h	25~50:1g q12h 10~25:0.5g q12h	0.5g q24h
厄他培南	1g q24h	1g q24h	0.5g q24h（Ccr < 30 ）	0.5g q24h

药物	正常治疗量 Ccr > 90ml/min	肾功能减退 [Ccr/（ml/min）] 时剂量调整		
		> 50~90	10~50	< 10
多立培南	0.5g q8h	0.5g q8h	30~50:0.25g iv q8h > 10, < 30: 0.25g q12h	尚无研究资料
庆大霉素 / 妥布霉素 / 奈替米星	1.7~2mg/kg q8h	1.7~2mg/kg q8h	1.7~2mg/kg q12h~24h	1.7mg/kg q48h
阿米卡星	7.5mg/kg q12h	q12h	q24h	q48h
链霉素（肌内注射,抗结核剂量）	15mg/kg q24h im（最大剂量为 1g）	q24h	q24h~72h	q72h~96h
红霉素	0.25~0.5g q6h	100%	100%	50%~75%
克拉霉素（口服）	0.5g q12h po	q12h	q12h~24h	q24h
诺氟沙星（口服）	0.4g q12h po	q12h	> 30~50:q12h 10~30:q24h	q24h
环丙沙星（口服 / 静脉滴注）	0.5~0.75g po 或 0.4g iv q12h	100%	50%~75%	50%
氧氟沙星（口服）	0.2~0.4g q12h po	0.2~0.4g q12h	0.2~0.4g q24h	0.2g q24h
左氧氟沙星（口服 / 静脉滴注）	0.75g q24h iv/ po	0.75g q24h	20~49：0.75g q48h	< 20:0.75g × 1,之后 0.5g q48h

药物	正常治疗量 Ccr > 90ml/min	肾功能减退 [Ccr/(ml/min)] 时剂量调整		
		> 50~90	10~50	< 10
加替沙星（口服/静脉滴注）	0.4g q24h po/iv	0.4g q24h	首剂 0.4g，之后 0.2g q24h	首剂 0.4g，之后 0.2g q24h
吉米沙星（口服）	0.32g q24h po	0.32g q24h	0.16g q24h	0.16g q24h
四环素（口服）	0.25~0.5g q6h po	q8~12h	q12~24h	q24h
甲磺酸多黏菌素 E（按该药基质活性计算）(USP[a])	日剂量 2.5~5mg/kg，分 2~4 次给药	Ccr ≥ 80：100%；Ccr 为 50~79：日剂量 2.5~3.8mg/kg，分 2 次给药	Ccr 为 30~49：日剂量 2.5mg/kg，分 1~2 次给药；Ccr 为 10~29：日剂量 1.5mg/kg，36 小时给药 1 次	
万古霉素	15~30mg/kg q12h	15~30mg/kg q12h	15mg/kg q24~96h	7.5mg/kg q2~3d
替考拉宁	6mg/kg q24h	q24h	q48h	q72h
达托霉素	4~6mg/kg q24h	4~6mg/kg qd	30~50：4~6mg/kg q24h < 30：6mg q48h	
达巴丸星	首剂 1g，1 周后 0.5g	首剂 1g，1 周后 0.5g	30~50：首剂 1g×1，1 周后 0.5g < 30：首剂 0.75g×1，1 周后 0.375g	
替利霉素（口服）	0.8g q24h po	0.8g q24h	30~50：0.8g q24h 10~30：0.6g q24h	0.6mg q24h

药物	正常治疗量 Ccr > 90ml/min	肾功能减退 [Ccr/（ml/min）] 时剂量调整		
		> 50~90	10~50	< 10
特拉万星	10mg/kg q24h	10mg/kg q24h	Ccr 30~50：7.5mg/kg q24h Ccr < 30：10mg/kg q48h	
磺胺甲噁唑	1g q8h	q12h	q18h	q24h
甲氧苄啶（口服）	0.1~0.2g q12h po	q12h	> 30：q12h 10~30：q18h	q24h
甲氧苄啶 - 磺胺甲噁唑（按照甲氧苄啶计算剂量）				
治疗量（口服/静脉滴注）	5~20mg/（kg·d），分次 q6~12h po/iv	不需调整剂量	Ccr 30~50：不需调整剂量；Ccr 10~29：5~10mg/（kg·d），分次 q12h	不推荐。或在每次透析后使用；5~10mg/kg q24h
甲硝唑（口服/静滴）	7.5mg/kg q6h po/iv	不需调整剂量	不需调整剂量	7.5mg/kg q12h
呋喃妥因（口服）	0.1g q12h po	不需调整剂量	避免用	避免用
利福平（口服）	600mg q24h po	600mg q24h	300~600mg q24h	300~600mg q24h
乙胺丁醇（口服）	15~25mg/kg q24h po	q24h	30~50：q24~36h 10~30：q36~48h	q48h
吡嗪酰胺（口服）	25mg/kg q24h（最高 2.5g/d）po	q24h	21~50：q24h 10~20：q48h	q48h

药物	正常治疗量 Ccr > 90ml/min	肾功能减退 [Ccr/(ml/min)] 时剂量调整		
		> 50~90	10~50	< 10
卷曲霉素（肌内注射/静脉滴注）	15mg/kg q24h（im/iv）	q24h	q24h	每周 3 次
环丝氨酸（口服）	250~500mg q12h po	q12h	q12~24h	500mg q48h 或每周 3 次
乙硫异烟胺（口服）	500mg q12h po	q12h	q12h	250mg q12h
异烟肼（口服）	5mg/kg, q24h po	100%	100%	100%
氟胞嘧啶（口服）	25mg/kg q6h po	q6h	q12h	q24h
两性霉素 B	0.4~1.0mg/kg q24h	q24h	q24h	q24h
两性霉素 B 胆固醇复合体（Amphotec, ABCD）	3~6mg/(kg·d)	q24h	q24h	q24~48h
两性霉素 B 脂质复合体（Abelcet, ABLC）	5mg/(kg·d)	q24h	q24h	q24h
两性霉素 B 脂质体（AmBisome, LAB）	3~5mg/(kg·d)	q24h	q24h	q24h

药物	正常治疗量 Ccr > 90ml/min	肾功能减退 [Ccr/（ml/min）] 时剂量调整		
		> 50~90	10~50	< 10
氟康唑 （口服 / 静脉 滴注）	100~400mg q24h po/iv		50~200mg q24h	50~200mg q24h
伊曲康唑 （口服）	100~200mg q12h po	q12h	q12h	50~100mg q12h
伊曲康唑	200mg q12h	200mg q12h	因静脉滴注制剂中赋形剂 （环糊精）蓄积，在 Ccr < 30 时，避免用或改口服	
伏立康唑	6mg/kg q12h × 2 次，之后 4mg/ kg q12h	不需调整剂 量	因静脉滴注制剂中赋形剂 （环糊精）蓄积，在 Ccr < 50 时，避免用或改口服	
特比萘芬	250mg po qd	q24h	避免应用	
阿昔洛韦	5~12.5mg/kg q8h	不需调整 剂量	5~12.5mg/kg q12~24h	2.5~6.25mg/ kg q24h
更昔洛韦	诱导剂量 5mg/ kg q12h	70~90：5mg/ kg q12h 50~69：2.5mg/ kg q12h	25~49：2.5mg/ kg q24h 10~24：1.25mg/ kg q24h	1.25mg/kg 每周 3 次
	维持剂量 5mg/ kg q24h	2.5~5mg/kg q24h	0.625~1.25mg/ kg q24h	0.625mg/kg 每周 3 次
更昔洛韦 （口服）	1g q8h po	0.5~1g q8h	0.5~1g q24h	0.5g 每周 3 次

药物	正常治疗量 Ccr > 90ml/min	肾功能减退 [Ccr/（ml/min）] 时剂量调整		
		> 50~90	10~50	< 10
奥司他韦（口服）	75mg po q12h	> 60：75mg q12h；31~60：30mg q12h；10~30：30mg q24h		尚无研究资料

注：*1. 表中所列为成人治疗量，凡未注明给药途径者均系静脉给药，正常治疗量（静脉给药者）的高限系用于危及生命严重感染的每日剂量。

2. 调整剂量为减少每次剂量或延长给药间期，仅减少每次剂量者注给药量的百分数，仅延长给药间期者注给药间隔时间，两者均调整者则注明剂量及间期改变。

3. 表中万古霉素、替考拉宁和氨基糖苷类抗生素均为初始剂量，此后需进行血药浓度监测（TDM），据以调整给药方案。

表 1-11 氨基糖苷类每天 1 次给药法：肾功能减退者的剂量调整

药物	正常治疗量	肾功能减退 [Ccr/（ml/min）] 时的剂量调整					
	> 80	60~80	40~60	30~40	20~30	10~20	< 10
		q24h/（mg/kg）			q48h/（mg/kg）		
庆大霉素/妥布霉素	5.1	4	3.5	2.5	4	3	2
阿米卡星/卡那霉素/链霉素	15	12	7.5	4	7.5	4	3
异帕米星	8	8	8	8 q48h	8	8 q72h	8 q96h
奈替米星	6.5	5	4	3	3	2.5	2.0

表 1-12　透析治疗时抗感染药剂量的调整[5,6]

药物	血液透析时剂量调整[1]	腹膜透析时剂量调整[2]	连续肾脏替代治疗时剂量调整[3]
青霉素	50 万 ~400 万 U q12h	50 万 ~400 万 U q12h	100 万 ~400 万 U q6~8h
氨苄西林	1~2g q12h	0.5~1g q12h	1~2g q8~12h
阿莫西林	0.25~0.5g q24h po	0.25g q12h	0.25~0.5g q8~12h
阿莫西林 / 克拉维酸	0.25~0.5g(阿莫西林) q24h po,透析后加量		
氨苄西林 / 舒巴坦	3g q24h	3g q24h	3g q12h
哌拉西林 / 他唑巴坦 (非铜绿假单胞菌)	2.25g q12h,透析后加用 0.75g	2.25g q12h	2.25g q6h
哌拉西林 / 他唑巴坦 (铜绿假单胞菌)	2.25g q8h,透析后加用 0.75g	2.25g q8h	3.375g q6h
替卡西林 / 克拉维酸	3.1g	3.1g q12h	3.1g q8~12h
头孢氨苄	0.25g q12h po	0.5g q12h	
头孢唑林	1~2g q24~48h,透析后加 0.5~1g	0.5g q12h	1~2g q12h
头孢拉定	0.5g po	0.25g	
头孢克洛	0.5g q12h po	0.5g q12h	
头孢丙烯	0.25g q12h po	0.25g q24h	

药物	血液透析时剂量调整⁽¹⁾	腹膜透析时剂量调整⁽²⁾	连续肾脏替代治疗时剂量调整⁽³⁾
头孢呋辛	0.75~1.5g q24h	0.75~1.5g q24h	0.75~1.5g q8~12h
头孢噻肟	2g q24h,透析后加 1g	0.5~1.0g q24h	2g q12~24h
头孢唑肟	2g q24h,透析后加 1g	0.5~1.0g q24h	2g q12~24h
头孢哌酮	不加药,仅调整给药时间	1~2g q6~12h	
头孢他啶	2g q24~48h,透析后加 1g		1~2g q12~24h
头孢泊肟	200mg q24h	200mg q24h	
头孢吡肟	1.0g q24h,透析后加 1g	1~2g q48h	2g q12~24h
氨曲南	0.5g q8h,透析后加 0.25g	0.5g q8h	1~1.5g q8h
头孢西丁	2g q24~48h,透析后加 1g	1g q24h	2g q8~12h
头孢替坦	1~2g q24h,透析后加 1g	1g q24h	0.75g q12h
亚胺培南	125~250mg q12h	125~250mg q12h	0.5~1g q12h
美罗培南	0.5g q24h	0.5g q24h	1g q12h
厄他培南	0.5g q24h,如在透析前 6 小时内给药,透析后加 0.15g	0.5g q24h	0.5~1g q24h
庆大霉素 / 妥布霉素 / 奈替米星⁽⁴⁾	1.7~2mg/kg q48h,透析后加 0.85~1mg/kg	补充丢失量 3~4mg/L 透析液 /d	1.7~2mg/kg q24h
链霉素(抗结核)	15mg/kg q72~96h,透析后加 7.5mg/kg	补充丢失量 20~40mg/L 透析液 /d	15mg/kg q24~72h

药物	血液透析时剂量调整[1]	腹膜透析时剂量调整[2]	连续肾脏替代治疗时剂量调整[3]
阿米卡星	7.5mg/kg q48h, 透析后加 3.25mg/kg	补充丢失量 15~20mg/L 透析液 /d	7.5mg/kg q24h
克拉霉素	500mg q24h po（透析日）	500mg q24h	0.5g q12~24h
环丙沙星	500mg q24h po 或 400mg q24h iv	500mg q24h po 或 400mg q24h iv	250~500mg q12h po 或 200~400mg q12h iv
氧氟沙星	200mg q24h po, 透析后给药	200mg q24h	200~400mg q24h
左氧氟沙星	0.75g×1, 以后 0.5g q48h po/iv	0.75g×1, 以后 0.5g q48h	0.75g×1, 以后 0.5g q48h
司帕沙星	200mg×1, 以后 100mg q48h		
加替沙星	200mg q24h po/iv, 透析后给药	200mg q24h	0.4g×1, 以后 0.2g q24h
多黏菌素 E	非透析日 65mg q12h 透析日, 日 130mg 基础上再加 30%~40%		日剂量 130mg, 在此基础上加 10%/CRRT 小时
达托霉素	6mg/kg q48h, 透析后给药	6mg/kg q48h	6mg/kg q48h
万古霉素	如下次透析日在 1 日内, 15mg/kg 如下次透析日在 2 日内, 25mg/kg 如下次透析日在 3 日内, 35mg/kg	7.5mg/kg, q2~3d	CAVH/CVVH: 500mg q24~48h

药物	血液透析时剂量调整(1)	腹膜透析时剂量调整(2)	连续肾脏替代治疗时剂量调整(3)
利奈唑胺	透析日用 0.6g q12h po/iv	0.6g q12h	0.6g q12h
替考拉宁	6mg/kg q72h	6mg/kg q72h	6mg/kg q48h
甲氧苄啶	100~200mg q24h（透析日）	100~200mg q24h	100~200mg q18h
甲氧苄啶 -磺胺甲噁唑（按照甲氧苄啶计算剂量）	不推荐。如使用：5~10mg/kg q24h po/iv（透析日）	不推荐。如使用：5~10mg/kg q24h	5mg/kg q8h
甲硝唑	7.5mg/kg q12h po/iv	7.5mg/kg q12h	7.5mg/kg q6h
替利霉素	600mg q24h po		
异烟肼	5mg/kg q24h po	5mg/kg q24h	5mg/kg q24h
乙胺丁醇	15mg/kg q48h po	15mg/kg q48h	15~25mg/kg q24h
乙硫异烟胺	250mg q12h po	250mg q12h	500mg q12h
利福平	300~600mg q24h po	300~600mg q24h	300~600mg q24h
吡嗪酰胺	25mg/kg q48h po，透析后给药	25mg/kg q24h	25mg/kg q24h
两性霉素 B 与含脂两性霉素 B	不需调整剂量	不需调整剂量	不需调整剂量
氟胞嘧啶	25mg/kg q24h po 透析后给药	0.5~1.0g q24h	25mg/kg q12h
氟康唑	100~400mg q24h po/iv，透析后给药	50~200mg q24h	200~400mg q24h

药物	血液透析时剂量调整[1]	腹膜透析时剂量调整[2]	连续肾脏替代治疗时剂量调整[3]
伊曲康唑口服液	100mg q12~24h po	100mg q12~24h	100~200mg q12h
伏立康唑静脉滴注制剂	避免应用	避免应用	避免应用
奎宁	648mg q24h po,透析后给药	648mg q24h	648mg q8~12h
喷他脒	4mg/kg q48h,im/iv,透析后给药	4mg/kg q24~36h	4mg/kg q24h
去羟肌苷(泡腾片)	不加药,仅调整给药时间	< 60kg:150mg q24h > 60kg:100mg q24h	< 60kg:150mg q24h > 60kg:100mg q24h
去羟肌苷(肠溶片)	无资料	无资料	无资料
恩替卡韦	0.05mg q24h,透析后当天给药	0.05mg q24h	
金刚烷胺	100mg q7d po	100mg q7d	100mg q24~48h
阿昔洛韦	2.5~6.25mg/kg q24h,透析后给药	2.5~6.25mg/kg q24h	5~10mg/kg q24h
泛昔洛韦	250mg q24h po,透析后给药	无资料	无资料
更昔洛韦片	0.5mg/kg po,每周3次,透析后给药	无资料	无资料
更昔洛韦静滴制剂	1.25mg/kg,每周3次,透析后给药,维持量透析后	诱导量1.25mg/kg每	CVHF:2.5mg/kg q24h

药物	血液透析时剂量调整[1]	腹膜透析时剂量调整[2]	连续肾脏替代治疗时剂量调整[3]
	0.625mg/kg 每周 3 次	周 3 次,维持量 0.625mg/kg 每周 3 次	
阿德福韦	10mg qw,透析后给药	无资料	无资料
拉米夫定 (HIV 剂量)	25~50mg q24h	25~50mg q24h	100mg × 1,之后 50mg/d

注:(1)血液透析期间给药剂量。

(2)CAPD 期间给药剂量。

(3)CRRT 期间给药剂量。

(4)高流量血液透析膜可导致氨基糖苷类以不可预测的速度清除,建议测定透析后的血药浓度以评估疗效和毒性。氨基糖苷类在接受 CAPD 的患者中其药代动力学变化很大,亦建议监测血药浓度。

(5)缓慢或持续延长每天透析(SLEDD)超过 6~12 小时,剂量调整同连续肾脏替代疗法(CRRT)。

(6)表中所列为成人治疗量,凡未注明给药途径者均系静脉滴注给药。

3. 肾毒性抗感染药避免用于肾功能减退者,如确有指征使用该类药物时,需进行血药浓度监测,据以调整给药方案,达到个体化给药;也可按照肾功能减退程度(以内生肌酐清除率为准)减量给药,疗程中需严密监测患者肾功能。

肾功能轻、中、重度减退时的内生肌酐清除率分别为 > 50~90ml/min、10~50ml/min 和 < 10ml/min。如缺少内生肌酐清除率数值时,也可自血肌酐值按下式计算,但其可靠性较直接测定内生肌酐清除率者差。

$$内生肌酐清除率 \atop (男)(ml/min) = \frac{(140-年龄)\times 标准体重(kg)}{血肌酐值(mg/dl)\times 72}$$

内生肌酐清除率（女）(ml/min)＝内生肌酐清除率（男）×
0.85

主要参考文献

[1] 汪复,张婴元.实用抗感染治疗学.北京:人民卫生出版社,2012,163-192.

[2] GIBERT D N, CHAMBERS H F, ELIOPOULOS G M, et al. The Sanford Guide to Antimicrobial Therapy, 46th ed. Sperryville: Antimicrobial Therapy Inc, 2016, 214-229.

第六节　肝功能减退患者抗感染药的临床应用

　　肝功能减退时抗感染药的选用及剂量调整需要考虑肝功能减退对该类药物体内过程的影响程度以及肝功能减退时该类药物及其代谢物发生毒性反应的可能性。由于药物在肝脏代谢过程复杂,不少药物的体内代谢过程尚未完全阐明,根据现有资料,肝功能减退时抗感染药的应用有以下几种情况（参见表1-13）。

　　1. 药物主要经肝脏或有相当量经肝脏清除或代谢,肝功能减退时药物清除或代谢产物形成减少,导致毒性反应的发生,此类药物在肝病时宜避免应用。属此类者有氯霉素、利福平、红霉素酯化物、氨苄西林酯化物、异烟肼、两性霉素B、四环素类、磺胺药和咪康唑等。

　　2. 药物主要由肝脏清除,肝功能减退时清除明显减少,但并无明显毒性反应发生,故肝病患者仍可应用,但需谨慎,必要时减量给药。属此类情况者有红霉素等大环内酯类(不包括红霉素酯化物)、林可霉素和克林霉素等。

3. 药物经肝、肾两种途径清除,肝功能减退时血药浓度升高,如同时有肾功能损害时则血药浓度升高尤为明显。严重肝病时需减量应用。属此类情况者有美洛西林、阿洛西林、哌拉西林、头孢哌酮、头孢曲松、头孢噻肟、头孢噻吩、氨曲南、去羟肌苷、齐多夫定、培氟沙星和氟罗沙星。

4. 药物主要由肾排泄,肝功能减退时不需调整剂量。氨基糖苷类(庆大霉素、妥布霉素、阿米卡星等)、青霉素、头孢唑林、头孢他啶、万古霉素、多黏菌素等均属于此类情况。

表 1-13　肝功能减退患者抗感染药的应用

抗菌药物	对肝脏作用和药动学改变	肝病时应用
萘夫西林	大部分在肝内代谢,经胆道排泄	肝功能不全同时伴肾衰竭者需减量使用
美洛西林	肝肾清除,肝病时清除减少	严重肝病减量 50% 使用
阿洛西林、哌拉西林	肝肾清除,肝病时清除减少	严重肝减量使用
羧苄西林	肾清除为主,小部分经胆道排泄,2% 肝内代谢	严重肝肾功能不全者最大剂量不超过 2g/d
头孢噻肟、头孢噻吩	肾肝清除,严重肝病清除减少	严重肝病时减量使用
头孢曲松	肝肾清除,肝病时清除减少	慢性肝病患者应用本品时不需调整剂量。有严重肝、肾损害患者应调整剂量,每日剂量不宜超过 2g。新生儿高胆红素血症禁用

抗菌药物	对肝脏作用和药动学改变	肝病时应用
头孢哌酮	肝肾清除,严重肝病时清除减少	最大剂量不超过 4g/d,合并肾功能不全时最大剂量为 1~2g/d
红霉素	自肝胆系统清除减少,酯化物具有肝毒性	按原量慎用或减量应用,酯化物避免使用
克林霉素	肝病时半衰期延长,消除减慢,可致 ALT 增高	仅在严重肝衰竭时需减量使用
林可霉素	肝病时清除减少	减量使用
氯霉素	肝病时代谢减少,血液系统毒性	避免使用
培氟沙星	肝硬化患者中消除半衰期明显延长	减量使用
氟罗沙星	肝硬化时药物清除减少	肝硬化伴腹水者减量应用
诺氟沙星、环丙沙星	肾肝清除,重度肝功能减退(肝硬化腹水)时药物清除减少	正常剂量应用,严重肝功能减退者减量慎用
莫西沙星	肝肾清除,重度肝功能损害无数据	正常剂量应用,严重肝功能减退者减量或不用
甲硝唑	肝内代谢	严重肝病时减量使用
替硝唑	肝内代谢	肝病时减量使用
替加环素	肝内代谢,肝肾两种途径清除	轻、中度肝损害正常剂量应用,严重肝损害(Child Pugh C)调整为首剂 100mg,然后 25mg q12h,谨慎使用并严密观察
夫西地酸	经肝脏代谢并主要经胆汁排泄	肝功能不全者不推荐使用

抗菌药物	对肝脏作用和药动学改变	肝病时应用
四环素、土霉素	肝病时易致肝损害加重	肝病患者避免应用
磺胺药	肝内代谢、高胆红素血症	避免使用
利福平	肝毒性，与胆红素竞争酶结合致高胆红素血症	避免使用，尤应避免与异烟肼同用
利福布汀	大部分在肝内代谢	减量使用
异烟肼	其他谢物乙酰肼清除减少，具肝毒性	轻、中度肝损害时慎用，同时需监测肝功能，急性肝病或以往有与异烟肼相关的肝损害病史者禁用
两性霉素 B	肝毒性、黄疸	避免使用
卡泊芬净	肝代谢	轻度肝功能不全者不需调整剂量，中度肝功能不全者首剂 70mg 负荷剂量后，维持剂量为 35mg/d，严重肝功能不全者的应用目前无资料
伊曲康唑	主要在肝内代谢，偶有肝衰竭等严重肝毒性报道	肝酶升高、活动性肝病或其他药物所致肝损者不宜使用
伏立康唑	主要在肝内代谢。有报道与肝功能试验异常与肝损害的体征（如黄疸）有关	急性肝损伤不需调整剂量，轻至中度肝硬化患者负荷剂量不变，维持剂量减半。严重肝功能不全、慢性乙肝或丙肝患者中的应用目前无资料
阿巴卡韦	主要经肝脏代谢	轻度肝脏受损患者 200mg bid。中、重度肝脏受损患者禁用

抗菌药物	对肝脏作用和药动学改变	肝病时应用
阿扎那韦	主要经肝脏代谢	使用时需非常谨慎,合并 HIV 感染、合并 HCV 感染或血清转氨酶升高的患者在使用本品时存在肝功能损害进一步加重的风险
洛匹那韦	主要经肝脏代谢,肝病者应用本品可致血药浓度增高和肝损加重	慎用,用药期间加强监测肝功能
利托那韦	主要经肝脏代谢,有肝毒性	乙肝或丙肝混合感染、肝病、肝酶异常或肝炎等,宜加强监测肝功能
呋山那韦	主要经肝脏代谢	减量慎用
沙奎那韦	肝功能异常者使用本药,可加重肝病,血药浓度升高	严重肝功能损害禁用
奈非那韦	主要经肝脏代谢	轻度肝脏受损患者不需调整剂量。中、重度肝脏受损者避免使用
茚地那韦	主要经肝脏代谢	轻度至中度肝功能不全患者应用本品时减量,重度肝损者避免使用
地拉韦啶	主要经肝脏代谢	慎用
奈韦拉平	大部分在肝内代谢,肝毒性	轻度肝脏受损患者减量使用,中等或严重程度的肝脏受损者禁用
氨普那韦	肝功能中度损害者 AUC 显著增高,肝功能重度损害者 AUC 和 C_{max} 均显著增高	肝功能不全 Child-Pugh 5~8 分者 450mg bid,9~12 分者 300mg bid,肝衰竭者禁用
依非韦伦	大部分在肝内代谢	已知或疑似为乙型/丙型肝炎者,以及同时接受其他有肝毒性药物治疗者需密切监测肝功能。血清转氨酶持续高于正常上限 5 倍或 5 倍以上者需充分权衡利弊考虑是否使用

抗菌药物	对肝脏作用和药动学改变	肝病时应用
齐多夫定	主要经肝脏代谢	轻、中度肝功能损害或肝硬化患者减量应用，并密切监测肝功能
金刚乙胺	严重肝病时半衰期增加1倍	严重肝病时半量应用
特比萘芬	主要经肝脏代谢,肝硬化者本品清除减少约50%	慢性或活动性肝病者不推荐使用

第七节 抗感染药的不良反应

各类抗感染药的主要不良反应见表1-14。

表1-14 各类抗感染药的主要不良反应 *

抗感染药	常见	少见	备注
青霉素类	过敏反应最为常见,表现为皮疹、血管神经性水肿、血清病型反应、药物热等,偶可发生严重的过敏性休克;氨苄西林、阿莫西林致皮疹者尤为常见;恶心、腹部不适、腹泻等胃肠道反应多见于口服制剂	高剂量应用可致抽搐、肌痉挛、腱反射增强等中枢神经系统毒性反应(青霉素脑病),多发生于高剂量静脉用药,或肾功能减退者未减量应用时;静脉炎;假膜性肠炎(艰难梭菌);ALT等肝酶一过性升高;嗜酸性粒细胞增多;偶有中性粒细胞减少、血小板减少;哌拉西林可使GM(半乳甘露聚糖)试验呈假阳性	用药前详细询问青霉素过敏史;用药前均必须作青霉素皮试,过敏性休克一旦发生,立即就地救治,及时去除过敏药物,予以肾上腺素肌内或皮下注射;肾功能不全及高龄患者、新生儿需减量应用

53

抗感染药	常见	少见	备注
头孢菌素类（广义，包括头霉素类、氧头孢烯类）	过敏反应:皮疹、药物热、血清病型反应等均较青霉素少见,偶可发生过敏性休克;静脉炎。胃肠道反应(口服制剂);头孢噻吩、头孢唑林等第一代注射用头孢菌素有轻微肾毒性	高剂量静脉给药,或肾功能减退患者未减量时可发生抽搐、头痛等中枢神经系统毒性反应。肝酶、嗜酸性粒细胞等一过性增高;中性粒细胞减少,血小板一过性减少;低凝血酶原血症导致出血(头孢孟多、头孢哌酮、拉氧头孢)。使用第三代头孢菌素者艰难梭菌肠炎危险性增加	约有 3%~5% 的患者存在头孢菌素类与青霉素类交叉过敏,故有青霉素类抗生素过敏性休克史者避免使用头孢菌素类。头孢菌素皮试对过敏性休克等速发性过敏反应的预测可靠性差,不推荐作为使用头孢菌素前筛查措施。仔细询问过敏史、密切观察和做好急救准备是降低过敏性休克危险性的更可靠措施。第一代注射用头孢菌素与肾毒性药合用可加重肾毒性
β- 内酰胺类 / β- 内酰胺酶抑制剂	过敏反应;皮疹(氨苄西林/舒巴坦、阿莫西林/克拉维酸较为常见);腹泻以阿莫西林/克拉维酸常见	头孢哌酮/舒巴坦可引起低凝血酶原血症而致出血	有青霉素类及头孢菌素类过敏者禁用其复合制剂;有青霉素类过敏性休克史者不宜选用头孢哌酮/舒巴坦

抗感染药	常见	少见	备注
氨曲南	嗜酸性粒细胞增多、皮疹等过敏反应;静脉炎	腹泻、恶心、肝功能异常	与青霉素类、头孢菌素类交叉过敏者较少见
亚胺培南/西司他丁	消化道反应:恶心、呕吐(静脉滴注速度过快时易发生);静脉炎	过敏反应,偶可发生过敏性休克;一过性转氨酶异常;癫痫发作(常见于大剂量快速滴注,肾功能不全、老年人、有癫痫史者)	有癫痫等中枢神经系统疾病患者避免应用本品;肾功能减退者需减量慎用
美罗培南		头痛、皮疹、腹泻(5%)、恶心	癫痫发生明显少于亚胺培南(肾功能不全者未调整剂量时可出现);肾功能减退者需减量慎用
氨基糖苷类	肾毒性:蛋白尿、管型尿、血尿,严重者氮质血症(肾小管坏死);耳毒性:听力损害(耳蜗毒性)和眩晕(前庭损害)	神经肌肉阻滞作用,呼吸衰竭、心肌抑制、血压下降、皮疹,过敏性休克偶可发生;嗜酸性粒细胞增多	不宜与其他肾毒性药、耳毒性药、神经肌肉阻滞剂或强利尿剂同用。与注射用第一代头孢菌素、环孢素、万古霉素、两性霉素B、造影剂合用可能增加肾毒性;肾功能减退者应用本类药物需调整剂量
大环内酯类	胃肠道反应:恶心、呕吐、腹痛、食欲减退、腹泻,	肝毒性:肝酶升高、黄疸,酯化物如依托红霉素可发生胆汁淤积性肝炎	西沙比利、匹莫齐特、阿司咪唑、特非那定、胺碘酮、氟哌

抗感染药	常见	少见	备注
	以红霉素最多见（20%~25%），克拉霉素（10.6%），阿奇霉素（4%~9.6%）；静脉炎：红霉素乳糖酸盐多见，阿奇霉素明显较少	（1‰）。肝、肾功能损害者接受高剂量红霉素或阿奇霉素静脉给药后可出现一过性耳鸣或耳聋；红霉素、克拉霉素和阿奇霉素偶可致 QT 间期延长，从而增加发生室性心动过速的风险	啶醇与红霉素或克拉霉素合用时可致 QT 间期延长、尖端扭转型室性心动过速、室性心动过速发生，因此禁止与以上两类药物合用
氟喹诺酮类	恶心、上腹部不适、腹痛、呕吐、腹泻或便秘、食欲减退等胃肠道反应为常见；头昏、头痛、情绪不安、失眠等神经系统反应；皮肤瘙痒、皮疹（吉米沙星相对多见）、血管神经性水肿等过敏反应，偶可发生过敏性休克；静脉炎（注射剂）；光敏反应或光毒性：发生频率自多至少，依次为洛美沙星>氟罗沙星>司氟沙星	抽搐、癫痫样发作、神志改变、幻觉等中枢神经系统反应，多发生在原有癫痫病史、肾功能减退未减量应用者；骨骼肌肉系统：患者可发生关节病变、肌腱炎、肌腱断裂（发生率约 2%~6%，用激素、患有肾病或脏器移植者危险性增加）；可能加重重症肌无力；QT 间期延长（司氟沙星多见）可致尖端扭转型室性心动过速和心室颤动，肝酶一过性升高（以莫西沙星多见），血糖升高或降低（加替沙星多见，美国 FDA 2006 年已停止该药使用）	鉴于该类药物的作用机制及其对幼年动物的软骨损害，本类药物不用于 18 岁以下的未成年人，避免用于孕妇，哺乳期患者用药期间应停止授乳，避免用于癫痫等中枢神经系统疾病患者，肾功能减退者应用时需减量以防抽搐发生。本类药物与以下药物合用可能致 QT 间期延长，应避免与下列药物同用：奎尼丁、普鲁卡因胺等 I$_A$ 类、胺碘酮、索他洛尔等，III 类抗心律失常药；红霉

抗感染药	常见	少见	备注
	>依诺沙星>培氟沙星,吉米沙星,左氧氟沙星、氧氟沙星、莫西沙星等少见		素、克拉霉素、膦甲酸等;匹莫齐特、氟哌啶醇等。使用氟喹诺酮类抗菌药治疗急性细菌性鼻窦炎、慢性支气管炎的急性细菌感染性加重、单纯性尿路感染患者引发相关严重不良反应的风险通常大于获益,仅限于无其他药物可供选择时
呋喃妥因	胃肠道反应(恶心、呕吐、食欲减退)	皮疹、药物热、头痛、周围神经炎、嗜酸性粒细胞增多、中性粒细胞减少,偶见肝功能异常	长期服用 6 个月以上极少数患者可发生间质性肺炎或肺纤维化,故长期用药者需密切观察肺部情况
四环素类	恶心、呕吐、腹痛、腹泻等胃肠道反应;牙齿着色及牙釉质发育不良、骨骼发育延迟;氮质血症加重(主要为四环素);眩晕、耳鸣、共济失调(米诺环素);静脉炎	肝毒性:偶可出现肝炎样表现(四环素、多西环素、米诺环素),高剂量四环素静脉给药(>2g/d)用于孕妇,可发生急性肝坏死;念珠菌口腔感染和阴道炎;光敏反应	8 岁以下小儿和孕妇不可使用本类药物,已有肾功能损害者和肝病患者避免使用本类药物。哺乳期患者使用本类药物时停止授乳

抗感染药	常见	少见	备注
替加环素	不良反应 > 5% 者:恶心、呕吐、腹痛、腹泻、头痛,肝酶(ALT)升高	注射部位静脉炎,偶见肝功能不全和肝衰竭、急性胰腺炎	在Ⅲ、Ⅳ期临床试验的荟萃分析中观察到,使用替加环素治疗的患者比对照组患者的全因死亡率增加。上述死亡风险的差异为0.6%(95% CI 0.1,1.2),其原因尚未明确
克林霉素林可霉素	胃肠道反应:腹泻常见,部分为艰难梭菌肠炎,重症者可引起中毒性巨结肠炎,也可引起恶心、呕吐(口服)	皮疹;本类药物有神经肌肉阻滞作用,偶可引起血压下降、心跳呼吸骤停,快速静脉注射时易发生	应缓慢静脉滴注,避免与神经肌肉阻滞剂合用,因可引起血压下降
复方磺胺甲噁唑(SMZ-TMP)	药物热、皮疹、重症者表皮坏死松解型药疹(约1%~10%)、粒细胞减低或缺乏、血小板减少、胃肠道反应(剂量相关)	溶血性贫血(G-6-PD缺乏者)、肾衰竭、肝功能损害	磺胺药和甲氧苄啶中任一成分过敏者及2月龄以下婴儿禁用
万古(去甲万古)霉素	静脉炎、红人综合征,可同时伴有低血压及皮肤瘙痒、皮疹	肾毒性、耳毒性、药物热、IgA大疱性皮炎	红人综合征可用抗组胺药物治疗,静脉滴注本品速度不宜过快。定期随访

抗感染药	常见	少见	备注
			肾功能，用药期间监测血药谷浓度，谷浓度不超过15~20mg/L
替考拉宁	皮疹、药物热	肾毒性（较万古霉素少见），耳毒性；红人综合征（少于万古霉素），肝、肾功能异常，偶见恶心、呕吐、中性粒细胞及血小板减少	肾功能不全者需调整剂量，用药期间随访肾功能，有条件者需监测血药浓度
多黏菌素类	肾毒性：表现为可逆性肾小管坏死，约占42%~46%，大多轻微并呈可逆性	眩晕、视力模糊、意识改变、面瘫、共济失调、神经肌接头阻滞作用等神经系统不良反应、色素沉着	用药期间定期随访肾功能
利奈唑胺	可逆性骨髓抑制，表现为：白细胞及血小板减少，中性粒细胞减低，贫血	乳酸性酸中毒及周围神经病变、视神经病变	可逆性骨髓抑制多发生于＞2周者，疗程中密切随访血常规
达托霉素	肌痛、血CPK升高，发生率约为2.8%	横纹肌溶解症	疗程中每周随访CPK
氯霉素	白细胞及中性粒细胞减低，贫血及皮疹	胃肠道反应（口服时）、再生障碍性贫血、灰婴综合征（见于早产儿）、过敏反应	用药期间定期随访血常规

抗感染药	常见	少见	备注
磷霉素	腹泻约占9%	头痛、阴道炎、恶心、肝功能异常	静脉滴注时滴速不宜过快;大剂量应用时,应注意监测血钠
夫西地酸	黄疸及肝功能减退较为常见,发生率静脉给药17%,口服者6%	血栓性静脉炎	肝功能减退者需减量应用
甲硝唑	胃肠道反应、口腔金属味、头痛	周围神经炎(见于疗程长者,为可逆性);静脉炎	动物实验显示有致突变作用,孕妇不宜应用
替硝唑	同甲硝唑,胃肠道反应、口腔金属味	同甲硝唑	
利福平	尿液、眼泪、汗液呈桔黄色	肝炎(常为淤胆型)、黄疸、胃肠道反应、过敏反应、流感样综合征(间隙疗法时)	肝病患者慎用,疗程中随访肝功能
异烟肼	肝功能损害	过敏反应、药物热、周围神经炎、胃肠道反应	肝病患者慎用,疗程中注意随访肝功能,活动性肝病者避免用
吡嗪酰胺	肝功能损害	偶见关节痛、皮疹	疗程中随访肝功能
乙胺丁醇	球后视神经炎(眼痛、视力减退)	胃肠道反应、过敏反应(皮疹、关节痛)	球后视神经炎多发生于应用高剂量患者

抗感染药	常见	少见	备注
氟康唑	胃肠道反应	血清转氨酶升高;罕有肝坏死、头痛、皮疹	避免与肝毒性药物合用,本品禁止与特非那定、西沙必利合用因有导致严重室性心律失常的可能
伏立康唑	可逆性视觉障碍,表现为视力模糊、色觉改变或畏光。发生率:口服15%,静脉滴注30%	皮疹、ALT升高	视觉障碍通常为轻度。停药后可恢复,但需密切观察,疗程中需密切随访肝功能;Ccr < 50ml/min 时应停用静脉制剂改为口服
伊曲康唑	恶心、呕吐、腹泻等胃肠道反应;皮疹、瘙痒等过敏反应;肝功能异常	肝毒性:偶有严重肝毒性,包括肝衰竭和死亡;头痛、低钾血症(大剂量应用时);心脏:可致心肌收缩力减弱,左心室射血分数下降(动物实验及志愿者药代动力学研究资料);伊曲康唑与经P450酶系统代谢药物同用时可发生QT间期延长、尖端扭转型室性心动过速、室性心动过速、心脏停搏和突然死亡	有充血性心力衰竭表现或有该病史者禁用本品;本品禁止与西沙必利、咪达唑仑、匹莫齐特、奎尼丁、多非利特、三唑仑、洛伐他汀、辛伐他汀合用;本品不可用于妊娠或计划妊娠的甲癣患者;肌酐清除率 < 30ml/min 者不可用该药注射剂

抗感染药	常见	少见	备注
氟胞嘧啶	恶心、腹泻等胃肠道反应；白细胞及血小板减少	血清转氨酶升高，偶有皮疹、瘙痒	用药期间定期随访肝功能、血常规
两性霉素B	发热、寒战、肾功能损害、低钾血症、贫血、静脉炎	低镁血症、恶心、呕吐、头痛、心律失常、过敏性休克、肝衰竭	用本品前予解热镇痛药或抗组胺药物或小剂量激素，每剂静脉滴注6~10小时，疗程中随访血常规、肝、肾功能及电解质、心电图
两性霉素B含脂复合制剂	肾功能损害较两性霉素B低	可发生发热、寒战、恶心、呕吐等，较两性霉素B为少见	国内仅有两性霉素B胶质分散体（amphotec）供应，注意事项同上，本类制剂不可鞘内注射
棘白菌素类卡泊芬净	发热、静脉炎、皮疹、低钾血症	头痛、腹泻、恶心、呕吐、轻度肝酶增高	肾损害和轻度肝损害患者不需减量，中度肝损害者首日负荷量70mg，继以每日35mg

注：* 本表中将不良反应分为"常见"和"少见"，仅指某一种或一类药物所致各类不良反应中相对"常见"和"少见"者，常见者一般发生率在1%以上。未涉及对各类药物的不良反应全面比较。临床应用上表中所列药物时仍应详细阅读该药说明书及有关参考资料。

第八节 治疗药物监测

治疗药物监测（therapeutic drug monitoring, TDM）是通过测定患者治疗用药的血或其他体液浓度，以药动学原理和计算方法拟订最佳的适用于不同患者的个体化给药方案，包括药物剂量、给药期间和给药途径，以提高疗效和降低不良反应，从而达到有效而安全治疗的目的。

TDM 常用于毒性大的一些药物，该类药物的治疗浓度与中毒浓度接近，进行 TDM 后，根据其结果调整给药方案，使血药浓度在治疗浓度范围内，抗感染药的治疗浓度范围参见表 1-15，可参照此浓度范围调整每次给药剂量或给药间期，并拟定适用于不同个体的给药方案。

表 1-15 抗感染药治疗浓度和中毒浓度参考范围 /（mg/L）

药物	治疗浓度范围		可能中毒浓度	
	峰浓度	谷浓度	峰浓度	谷浓度
庆大霉素、妥布霉素、奈替米星	4~10	1~2	> 12	> 2
阿米卡星、卡那霉素	15~30	< 5	> 35	> 10
异帕米星	25~30[2]	5~8[(2)]		
链霉素	20	> 5	> 40	
万古霉素	20~40	5~10[(3)]	> 50	> 10
两性霉素 B		> 2		
氯霉素[(1)]	20	< 5	> 25	> 5

药物	治疗浓度范围		可能中毒浓度	
	峰浓度	谷浓度	峰浓度	谷浓度
SMZ			> 115	
TMP			> 3	
氟胞嘧啶	40~60		> 80	

注:(1)不能测定血药浓度时新生儿、早产儿避免使用;

(2)危及生命感染时治疗浓度范围;

(3)治疗耐甲氧西林金黄色葡萄球菌(MRSA)所致严重感染,美国感染病学会(IDSA)指南推荐血清谷浓度为15~20mg/L。

第九节 抗感染药的吸收和清除及其脑脊液和胆汁浓度

各种抗感染药药代动力学特点见表1-16,各种抗感染药物在脑脊液中浓度见表1-17,其在胆汁中的浓度见表1-18。

表1-16 抗感染药的药代动力学特点 *

药物	剂量和途径	血药峰浓度均值或范围/(mg/L)	血消除半衰期/h	口服吸收/%	主要清除途径	尿排出量/%
青霉素	60万U im 1 200万 U/d ivgtt	6~8 16	0.6	10~15	肾、肝	75~90
青霉素V	500mg po	3~4	1.0	35	肾、肝	35~40

药物	剂量和途径	血药峰浓度均值或范围/（mg/L）	血消除半衰期/h	口服吸收/%	主要清除途径	尿排出量/%
苄星青霉素	120 万 U im	0.12U/ml 0.03U/ml （24h） 0.02U/ml （14d）				
氨苄西林	1g im 0.5g iv 0.5g po	12 17 2.5~4	1.0	40	肾、肝	50~60
阿莫西林	0.5g po	7.5 （5.2~12.2）	1.0	60~75	肾、肝	60
哌拉西林	4.0g ivgtt	350	1~1.5		肾、肝	70
美洛西林	4.0g ivgtt	254	0.7~1.5		肾、肝	55~60
阿洛西林	5.0g ivgtt	409	0.7~1.5		肾、肝	60~75
苯唑西林	1.0g im 0.5g ivgtt	2~12 43	0.5~1.0		肾、肝	40~55
头孢噻吩	0.5g im 0.5g iv	0.5~10 14~20	0.5~1.0		肾、肝	50~70
头孢唑林	0.5g im 0.5g iv	5~45 118	1.8		肾	80~90
头孢氨苄	0.5g po	16~18	1~1.5	90	肾	70~90

药物	剂量和途径	血药峰浓度均值或范围/（mg/L）	血消除半衰期/h	口服吸收/%	主要清除途径	尿排出量/%
头孢拉定	0.5g po 0.5g iv	16 46	1~1.5	90	肾	80~90
头孢克洛	0.5g po	12.4	0.8	50~93	肾、肝	52~85
头孢丙烯	0.5g po	10.5	1.3~1.8	89~95	肾	62~69
头孢替安	1.0g iv	75	0.72~1.1		肾	60~80
头孢呋辛	0.75g im 0.75g iv	27 50	1.1~1.4		肾	90
头孢呋辛酯	250mg po	4.1	1.2~1.6	36~52	肾	32~48
头孢西丁	1.0g iv	124.8	0.7~1.0		肾	85~90
头孢美唑	1.0g iv	188	1.2		肾	85~92
头孢克肟	200mg po	2.6~2.9	3.0	40~52	肾	16~50
头孢泊肟酯	400mg po	3.7~4.5	2.4~2.8	40~50	肾	24~32
头孢噻肟	1.0g im 1.0g iv	25 102	1.0		肾、肝	60

药物	剂量和途径	血药峰浓度均值或范围/（mg/L）	血消除半衰期/h	口服吸收/%	主要清除途径	尿排出量/%
头孢唑肟	1.0g iv	132	1.5~1.9		肾	80
头孢曲松	1.0g im	55	8		肾、肝	40~60
	1.0g ivgtt	150				
头孢哌酮	1.0g im	44	1.7		肾、肝	20~30
	1.0g iv	153				
头孢他啶	1.0g im	37	1.7		肾	75
	1.0g ivgtt	60~83				
头孢吡肟	2g iv	163	2.1		肾	85
头孢罗膦	0.6g iv	19	1.6		肾	88
氨曲南	1.0g iv	125	1.8		肾	60~70
亚胺培南	0.5g ivgtt	40	1.0		肾	60~75
美罗培南	1.0g ivgtt	54.8	1.0		肾	80
帕尼培南	0.5g ivgtt	27.5	1.0		肾	37
厄他培南	1.0g ivgtt	137	4.3		肾、肝	原型及代谢物各40%

药物	剂量和途径	血药峰浓度均值或范围/（mg/L）	血消除半衰期/h	口服吸收/%	主要清除途径	尿排出量/%
庆大霉素	2mg/kg（首剂），然后1.7mg/kg q8h ivgtt；5.1mg/kg qd	4~10（谷浓度1~2） 16~24（谷浓度1~2）	2~3		肾	40~65
妥布霉素	2mg/kg（首剂），然后1.7mg/kg q8h ivgtt；5.1mg/kg qd	4~10（谷浓度1~2） 16~24（谷浓度1~2）	1.5~3		肾	80~85
阿米卡星	7.5mg/kg q12h ivgtt；15mg/kg qd	15~30（谷浓度5~10） 56~64（谷浓度<1）	2		肾	85~98
奈替米星	2mg/kg q8h ivgtt；6.5mg/kg qd ivgtt	4~10（谷浓度1~2） 22~30（谷浓度<1）	2.5		肾	60~90

药物	剂量和途径	血药峰浓度均值或范围/（mg/L）	血消除半衰期/h	口服吸收/%	主要清除途径	尿排出量/%
异帕米星	200mg im	10.2	2~3		肾	85
	200mg ivgtt	17.13	1.8			
链霉素	0.5g im	5~20	2~3		肾	53~90
氯霉素	1.0g po	8~12	1.6~3.3	75~90	肝、肾	5~10
	1.0g iv	10				
红霉素	0.5g po	0.1~2.0	2~4	18~45	肝、肾	1~15
红霉素乳糖酸盐	0.5g ivgtt	10			肝、肾	
克拉霉素	500mg po	2.2	3.7~4.9	50	肝、肾	32（原型＋代谢物）
罗红霉素	300mg po	9.1~10.8	10~13	72~85	肝	7.4
阿奇霉素	500mg po	0.4	35~48	37	肝	4.5~12.2
林可霉素	0.5g po	0.5~4.0	4~5	少	肝、肾	9~13
	0.6g ivgtt	19				
克林霉素	0.15g po	1~3.5	2~2.5	90	肝、肾	5~15
	0.3g ivgtt	14.7				

药物	剂量和途径	血药峰浓度均值或范围/（mg/L）	血消除半衰期/h	口服吸收/%	主要清除途径	尿排出量/%
四环素	0.25g po	0.5~4.0	6~10	20~40	肾、肝	20~70
	0.5g ivgtt	6.4				
多西环素	0.2g po	1.1~3.1	18~22	60~93	肾、肝	< 10~23
米诺环素	0.1g po	3.5	11~16	95	肝、肾	7~30
替加环素	0.1g iv	1.45	42.4		肝、肾	22
多黏菌素甲磺酸钠（多黏菌素E）	2.4 ± 0.1mg/kg，ivgtt（以CBA计）	18.0（0.69）	1.38（4.49）		肾	62.5（1.28）
多黏菌素B	1.5mg/kg q12h	2.8	4.5~6.0		肾	60
利福平	0.45g po	4~19	2~5	> 90	肝、肾	10~30
万古霉素	1.0g ivgtt	20~50	3.8~6		肾	80
去甲万古霉素	0.8g ivgtt	40	3.3		肾	85
替考拉宁	400mg ivgtt	71.7	47~100		肾	65

药物	剂量和途径	血药峰浓度均值或范围/（mg/L）	血消除半衰期/h	口服吸收/%	主要清除途径	尿排出量/%
利奈唑胺	600mg po 单剂	12.7	4.5~5.5	100	代谢、肾	30~35（母药）
	600mg ivgtt 单剂	12.9				50（代谢物）
磷霉素氨丁三醇	3.0g po	18~26	5.4~5.7	37~42	肾、肝	30~60
磷霉素钠	4.0g ivgtt	60~195	1.5~2.0			90
SMZ-TMP	800mg/160mg po	40~60/1~2	9~12.5	90~100	肾、肝	40~60
吡哌酸	1.0g po	5.4	3~3.5	少	肾	70
诺氟沙星	0.4g po	1.5	3~4	35~40	肾、肝	25~30
依诺沙星	0.4g po	2.8~3.7	3.3~6	60~89	肾	65
氧氟沙星	0.4g po	3.5~5.6	5~7	98	肾	70~90
环丙沙星	0.5g po 0.2g ivgtt	1.8~2.6 5.5	3.3~3.9	40~70	肾、肝	48~60
左氧氟沙星	500mg po/ivgtt	5.7~6.2	5.1~7.1	99	肾	80~87
加替沙星	400mg po/ivgtt	4.2~4.6	7~8	96	肾	80~84

药物	剂量和途径	血药峰浓度均值或范围/（mg/L）	血消除半衰期/h	口服吸收/%	主要清除途径	尿排出量/%
莫西沙星	400mg po/ivgtt	3.1~4.1	10~14	89	体内代谢	20
甲硝唑	0.25g po	6.2（2.5~13）	6~11.5	80~90	肾、肝	20（原药）
呋喃妥因	0.1g po	<1	0.5		肾	45
氟康唑	400mg po ivgtt	6.7	27~37	90		80
伊曲康唑	200mg po（胶囊）	0.29		低	肝	0（原药）
	200mg po（口服液）	0.54	15~35	55	肝	<0.03（原药）
	200mg bid×2继以200mg qd×5 ivgtt	2.86（稳态）	30~40（稳态）		肝	<0.03（原药）
伏立康唑	200mg po	3.0	6.0	96	肝	<2%（原药）
	300mg po	4.66				
	6mg/kg ivgtt	4.70				
氟胞嘧啶	2.0g po	30~50	5.3	80~90	肾	95
	150mg/kg ivgtt	35~70				

药物	剂量和途径	血药峰浓度均值或范围/（mg/L）	血消除半衰期/h	口服吸收/%	主要清除途径	尿排出量/%
两性霉素 B	0.37~0.65 mg/kg ivgtt	0.5~3.5	18~24		代谢、肾	9.6 ± 2.5
两性霉素 B 脂质复合物（A-BLC）	5mg/kg ivgtt	1.7 ± 0.8	26.9 173（终末半衰期）		肝、肾	0.9 ± 0.4
两性霉素 B 脂质体（Am-Biso-me）	5mg/kg ivgtt	57.6	32		肝、肾	
卡泊芬净	70mg ivgtt 首日继以 50mg qd（第 14 日）	12.0 9.9	9~11		肝	1.4 （原药）
异烟肼	0.2g po	0.5~1.5	1.2~3.0	> 90	肾	75~95 （29 原药）
乙胺丁醇	15~25mg/ kg po	3~5	3.1~4	70~80	肾	79

药物	剂量和途径	血药峰浓度均值或范围/（mg/L）	血消除半衰期/h	口服吸收/%	主要清除途径	尿排出量/%
吡嗪酰胺	500mg po	9~12	9~10		肝	4~14（原药）56~66（代谢物）
金刚烷胺	0.1g po	0.1~0.4	15	90	肾	90
阿昔洛韦	5mg/kg ivgtt	9.8	2~2.5	10~20	肾	60~90
	400mg po	1.21				
更昔洛韦	5mg/kg ivgtt	8.3	3.6		肾	78
利巴韦林	0.6g po	1.3	30~60	52	肾	53
膦甲酸钠	60mg/kg iv	155	3~8		肾	80
齐多夫定（A-ZT）	200mg po	1.1	0.8~1.9	60~65	代谢、肾	74（代谢物）
去羟肌苷	0.3g po	1.6	1.6	30~40	肝	18
扎西他滨	0.75mg po	0.03	1.2~2	70~88	肾	60~70
司他夫定	70mg po	1.4	1	86	肾	40~50

药物	剂量和途径	血药峰浓度均值或范围/（mg/L）	血消除半衰期/h	口服吸收/%	主要清除途径	尿排出量/%
拉米夫定	100mg po	1.1~1.5	5~7	86	肾	70
茚地那韦	0.8g po	12.6μmol	1.5~2	65~80	肝、胆	19

表 1-17 脑膜炎症时抗感染药的脑脊液浓度

脑脊液/血药物浓度比率≥50%	脑脊液/血药物浓度比率5%~<50%	脑脊液/血药物浓度比率<5%	脑脊液药物浓度甚微量或不能测得者
氯霉素	磺胺甲噁唑/甲氧苄啶	亚胺培南[3]	苯唑西林	克林霉素
磺胺嘧啶	甲氧苄啶	美罗培南	头孢唑林	红霉素
甲硝唑	氨苄西林	帕尼培南	头孢噻吩	克拉霉素
氟康唑	替卡西林[1]	左氧氟沙星	头孢西丁	阿奇霉素
氟胞嘧啶	哌拉西林[1]	加替沙星		罗红霉素
异烟肼	青霉素[2]	氧氟沙星		达托霉素
				替加环素
				多黏菌素
吡嗪酰胺	头孢吡肟	环丙沙星		
环丝氨酸	头孢唑肟	万古霉素		伊曲康唑
齐多夫定	头孢他啶	利福平		两性霉素 B
阿昔洛韦	头孢噻肟	乙胺丁醇		

脑脊液/血药物浓度比率≥50%	脑脊液/血药物浓度比率5%~<50%	脑脊液/血药物浓度比率<5%	脑脊液药物浓度甚微量或不能测得者
去羟肌苷	头孢曲松	更昔洛韦	
膦甲酸钠	头孢呋辛	氨基糖苷类	
司他夫定	氨曲南		

注:1. 尚不能达到对铜绿假单胞菌脑膜炎的治疗浓度;

2. 高剂量时亦不能达到对青霉素高度耐药肺炎链球菌脑膜炎的治疗浓度;

3. 由于可致癫痫发作,避免用于脑膜炎患者。

表 1-18 抗感染药的胆汁浓度

抗感染药	胆汁/血药浓度比值	抗感染药	胆汁/血药浓度比值
青霉素	0.5	头孢西丁	0.3
氨苄西林	1~2	头孢哌酮	8~12
哌拉西林	1~15	头孢噻肟	0.1~0.5
美洛西林	1~10	头孢唑肟	0.1~0.3
苯唑西林	0.2~0.4	头孢他啶	0.3
双氯西林	0.05~0.08	头孢曲松	10
头孢唑林	0.7	头孢吡肟	5
头孢噻吩	0.4~0.8	氨曲南	0.6
头孢氨苄	0.16	亚胺培南	0.04
头孢呋辛	0.4	美罗培南	0.3~3

抗感染药	胆汁 / 血药浓度比值	抗感染药	胆汁 / 血药浓度比值
庆大霉素	0.1~0.6	多西环素	0.2~32
妥布霉素	0.1~0.6	克林霉素	2.5~3
阿米卡星	0.3	氯霉素	0.2
链霉素	0.4	利福平	5~20
环丙沙星	2	万古霉素	0.5
左氧氟沙星	1~2	磺胺甲噁唑	0.4~0.7
红霉素	8~25	甲氧苄啶	1 ~ 2
四环素	0.2~32	甲硝唑	1

主要参考文献

[1] 汪复,张婴元.实用抗感染治疗学.北京:人民卫生出版社,2012.

第二章

抗感染药简介

第一节　青霉素类抗生素

本类药物可分为:①主要作用于革兰氏阳性细菌的药物,如青霉素、普鲁卡因青霉素、苄星青霉素、青霉素 V;②耐青霉素酶青霉素,如甲氧西林(现仅用于药敏试验)、苯唑西林、氯唑西林等;③广谱青霉素,抗菌谱除革兰氏阳性菌外,还包括:a.对流感嗜血杆菌、淋病奈瑟菌和脑膜炎奈瑟菌亦有良好抗菌活性者,如氨苄西林、阿莫西林;b.对多数革兰氏阴性杆菌包括铜绿假单胞菌具抗菌活性者,如哌拉西林、阿洛西林、美洛西林等。

本类药物均可为细菌产生的青霉素酶水解失活。

注意事项:①无论采用何种给药途径,用青霉素类药物或含青霉素类的复方制剂前必须详细询问患者有无青霉素类过敏史、其他药物过敏史及过敏性疾病史,并须先作青霉素皮肤试验;②过敏性休克一旦发生,必须就地抢救,并立即给患者注射肾上腺素,并给予吸氧、应用升压药、肾上腺皮质激素等抗休克治疗;③全身应用大剂量青霉素可引起腱反射增强、肌肉痉挛、抽搐、昏迷等中枢神经系统反应(青霉素脑病),此反应易出现于老年和肾功能减退患者。

青霉素不可用于鞘内注射;④青霉素钾盐不可快速静脉滴注或静脉注射。

本类药物的抗菌谱及抗菌作用、适应证、剂量、注意事项见表 2-1。

表 2-1　青霉素类抗生素抗 3 菌谱适应证、剂量、注意事项

药名	抗菌谱及抗菌作用	适应证	剂量 /d	注意事项
青霉素（benzyl-penicil-lin）	①A 群和 B 群溶血性链球菌、肺炎链球菌、草绿色链球菌等,炭疽芽孢杆菌、白喉棒状杆菌、梭状杆菌属及李斯特菌属；②脑膜炎奈瑟菌、淋病奈瑟菌、流感嗜血杆菌和百日咳鲍特菌等革兰氏阴性菌；③产气荚膜梭菌、破伤风梭菌、艰难梭菌、丙酸杆菌、乳酸杆菌等革兰氏阳性厌氧菌,对脆弱拟杆菌的作用差；④各种致病螺旋体和牛型放线菌属	①敏感细菌所致上、下呼吸道感染,皮肤、软组织感染和败血症、心内膜炎等；②治疗草绿色链球菌所致心内膜炎须与氨基糖苷类合用；③其他：钩端螺旋体病、气性坏疽、破伤风、流脑、白喉、淋病、梅毒、雅司、鼠咬热和放线菌病等	成人：每日 80 万~200 万 U,分 3~4 次肌内注射；严重感染每日 200 万~1000 万 U,分 3~4 次静脉滴注。儿童：每日 2.5 万~5 万 U/kg,分 3~4 次肌内注射；严重感染每日 5 万~20 万 U/kg,分 3~4 次静脉滴注	①对青霉素或青霉素类抗生素过敏者禁用本品；②使用前必须作皮试,遇过敏性休克者必须就地抢救；③国内报道青霉素不敏感肺炎链球菌成人患者中约 5%~10%,小儿患者中约达 30%,其中多数为中介株

药名	抗菌谱及抗菌作用	适应证	剂量/d	注意事项
普鲁卡因青霉素（procaine benzyl-penicil-lin）	同青霉素	①敏感细菌所致的上、下呼吸道感染，皮肤软组织感染；②钩端螺旋体病、虱传回归热、鼠咬热、早期梅毒等	成人：每日40万～160万U，分1~2次肌内注射。儿童：每日40万～80万U，分1~2次肌内注射；体重<45kg者，每次20万~40万U，每日1~2次肌内注射	①参阅青霉素；②用药前必须先作青霉素皮肤试验及普鲁卡因皮肤试验，两者中任一者阳性者均禁用本品；③患者对普鲁卡因或其他同类麻醉药过敏者亦可对本品过敏
苄星青霉素（ben-zathine benzyl-penicil-lin）	同青霉素	①A群溶血性链球菌所致的咽炎和扁桃体炎以及预防风湿热复发；②梅毒	成人：60万～120万U，每月1~2次肌内注射；儿童：30万~60万U，每月1~2次肌内注射	①参阅青霉素；②预防风湿热复发方案参见"抗感染药的预防性应用"

药名	抗菌谱及抗菌作用	适应证	剂量/d	注意事项
青霉素 V（phe-noxymeth-ylpenicil-lin）	同青霉素,抗菌活性较青霉素略差	①敏感细菌、溶血性链球菌所致上呼吸道感染以及皮肤软组织感染的轻症病例;②预防风湿热复发	成人:每日 1~2g,分 3~4 次口服,预防风湿热复发每次 250mg,每日 2 次口服。儿童:每日 25~50mg/kg,分 3~4 次口服,预防风湿热复发每日 10mg/kg,分 2 次口服	①对青霉素和青霉素类抗生素过敏患者禁用;②预防风湿热复发参见"抗感染药的预防性应用"
甲氧西林（methi-cillin）	①产或不产青霉素酶的金葡菌;②化脓性链球菌、肺炎链球菌、草绿色链球菌等革兰氏阳性球菌,但作用较青霉素为差;③奈瑟菌属	①产青霉素酶金葡菌所致的血流感染、心内膜炎、肝脓肿、骨髓炎、皮肤软组织感染等;②对青霉素敏感的金葡菌或链球菌仍应选用青霉素	成人每日 4~6g,严重感染可增至每日 12g;儿童每日 100~200mg/kg 计,分 4 次给药,静脉滴注或缓慢静脉注射	参阅青霉素,对本品及其他青霉素类过敏者禁用,肝功能损害者不需调整剂量

药名	抗菌谱及抗菌作用	适应证	剂量/d	注意事项
苯唑西林（oxacillin）	①产青霉素酶和不产青霉素酶的金葡菌及凝固酶阴性葡萄球菌(不包括耐甲氧西林葡萄球菌)；②化脓性链球菌、肺炎链球菌、草绿色链球菌等革兰氏阳性球菌，但作用较青霉素为差；③奈瑟菌属	①产青霉素酶金葡菌和凝固酶阴性葡萄球菌所致各种感染；②化脓性链球菌或肺炎链球菌与产青霉素酶葡萄球菌属所致的混合感染	成人:每日4~6g,分3~4次肌内注射；每日4~8g,分3~4次静脉滴注,重症感染可增至每日12g。儿童:每日50~100mg/kg,分3~4次肌内注射；每日50~150mg/kg,分3~4次静脉滴注	①参见青霉素；②对本品及其他青霉素类过敏者禁用
氯唑西林（cloxacillin）	①抗菌谱与抗菌作用与苯唑西林相仿；②对产青霉素酶和不产青霉素酶葡萄球菌作用较苯唑西林为强	①同苯唑西林；②口服制剂也可用于敏感葡萄球菌所致骨髓炎的治疗	成人:每日1~2g,分4次口服；肌内注射每日4~6g,分3~4次；静脉滴注每日4~8g,分3~4次。儿童:每日20~50mg/kg,分4次口服；肌内注射每日50~100mg/kg,分4次；静脉滴注每日50~150mg/kg,分3~4次	参见苯唑西林

药名	抗菌谱及抗菌作用	适应证	剂量/d	注意事项
双氯西林（dicloxa-cillin）	①抗菌谱与抗菌作用与苯唑西林相仿；②对金葡菌的活性为异噁唑类青霉素中最强者	同苯唑西林	成人：每日 2~3g，分 3~4 次口服；儿童：每日 40~60mg/kg，分 3~4 次口服	参见苯唑西林
氟氯西林（flucloxa-cillin）	本品的抗菌谱和抗菌作用与氯唑西林相仿	①产青霉素酶葡萄球菌所致各种感染，如血流感染、骨关节感染、心内膜炎、肺炎、腹膜炎、皮肤软组织感染等；②预防手术后葡萄球菌感染	成人口服每日 1g，分 3 次；静脉滴注每日 2~6g，分 3~4 次，最高剂量 8g/d。儿童口服每日 0.25~1g，分 2~4 次	参阅苯唑西林，对本品及其他青霉素类过敏者禁用
萘夫西林（nafcill-lin）	为耐酸和耐酶青霉素，抗菌谱和抗菌作用与苯唑西林相仿	耐青霉素金葡菌所致血流感染、心内膜炎、骨髓炎、脑膜炎等，耐青霉素表皮葡萄球菌所致各种感染	成人肌内注射每日 4~6g，分 4 次；儿童每日 50~100mg/kg，分 4 次。成人静脉滴注或静脉注射每日 4~9g，分 4~6 次；儿童每日 25mg/kg，q4h 静脉滴注	参见青霉素。本品口服吸收差，口服少用；静脉给药不宜超过 48 小时；对本品及其他青霉素类过敏者禁用

药名	抗菌谱及抗菌作用	适应证	剂量/d	注意事项
氨苄西林（ampicillin）	①化脓性链球菌、无乳链球菌、肺炎链球菌等革兰氏阳性菌，但作用略逊于青霉素；②肠球菌属和李斯特菌属；③厌氧芽胞梭菌属、放线菌属、棒状杆菌属；④淋病奈瑟菌、脑膜炎奈瑟菌及流感嗜血杆菌（产β-内酰胺酶菌株除外）；⑤对伤寒沙门菌属及少数肠杆菌科细菌亦具抗菌活性	①敏感细菌所致上、下呼吸道感染，尿路感染，皮肤软组织等感染；②流感嗜血杆菌敏感株所致脑膜炎；③李斯特菌感染，重症患者联合庆大霉素；④粪肠球菌感染，重症患者及心内膜炎患者宜联合庆大霉素；⑤敏感菌株所致伤寒、副伤寒	成人：每日2~4g，分3~4次服用；每日4~6g，分3~4次肌内注射；每日4~12g，分3~4次静脉滴注，每日最高剂量不超过14g。儿童：每日50~100mg/kg，分3~4次口服；每日50~150mg/kg，分3~4次肌内注射；每日100~200mg/kg，分3~4次静脉滴注，每日最高剂量不超过300mg/kg	①参见青霉素；②如发生较广泛皮疹应即停药；③传染性单核细胞增多症、巨细胞病毒感染、淋巴瘤等患者不宜应用本品，因易发生皮疹
阿莫西林（amoxicillin）	①对大多数细菌的体外抗菌作用与氨苄西林相仿；②与氨苄西林呈交叉耐药	①敏感菌所致的上、下呼吸道感染，皮肤软组织感染；②轻症伤寒、伤寒慢性带菌	成人：每日1.5~4g，分3~4次口服；儿童：每日40~80mg/kg，分3~4次口服	①参见氨苄西林；②传染性单核细胞增多症患者用本品

药名	抗菌谱及抗菌作用	适应证	剂量/d	注意事项
		者的治疗;③联合甲硝唑可有效清除幽门螺杆菌,预防消化性溃疡复发		后易出现皮疹
哌拉西林(pipera-cillin)	①对大肠埃希菌、变形杆菌属、肺炎克雷伯菌属、铜绿假单胞菌、淋病奈瑟菌(不产β-内酰胺酶株)均有良好的抗菌作用;②对革兰氏阳性菌的作用与氨苄西林相仿	敏感铜绿假单胞菌和肠杆菌科细菌所致的血流感染,呼吸道感染,尿路感染,胆道感染,腹腔感染,妇科感染,皮肤、软组织感染,骨、关节感染等	成人:每日4~8g,分3~4次肌内注射;每日8~16g,分3~4次静脉滴注,一日最大剂量不超过24g。儿童:每日100mg/kg,分3~4次肌内注射,每日100~300mg/kg,分3~4次静脉滴注	①参见青霉素;②本品不可与氨基糖苷类抗生素在同一容器中静脉滴注
阿洛西林(azlocil-lin)	①多数肠杆菌科细菌、铜绿假单胞菌;对铜绿假单胞菌的抗菌活性与哌拉西林相似。②对链球菌属、肠球菌属和部分脆弱	①敏感铜绿假单胞菌和其他革兰氏阴性杆菌所致的各种感染如血流感染、呼吸道感染以及尿路感染等;②也可选用于腹腔感染	成人:每日4~16g,分4次静脉滴注。儿童:每日100~300mg/kg,分3~4次静脉滴注。静脉滴注药液浓度不宜超过10%	参见青霉素

药名	抗菌谱及抗菌作用	适应证	剂量/d	注意事项
	拟杆菌亦有抗菌作用。③对流感嗜血杆菌、脑膜炎奈瑟菌、淋病奈瑟菌有良好抗菌活性	和盆腔感染		
美洛西林（mezlocillin）	对肠杆菌科细菌及不动杆菌属有良好抗菌活性，对铜绿假单胞菌的作用较哌拉西林弱	与哌拉西林相仿，主要适用于治疗敏感肠杆菌科细菌及铜绿假单胞菌所致的下呼吸道感染，尿路感染，腹腔、盆腔感染及血流感染等	成人：每日4~16g，分3~4次静脉给药；儿童：每日100~300mg/kg，分3~4次静脉滴注或肌内注射。成人每日剂量不超过24g，静脉滴注药液浓度不宜超过10%	①参见青霉素；②严重肝、肾功能减退者以及凝血功能异常者慎用
替卡西林（ticarcillin）	对铜绿假单胞菌和大肠埃希菌、克雷伯菌属、沙门菌属、志贺菌属、变形杆菌属等多数肠杆菌科细菌和脆弱拟杆菌、厌氧革兰氏阳性细菌等均具抗菌活性	敏感肠杆菌科细菌和铜绿假单胞菌所致的下呼吸道感染、骨和关节感染、腹膜炎、皮肤软组织感染、上尿路感染、血流感染等	成人：每日50~100mg/kg，分2~4次肌内注射；12~24g，分4次静脉滴注。儿童：每日200~300mg/kg，分3~4次静脉滴注	①参见青霉素；②高剂量应用时可发生低钾血症

第二节 头孢菌素类抗生素

头孢菌素类根据其抗菌谱、抗菌活性、对 β- 内酰胺酶的稳定性以及肾毒性的不同,目前可分为四代(表2-2)。第一代头孢菌素主要作用于需氧革兰氏阳性球菌,仅对少数肠杆菌科细菌有一定抗菌活性。常用的注射剂有头孢唑林、头孢噻吩、头孢拉定等;口服制剂有头孢氨苄、头孢拉定和头孢羟氨苄等。第二代头孢菌素对革兰氏阳性球菌的活性与第一代品种相仿或略差,对部分肠杆菌科细菌亦具有抗菌活性。注射剂有头孢呋辛、头孢替安等,口服制剂有头孢克洛、头孢呋辛酯和头孢丙烯等。第三代头孢菌素对肠杆菌科细菌有良好抗菌作用,其中头孢他啶和头孢哌酮除对肠杆菌科细菌外,对铜绿假单胞菌及某些非发酵菌亦有较好作用。注射品种有头孢噻肟、头孢曲松、头孢他啶、头孢哌酮等;口服品种有头孢克肟、头孢泊肟酯、头孢地尼等,但口服品种对铜绿假单胞菌及其他非发酵革兰氏阴性杆菌均无作用。第四代头孢菌素常用者为头孢吡肟、头孢匹罗和头孢噻利,对肠杆菌科细菌和铜绿假单胞菌的作用与头孢他啶大致相仿,但对阴沟肠杆菌、产气肠杆菌、沙雷菌属等的作用优于头孢他啶等第三代头孢菌素。此外,新近研发的抗 MRSA 头孢菌素对多重耐药革兰氏阳性菌如MRSA、MRCNS、PRSP 均具较强抗菌活性,对部分革兰氏阴性菌仍具良好抗菌活性,其中头孢罗膦(ceftaroline)和头孢比罗(ceftobiprole)已在国外上市。头孢菌素类对肠球菌属的作用差或无作用,第一代头孢菌素头孢硫脒在体外对肠球菌属有一定的抗菌活性。

第一代和第二代头孢菌素（除头孢呋辛外）对革兰氏阴性杆菌产生的 TEM-1、SHV-1 等广谱 β-内酰胺酶均不稳定，第三代和第四代头孢菌素对广谱 β-内酰胺酶稳定，但多品种可为细菌产生的超广谱 β-内酰胺酶（ESBLs）水解。第一代至第四代头孢菌素类对耐甲氧西林葡萄球菌和肠球菌属抗菌作用均差，故不宜用于上述细菌所致感染。

注意事项：①本类药物禁用于对任一种头孢菌素类抗生素有过敏史及有青霉素过敏性休克史的患者。②用药前须详细询问患者有否对青霉素类（除外青霉素过敏性休克者）或其他 β-内酰胺类药物的过敏史；有上述药物过敏史的患者有明确应用指征时应谨慎使用本类药物，但有青霉素类过敏性休克史者不可选用头孢菌素类。在用药过程中一旦发生过敏反应，须立即停药。如发生过敏性休克，须立即就地抢救，并予以肾上腺素等抗休克治疗。③多数本类药物主要经肾脏排泄，中度以上肾功能不全患者应根据肾功能适当调整剂量。中度以上肝功能减退的患者应用头孢哌酮、头孢曲松时可能需调整剂量。④氨基糖苷类与第一代注射用头孢菌素合用时可能加重前者的肾毒性，应注意监测肾功能。⑤头孢哌酮、头孢孟多、拉氧头孢等其化学结构含四氮唑侧链，可导致低凝血酶原血症或出血，合用维生素 K 可预防出血；该类药物亦可引起双硫仑样反应，用药期间及治疗结束后 72 小时内应避免摄入含乙醇饮料。

表 2-2　头孢菌素类抗生素的抗菌谱、适应证、剂量及注意事项

药名	抗菌谱及抗菌作用	适应证	剂量 /d	注意事项
第一代头孢菌素				
头孢噻吩 cefalotin	对甲氧西林敏感金葡菌和凝固酶阴性葡萄球菌、化脓性链球菌、肺炎链球菌、无乳链球菌、草绿色链球菌均具良好抗菌活性。对流感嗜血杆菌亦具良好作用。部分大肠埃希菌、肺炎克雷伯菌、奇异变形杆菌、沙门菌属、志贺菌属等对该药呈现敏感	敏感菌所致呼吸道感染、尿路感染及皮肤软组织感染、胆道感染、血流感染、心内膜炎等。亦可用于预防手术切口感染	成人：每日 1~4g，分 4 次肌内注射；每日 4~6g，分 3~4 次静脉给药。预防术后切口感染于术前 30 分钟~1 小时给予 1~2g 静脉给药。儿童：每日 50~100mg/kg，分 3~4 次肌内注射或静脉给药	所有头孢菌素类均禁用于对该药和其他头孢菌素类过敏的患者，避免用于有青霉素过敏性休克史者。与氨基糖苷类合用，应注意监测肾功能
头孢唑林 cefazolin	抗菌谱与头孢噻吩相仿，对金葡菌的抗菌活性较头孢噻吩略差。对部分大肠埃希菌、奇异变形杆菌、肺炎克雷伯菌的抗菌作用较头孢噻吩略强	敏感菌所致呼吸道感染、尿路感染及皮肤软组织感染、胆道感染、骨和关节感染、血流感染、心内膜炎。亦可用于预防术后切口感染	成人：每日 1~4g，分 3~4 次肌内注射；每日 2~4g，分 3~4 次静脉给药。严重感染可增至每日 6g，分 4 次静脉给药。预防术后部位感染：术前 30 分钟~1 小时给予 1~2g 静脉给药。	参见头孢噻吩

药名	抗菌谱及抗菌作用	适应证	剂量/d	注意事项
			儿童:每日 50mg/kg,重症 100mg/kg,分 3~4 次静脉给药	
头孢拉定 cefradine	抗菌谱与头孢唑林相仿,其抗菌活性较头孢唑林为低,与头孢氨苄相仿	敏感菌所致咽炎、扁桃体炎、中耳炎、支气管炎、泌尿生殖道感染、皮肤软组织感染等轻、中度感染。亦可用于预防术后切口感染。口服剂用于上述感染的轻症病例	成人:每日 1~2g,分 3~4 次口服,每日最高剂量 4g;每日 2~4g,分 3~4 次肌内注射;每日 4~6g,分 3~4 次静脉给药,每日最高剂量为 8g。儿童:每日 20~40mg/kg,分 3~4 次口服,1 周龄以上小儿每日 50~100mg/kg,分 4 次静脉给药	参见头孢噻吩
头孢硫脒 cefathia-midine	抗菌谱与头孢噻吩相仿,但抗菌活性略低,对肠球菌属有较好体外抗菌作用,对肺炎链球菌、化脓性链球菌、卡他莫拉菌、流感嗜血杆菌均具有良好抗菌作用	敏感菌所致呼吸道感染、皮肤软组织感染及尿路感染等	成人:每日 2~4g,分 2~4 次静脉给药或肌内注射。严重感染每日 6~8g,分 3~4 次静脉给药。儿童:每日 50~100mg/kg,分 2~4 次静脉给药	参见头孢噻吩

药名	抗菌谱及抗菌作用	适应证	剂量/d	注意事项
头孢氨苄 cefalexin	抗菌谱及抗菌活性与头孢拉啶相仿	敏感菌所致急性扁桃体炎、咽峡炎、中耳炎、鼻窦炎、支气管炎、尿路感染和皮肤软组织感染中的轻症病例	成人:每日1~2g分4次口服。每日最高剂量为4g。儿童:每日20~40mg/kg,分4次口服	参见头孢噻吩
头孢羟氨苄 cefadroxil	抗菌谱及抗菌活性与头孢氨苄相似,对某些细菌的抗菌活性稍弱	与头孢氨苄相同	成人:每日1~2g,分2次口服。儿童:每日20~40mg/kg,分2次口服	参见头孢噻吩
第二代头孢菌素				
头孢呋辛 cefuroxime	对革兰氏阳性球菌的活性与第一代头孢菌素相仿或略差,对部分大肠埃希菌、肺炎克雷伯菌、奇异变形杆菌等作用较第一代头孢菌素稍强,对产β-内酰胺酶的流感嗜血杆菌、脑膜炎奈瑟菌及淋病奈瑟菌均具良好抗菌作用	敏感菌所致支气管感染、肺炎、尿路感染、皮肤软组织感染、血流感染、脑膜炎、淋病奈瑟菌感染、骨和关节感染。亦可用于预防术后切口感染	成人:每日2.25g,分3次肌内注射;每日3~6g,分2~4次静脉给药。预防术后切口感染:术前30分钟1.5g静脉给药。儿童:3个月以上小儿每日50~100mg/kg,分3~4次静脉药。口服10~15mg/kg bid(每日不超过	小儿剂量按体重计算后均不可超过成人最高剂量

91

药名	抗菌谱及抗菌作用	适应证	剂量/d	注意事项
			1g)。严重感染每日 100mg/kg，骨关节感染每日 150mg/kg，脑膜炎每日 200~240mg/kg，均分 3~4 次静脉给药	
头孢尼西 cefonicid	抗菌谱及抗菌活性与头孢呋辛相仿。本品对金葡菌的作用与头孢西丁相仿，逊于头孢孟多和第一代头孢菌素。对肠杆菌科细菌和流感嗜血杆菌（包括产 β-内酰胺酶菌株）的作用与头孢孟多相仿，优于第一代头孢菌素	敏感菌引起的下列感染：下呼吸道感染、尿路感染、血流感染、皮肤软组织感染、骨和关节感染。也可用于手术预防感染	成人通常剂量为每 24 小时 1g，可供肌内注射、静脉注射或静脉滴注用	
头孢孟多 cefamandole	对革兰氏阳性菌的活性与头孢噻吩相似；对革兰氏阴性杆菌的作用较第一代头孢菌素略强，但较头孢呋辛和第三代头孢菌素为差	敏感菌所致下呼吸道感染、尿路感染、腹膜炎、血流感染、皮肤软组织感染、骨和关节感染	成人：每次 500mg~1g，q6~8h。最大剂量不超过每日 8g。儿童：每日 50~150mg/kg，分次给药，每 6~8 小时 1 次。严重	

药名	抗菌谱及抗菌作用	适应证	剂量 /d	注意事项
			感染每日 150mg/kg	
头孢替安 cefotiam	与头孢呋辛大致相仿	敏感菌所致皮肤软组织感染、骨关节感染、扁桃体炎、中耳炎、鼻窦炎、支气管感染、肺部感染、胆道感染、尿路感染等	成人：每日 1~2g，分 2~3 次肌内注射；每日 4~6g，分 3~4 次静脉给药。严重感染每日 6g，分 4 次静脉给药。儿童：每日 20~40mg/kg，分 3~4 次肌内注射；每日 50~100mg/kg，分 3~4 次静脉给药	有供肌内注射、静脉给药两种制剂，不能混用
头孢呋辛酯 cefuroxime axetil	抗菌谱和抗菌活性同头孢呋辛。口服后生物利用度 36%（空腹）、52%（餐后）	敏感菌所致急性中耳炎、急性细菌性鼻窦炎、社区获得性肺炎、慢性支气管炎急性细菌性感染的轻症病例、单纯性皮肤软组织感染、急性单纯性膀胱炎、急性单纯性淋病	成人：0.5~1.0g，分 2 次口服。单纯性淋菌性尿道炎单剂疗法 1g 顿服。儿童：每日 0.25~0.5g，分 2 次口服	不能吞服药片的幼儿，不宜服用。每日最大剂量不超过 1g

93

药名	抗菌谱及抗菌作用	适应证	剂量/d	注意事项
头孢克洛 cefaclor	抗菌谱与头孢呋辛相仿，但抗菌活性略低。对流感嗜血杆菌作用优于第一代头孢菌素	敏感菌所致急性中耳炎、咽炎、扁桃体炎、尿路感染、慢性支气管炎急性细菌性感染和急性支气管炎继发细菌感染中的轻症病例、单纯性皮肤软组织感染	成人：1g，分3~4次口服。儿童：20~40mg/kg，分3~4次口服	每日最大剂量不超过1g
头孢丙烯 cefprozil	抗菌谱和抗菌活性与头孢呋辛相似	敏感菌所致急性咽炎、急性扁桃体炎、中耳炎、急性鼻窦炎、慢性支气管炎急性加重和急性支气管炎继发细菌性感染的轻症病例、单纯性皮肤软组织感染	成人：每日0.5~1.0g，分2次。急性扁桃体炎0.5g qd 口服。儿童：15~30mg/kg，分2次口服	小于6个月的婴儿暂不推荐应用。每日最大剂量不超过1g

药名	抗菌谱及抗菌作用	适应证	剂量 /d	注意事项
第三代头孢菌素				
头孢 噻肟 cefotax- ime	对非产 ESBL 的大肠埃希菌、克雷伯菌属、变形杆菌属等肠杆菌科细菌的大部分菌株具良好抗菌作用；对流感嗜血杆菌、卡他莫拉菌、脑膜炎奈瑟菌、淋病奈瑟菌具高度抗菌活性。对肺炎链球菌（包括青霉素中介株）、化脓性链球菌、葡萄球菌属（甲氧西林敏感株）亦具良好抗菌作用。铜绿假单胞菌、不动杆菌属对其耐药	敏感菌所致下呼吸道感染、尿路感染、单纯性淋病、血流感染、皮肤软组织感染、骨和关节感染、中枢神经系统感染、腹腔感染、盆腔炎性疾病，后两者需与抗厌氧菌药物合用	成人：每日 2~4g，分 2~3 次肌内注射；每日 2~6g，分 3~4 次静脉给药；严重感染每日 6~12g，分 3~4 次静脉给药。每日最高剂量 12g。 儿童：体重 < 50kg 者，每日 50~100mg/kg 分 3~4 次肌内注射。50~150mg/kg，分 3~4 次静脉滴注。严重感染每日 150~200mg/kg，分 4~6 次给药	2017 年 CHINET 耐药监测显示大肠埃希菌、肺炎克雷伯菌对头孢噻肟耐药率分别为 59.3% 和 45.6%
头孢 唑肟 ceftizox- ime	抗菌谱及抗菌作用与头孢噻肟相仿	敏感菌所致下呼吸道感染、尿路感染、单纯性淋病、血流感染、皮肤软组织感染、骨和关节感染、脑膜炎、盆腔炎	成人：每日 2~4g，分 2~3 次肌内注射；每日 2~6g，分 3~4 次静脉给药；严重感染每日 6~12g，分 3~4 次静脉给药。 儿童：6 个月以	肌内注射少用

药名	抗菌谱及抗菌作用	适应证	剂量/d	注意事项
		性疾病、腹腔感染,后两者需与抗厌氧菌药物合用	上小儿每日 50~100mg/kg,分 2~3 次肌内注射;每日 50~150mg/kg,分 3~4 次静脉给药。严重感染每日 150~200mg/kg,分 4~6 次静脉给药	
头孢曲松 ceftriaxone	抗菌谱及抗菌作用与头孢噻肟相仿,对奈瑟菌属作用略强	敏感菌所致下呼吸道感染、急性中耳炎、皮肤软组织感染、尿路感染、单纯性淋病、血流感染、骨和关节感染、脑膜炎、腹腔感染、盆腔炎性疾病,后两者需与抗厌氧菌药物合用	成人:每次 1~2g,qd 静脉给药或肌内注射;重症感染每日 4g,分 2 次静脉给药。单纯性淋病单剂 0.25g 肌内注射。儿童:每日 50~75mg/kg qd 静脉给药或肌内注射;脑膜炎每日 100mg/kg,分 2 次给药,每日剂量不超过 4g	肌内注射加用 1% 利多卡因 0.5ml
头孢他啶 ceftazidime	对非产 ESBL 的大肠埃希菌、克雷伯菌属等肠杆菌科细菌作用与头	敏感细菌所致下呼吸道感染(包括肺炎)、尿路	成人:每日 1.5~3.0g,分 3 次肌内注射;每日 3~6g,分 3 次静脉	肌内注射加用 1% 利多卡因 0.5ml

药名	抗菌谱及抗菌作用	适应证	剂量/d	注意事项
	孢噻肟相似,对铜绿假单胞菌作用强,对不动杆菌属、沙雷菌属有一定抗菌作用。对肺炎链球菌、化脓性链球菌和葡萄球菌属抗菌活性较头孢噻肟和头孢曲松为低	感染、血流感染、骨和关节感染、中枢神经系统感染、盆腔炎性疾病、腹腔感染,后两者需与抗厌氧菌药物合用	给药;危及生命的重症感染如铜绿假单胞菌和中枢神经系统感染可2g q8h iv,或每日50mg/kg q8h 并与其他抗菌药物合用。儿童:2个月以上小儿每日30~100mg/kg,分3次,每日最高剂量不超过6g	
头孢哌酮 cefoperazone	抗菌谱与头孢噻肟相似,但对肠杆菌科细菌的作用较头孢噻肟略差;对铜绿假单胞菌有良好抗菌作用,但较头孢他啶略差	敏感菌所致下呼吸道感染、皮肤软组织感染、尿路感染、腹腔感染、盆腔炎性疾病,后两者需与抗厌氧菌药物合用	成人:每日2~4g,分2次肌内注射;每日3~6g,分3次静脉给药;严重感染每日6~12g,分3~4次静脉给药。儿童:每日100~150mg/kg,分3~4次给药。每日最高剂量不宜超过6g	用药期间加用维生素 K_1,避免摄入含乙醇饮料

药名	抗菌谱及抗菌作用	适应证	剂量/d	注意事项
头孢匹胺 cefpiramide	抗菌谱及抗菌活性与头孢哌酮相似	敏感菌所致血流感染、皮肤软组织感染、慢性支气管炎急性细菌性感染、支气管扩张伴感染、慢性阻塞性肺疾病继发感染、肺炎、肺脓肿、脓胸、泌尿生殖道感染、腹腔感染、盆腔感染等,后两者需与抗厌氧菌药物合用	成人:每日1~2g,分2次深部肌内注射;每日1~4g,分2~3次静脉给药。小儿:每日20~80mg/kg,分2~3次静脉给药	用药期间加用维生素K₁,用药期间和用药后1周内禁止饮酒或饮用含乙醇饮料
头孢克肟 cefixime	对非产ESBL的大肠埃希菌、克雷伯菌属等肠杆菌科细菌,流感嗜血杆菌,卡他莫拉菌、奈瑟菌属及链球菌属有较强抗菌作用,但对葡萄球菌属、青霉素不敏感肺炎链球菌等作用差。铜绿假单胞菌,不动杆菌属对本品耐药	敏感菌所致单纯性尿路感染、急性中耳炎、咽炎、扁桃体炎,急性支气管炎和慢性支气管炎急性细菌性感染的轻症病例、单纯性淋病	成人:200~400mg,分1~2次口服。儿童:8mg/kg,分2次服用	

药名	抗菌谱及抗菌作用	适应证	剂量/d	注意事项
头孢泊肟匹酯 cefpo-doxime proxetil	与头孢克肟相比,对肠杆菌科细菌活性略差,对葡萄球菌(除外甲氧西林耐药株)作用较强,但略逊于头孢地尼	敏感菌所致急性中耳炎、急性鼻窦炎、社区获得性肺炎、慢性支气管炎急性细菌性加重的轻症病例,急性单纯性淋病、单纯性皮肤软组织感染、急性单纯性膀胱炎等的轻症病例	成人:每日 200~400mg,分 2 次口服;急性单纯性淋病 200mg 单剂口服。儿童:每日 10mg/kg,分 2 次口服	餐后服用
头孢地尼 cefdinir	与头孢克肟相似,对肠杆菌科细菌活性略差,对葡萄球菌(甲氧西林敏感株)作用较强	敏感菌所致社区获得性肺炎、慢性支气管炎急性细菌性加重、急性上颌窦炎、咽炎、扁桃体炎、皮肤软组织感染中的轻症病例	成人:每日 600mg,分 1~2 次口服。儿童:每日 14mg/kg,分 2 次口服	
头孢托仑匹酯 cefditoren pivoxil	对甲氧西林敏感金葡菌、肺炎链球菌、其他链球菌属等均具良好作用;对流感嗜血杆菌、	敏感菌所致慢性支气管炎急性细菌性加重、咽炎、扁桃体炎、	成人:每日 400mg,分 2 次餐后服	12 岁以下小儿不推荐应用本品

药名	抗菌谱及抗菌作用	适应证	剂量/d	注意事项
	卡他莫拉菌、奈瑟菌属及部分厌氧菌亦具良好作用	皮肤软组织感染的轻症病例		
头孢特仑匹酯 cefteram pivoxil	抗菌谱及抗菌活性与头孢克肟大致相仿	敏感菌所致的咽炎、扁桃体炎、急性支气管炎、肺炎、慢性支气管炎急性加重、支气管扩张继发感染及慢性呼吸道疾病继发感染、尿路感染的轻症病例，单纯性淋病，子宫附件炎、子宫内膜炎、子宫内感染、前庭大腺炎及脓肿,急性中耳炎、急性鼻窦炎等轻症病例	成人:每日 300~600mg, 分 3 次餐后服用。儿童:每日 3~9mg/kg, 分 3 次口服	
头孢他美酯 cefetamet pivoxil	抗菌谱及抗菌活性与头孢克肟大致相仿	敏感菌所致的中耳炎、鼻窦炎、咽炎、扁桃体炎等，单纯性淋病和单纯性	成人:每日 500~1000mg, 分 2 次口服。单纯性	

药名	抗菌谱及抗菌作用	适应证	剂量/d	注意事项
		慢性支气管炎急性加重、急性气管-支气管炎、尿路感染等的轻症病例,以及急性单纯性淋病等	下尿路感染,1500~2000mg单剂。儿童:每日20mg/kg,分2次口服	

第四代头孢菌素

药名	抗菌谱及抗菌作用	适应证	剂量/d	注意事项
头孢吡肟cefepime	对染色体介导的AmpC酶较第三代头孢菌素稳定,对肠杆菌属、枸橼酸菌属、沙雷菌属、摩根菌属等的作用优于第三代头孢菌素。对革兰氏阳性球菌作用较第三代头孢菌素略增强,对青霉素不敏感肺炎链球菌具抗菌活性	敏感菌所致中、重度肺炎,中性粒细胞缺乏患者伴发热的经验治疗,尿路感染,皮肤软组织感染,腹腔感染(+甲硝唑),盆腔感染(+甲硝唑),血流感染以及耐青霉素肺炎链球菌感染	成人:每日2~4g分2次静脉给药。中性粒细胞缺乏伴发热患者每日100mg/kg,分2次;严重感染每日6g或150mg/kg,分3次静脉给药。儿童:每日80mg/kg分2次静脉给药,中性粒细胞缺乏伴发热患者每日100mg/kg,分2次静脉给药;细菌性脑膜炎每日150mg/kg分	大于16岁或体重为40kg及以上的患儿,剂量同成人

药名	抗菌谱及抗菌作用	适应证	剂量/d	注意事项
			3 次静脉给药。2 月龄至 12 岁小儿或体重<40kg 者,每日最大量不可超过成人量	
头孢匹罗 cefpirome	与头孢吡肟大致相仿	同上	成人:每日 2~4g,分 2 次静脉给药。血流感染、重症感染、中性粒细胞缺乏伴发热患者及免疫缺陷者感染每日 4g,分 2 次静脉给药	
头孢噻利 cefoselis	与头孢吡肟大致相仿。但对金葡菌作用略强	同上	成人每天 1~2g,分 2 次静脉给药。重症、难治性感染剂量可增至 1 日 4g	
头孢罗膦 ceftaro-line	本品为抗 MRSA 头孢菌素,对多重耐药革兰氏阳性球菌如 MRSA、MRCNS、PRSP 均有较强抗菌活性,但对屎肠球菌作用弱;对部分不产	敏感菌所致急性细菌性皮肤和皮肤结构感染、社区获得性细菌性肺炎	成人每次 600mg q12h 静脉给药	本品在儿童患者中的有效性及安全性未建立。老年患者中应用本品的疗效

药名	抗菌谱及抗菌作用	适应证	剂量/d	注意事项
	ESBLs 和 AmpC 酶的大肠埃希菌等肠杆菌科细菌、流感嗜血杆菌、脑膜炎奈瑟菌等具有良好抗菌作用,对非发酵菌和产 ESBLs 和产 AmpC 酶的革兰氏阴性菌作用差			及安全性与非老年患者相仿,但由于老年患者易于发生与年龄相关的肾功能减退,因此宜根据肾功能调整给药剂量
头孢比罗 ceftobiprole	抗菌谱及抗菌活性与头孢罗膦相仿	敏感菌包括耐甲氧西林金葡菌所致的医院获得性肺炎(不包括呼吸机相关性肺炎)和社区获得性肺炎	18 岁及以上成人给药剂量为 500mg 静脉滴注 2 小时,每 8 小时给药 1 次	本品与含钙液体混合使用可发生沉淀,但乳酸林格液除外

第三节　其他 β- 内酰胺类抗生素

β- 内酰胺类抗生素除青霉素类、头孢菌素类外尚包括头霉素类、碳青霉烯类、单环 β- 内酰胺类、β- 内酰胺类 /β-

内酰胺酶抑制剂复方和氧头孢烯类等。

1. 头霉素类（表2-3） 亦有将其归入第二代或第三代头孢菌素类者，但头霉素类对脆弱拟杆菌等厌氧菌具良好抗菌作用，且对大多数超广谱 β- 内酰胺酶稳定。主要品种有头孢西丁、头孢美唑、头孢米诺、头孢替坦等。

2. 碳青霉烯类（表2-4） 抗菌谱广，对肠杆菌科细菌、铜绿假单胞菌等糖不发酵菌、革兰氏阳性菌以及厌氧菌具强大抗菌作用；对细菌产生的 β- 内酰胺酶包括 ESBLs 及 AmpC 酶均高度稳定。但屎肠球菌、嗜麦芽窄食单胞菌对本类药物耐药。现有品种有亚胺培南、美罗培南、帕尼培南、比阿培南、多立培南和厄他培南。其中厄他培南对不动杆菌属、铜绿假单胞菌等糖不发酵菌的抗菌作用差，但半衰期较长，可每日给药1次。

3. 青霉烯类（表2-5） 对肠杆菌科细菌、厌氧菌具良好抗菌活性，对革兰氏阳性菌作用亦良好，但糖非发酵菌革兰氏阴性菌、屎肠球菌对其耐药。国内已用于临床的品种为法罗培南口服制剂。

4. 单环 β- 内酰胺类（表2-6） 本类药物对需氧革兰氏阴性菌及铜绿假单胞菌具有良好抗菌活性，但对需氧革兰氏阳性菌和厌氧菌无抗菌作用；对 B 组金属酶稳定；仅有一个 β- 内酰胺环，抗原性弱，较少导致过敏反应，可谨慎用于头孢菌素过敏患者。国内用于临床的品种为氨曲南。

5. β- 内酰胺类/β 内酰胺酶抑制剂复方（表2-7） 细菌产生 β- 内酰胺酶是对 β- 内酰胺类耐药最常见和重要的耐药机制。β- 内酰胺酶抑制剂对多数细菌仅具微弱抗菌作用，但对多数质粒介导和部分染色体介导的 β- 内酰胺酶有强大抑制作用,与某些对酶不稳定的青霉素类或头孢菌素类联合后,可保护后者不被细菌产生的 β-内酰胺酶水解失活,因而恢复细菌对上述抗生素的敏感性,并扩大了抗菌谱,增强其抗菌活性。目前临床应用的 β-内酰胺酶抑制剂有克拉维酸、舒巴坦和他唑巴坦,通常与 β-内酰胺类药物组成复方制剂应用。复方制剂通常具备下列特点:① β-内酰胺酶抑制剂一般不增强配伍药物对敏感细菌和非产 β-内酰胺酶耐药细菌的抗菌活性,复方制剂的抗菌作用主要取决于其中 β-内酰胺类药物的抗菌谱、抗菌活性;② β-内酰胺酶抑制剂与配伍药物的药代动力学性质相近,有利于两者发挥协同抗菌作用;③ β-内酰胺酶抑制剂与配伍药物联合应用后不良反应未见明显增加。目前在国内临床应用的 β-内酰胺酶复方制剂主要品种包括:阿莫西林/克拉维酸、替卡西林/克拉维酸、氨苄西林/舒巴坦、头孢哌酮/舒巴坦和哌拉西林/他唑巴坦。应用 β-内酰胺酶复方剂时仍应遵循其中配伍药物(青霉素类或头孢菌素类)单用时的注意事项。

此外,国外已上市的复方制剂还有头孢洛扎(ceftolozane)/他唑巴坦和头孢他啶/阿维巴坦。头孢洛扎/他唑巴坦抗菌谱与哌拉西林/他唑巴坦相仿,但对铜绿假单胞菌的抗菌活性优于后者。阿维巴坦能抑制 A 组和 C 组和部分 D 组 β-内酰胺酶,因此头孢他啶/阿维巴坦对产 KPC 等常见碳青霉烯酶(但对金属酶无效)肠杆菌科细菌亦有良好抗菌活性。

6. 氧头孢烯类(表 2-8) 为广谱抗生素,其抗菌谱与抗菌活性与第三代头孢菌素相近,但对脆弱拟杆菌等厌氧菌具有良好抗菌活性。对多数肠杆菌科细菌产生的质粒介

导 β- 内酰胺酶及部分染色体介导 β- 内酰胺酶稳定。已用于临床的品种有拉氧头孢和氟氧头孢，前者的化学结构中含有 N- 甲基硫化四氮唑侧链，可能引起凝血功能障碍和双硫仑样反应。氟氧头孢不含 N- 甲基硫化四氮唑侧链，故不会导致上述不良反应。

表 2-3　头霉素类抗生素

药名	抗菌谱及抗菌作用	适应证	剂量 /d	注意事项
头孢西丁 cefoxitin	①链球菌属、肺炎链球菌属、葡萄球菌属，但对耐甲氧西林葡萄球菌和肠球菌属无作用；②奈瑟菌属和流感嗜血杆菌；③部分肠杆菌科细菌，对铜绿假单胞菌无作用；④多数革兰氏阴性厌氧菌；⑤对多数 β- 内酰胺酶稳定	①敏感革兰氏阳性球菌和敏感肠杆菌科细菌感染；②需氧菌和厌氧菌混合感染如腹腔感染、盆腔感染等	成人：每日 3g，分 3 次肌内注射；每日 3~6g，分 3~4 次静脉给药。重症感染每日 8~12g，分 4~6 次静脉给药 > 28 天 小 儿：80~160mg/kg，分 3~4 次静脉给药	高剂量本品可使嗜酸性粒细胞增多和谷丙转氨酶水平增高
头孢美唑 cefmetazole	抗菌谱与头孢西丁相仿，对葡萄球菌属、肠杆菌科	同头孢西丁	成人：每日 1~4g，分 2~4 次静脉给药。严重感染可增至 4~8g，分 2~4 次静脉给	①应用本品可能会出现维生素 K 缺乏的症状及出血

药名	抗菌谱及抗菌作用	适应证	剂量/d	注意事项
	细菌的作用较头孢西丁略强		药。儿童：每日 25~100mg/kg，分 2~4g 静脉给药。严重感染可增至 150mg/kg，分 3~4 次静脉给药	倾向，需慎用；②用药期间以及停药后至少 1 周内禁用含乙醇的饮料，以免发生双硫仑样反应
头孢替坦 cefotetan	抗菌谱与头孢西丁相仿，对革兰氏阴性杆菌的抗菌活性较第二代头孢菌素强，接近于第三代头孢菌素	同头孢西丁	成人：每次 1~2g，q12h 静脉给药。严重感染可增至每次 3g，q12h 静脉给药。儿童：每日 40~60mg/kg，分 2~3 次静脉给药。严重感染可增至每日 100mg/kg	①禁用于乳儿、小儿及对利多卡因过敏者；②应用本品可能会出现维生素 K 缺乏的症状及出血倾向，需慎用；③用药期间以及停药后至少 1 周内禁用含乙醇的饮料，以免发生双硫仑样反应
头孢米诺 cefminox	①抗菌谱与头孢西丁相仿，其中对大肠埃希菌和肺炎克雷伯菌的作	同头孢西丁	成人：每日 2g，分 2 次静脉给药。严重感染可增至 6g，分 3~4 次静脉给药。儿童：每次 20mg/	①应用本品可能会出现维生素 K 缺乏的症状及出血倾向，需慎用；

药名	抗菌谱及抗菌作用	适应证	剂量/d	注意事项
	用较头孢西丁和头孢美唑略强；②对脆弱拟杆菌作用较头孢西丁强		kg，每日3~4次静脉给药	②用药期间以及停药后至少1周内禁用含乙醇的饮料，以免发生双硫仑样反应

表 2-4　碳青霉烯类抗生素

药名	抗菌谱及抗菌作用	适应证	剂量/d	注意事项
亚胺培南/西司他丁 imipenem-cilastatin	①肠杆菌科细菌、不动杆菌属、铜绿假单胞菌及其他假单胞菌属、嗜血杆菌属；②链球菌属、甲氧西林敏感葡萄球菌、李斯特菌属；③脆弱拟杆菌、产黑素普雷沃菌等大多数厌氧菌；④本品对包括ESBL、AmpC在内多数β-内酰胺酶稳定	①多重耐药而对亚胺培南敏感的需氧革兰氏阴性杆菌所致感染，包括肺炎克雷伯菌、大肠埃希菌、阴沟肠杆菌等肠杆菌科细菌以及不动杆菌等所致的血流感染、下呼吸道感染、尿路感染、腹腔感染、盆腔感染、皮肤软组织感染、骨关节感染及感染性心内膜炎等；用于铜绿假单胞菌感染时，须注意应用过程中部分菌株可能出现耐药性，应监测药敏；	成人：1~1.5g，分2次肌内注射；1~2g，分2~4次静脉滴注；重症感染可增至3~4g，分3~4次静脉滴注。儿童：>28天：60~100mg/kg，每日最大剂量2~4g，分4次静脉滴注；1~4周：75mg/kg，分3次静脉滴注；	①有中枢神经系统疾患或肾功能损害者易发生癫痫，故有中枢神经系统疾患者应尽量避免应用，在确有应用指征时慎用，肾功能损害者需减量慎用；②本品不用于中枢神经系统感染

药名	抗菌谱及抗菌作用	适应证	剂量/d	注意事项
		②脆弱拟杆菌等厌氧菌与需氧菌混合感染的重症患者;③病原菌未查明的严重感染、免疫缺陷患者感染的经验治疗	<1周:50mg/kg,分2次静脉滴注	③本品静脉制剂不用于体重<30kg肾功能损害的患儿
美罗培南 mero-penem	抗菌谱与亚胺培南相仿,但对革兰氏阴性杆菌活性略强,对革兰氏阳性球菌抗菌作用稍差	本品适应证与亚胺培南/西司他丁基本相同,此外尚可用于敏感细菌所致的细菌性脑膜炎。本品应主要用于多重耐药革兰氏阴性杆菌感染、严重需氧菌与厌氧菌混合感染,以及病原菌未查明严重感染患者的经验治疗。本品治疗严重铜绿假单胞菌感染时宜与其他抗铜绿假单胞菌药物联合应用	成人:1.5~3g,分3次静脉给药;重症感染及细菌性脑膜炎可增至4~6g,分2~3次静脉给药。儿童(>28天):30~60mg/kg,分3次静脉给药;细菌性脑膜炎可增至120mg/kg,分3次静脉给药,每日最大剂量6g	①肾功能损害者应调整剂量;②有中枢神经系统疾病者在确有应用指征时慎用
帕尼培南/倍他	抗菌谱与亚胺培南相仿,但对革兰氏阳性球	本品适用于敏感革兰氏阴性菌(包括肠杆菌科细菌、非发酵注。	成人:1~2g,分2~4次静脉滴	①肾功能损害者应调整剂量;②有

药名	抗菌谱及抗菌作用	适应证	剂量/d	注意事项
米隆 panipenem/ bet- amipron	菌抗菌作用稍强,对铜绿假单胞菌体外抗菌活性略逊	革兰氏阴性杆菌)、革兰氏阳性菌及多数厌氧菌所致的以下严重感染:①血流感染;②肺炎、肺脓肿等下呼吸道感染;③复杂性尿路感染、肾盂肾炎及肾周脓肿;④腹腔感染;⑤盆腔感染;⑥骨、关节感染;⑦皮肤及软组织感染;⑧细菌性脑膜炎	儿童:30~60mg/kg,分3次静脉滴注;重症感染可增至100mg/kg,分3~4次静脉滴注;每日剂量不超过2g	中枢神经系统疾患者在确有应用指征时慎用
厄他培南 ertap- enem	①对肠杆菌科细菌抗菌活性优于亚胺培南,但不动杆菌属、铜绿假单胞菌等糖不发酵革兰氏阴性杆菌对其耐药;②对革兰氏阳性球菌、厌氧菌抗菌活性与亚胺培南相仿	①敏感菌所致的复杂性腹腔感染、盆腔感染、尿路感染以及皮肤、软组织感染;②肺炎链球菌、流感嗜血杆菌、卡他莫拉菌所致的社区获得性肺炎;③择期结肠手术的手术部位感染预防用药	成人:1g,每日1次静脉滴注或肌内注射。儿童:13岁以上1g,每日1次静脉滴注或肌内注射;>28天~12岁,30mg/kg,分2次静脉滴注或肌内注射,每日剂量不超过1g	①内生肌酐清除率≤30ml/min者需调整剂量;②有中枢神经系统疾患者慎用

药名	抗菌谱及抗菌作用	适应证	剂量/d	注意事项
多立培南 doripenem	①对肠杆菌科细菌的抗菌活性与美罗培南相近,略优于亚胺培南;对不动杆菌属、铜绿假单胞菌的抗菌活性略强于美罗培南。②多立培南对多数革兰氏阳性菌的抗菌活性与亚胺培南相近,略优于美罗培南。③对拟杆菌属、普雷沃菌属、梭杆菌属的抗菌活性略逊于美罗培南	①大肠埃希菌、肺炎克雷伯菌、铜绿假单胞菌、脆弱拟杆菌、其他拟杆菌属、中间链球菌、星座链球菌及消化链球菌所致复杂性腹腔感染;②大肠埃希菌(包括合并菌血症者)、肺炎克雷伯菌、奇异变形杆菌、铜绿假单胞菌和鲍曼不动杆菌所致复杂性尿路感染,包括肾盂肾炎	成人:0.5g q8h 静脉滴注(每次滴注1小时)	①本品在儿童中应用的安全性与有效性尚未确立;②老年人、肾功能不全患者应根据内生肌酐清除率调整剂量
比阿培南 biapenem	①对肠杆菌科细菌的抗菌活性与亚胺培南相仿或略强,逊于美罗培南;对铜绿假单胞菌、不动杆菌属抗菌活性与亚胺培南相	适用于敏感甲氧西林敏感葡萄球菌、链球菌属(包括肺炎链球菌)、大肠埃希菌、克雷伯菌属、肠杆菌属、枸橼酸菌属、变形杆菌属、沙雷菌属、铜绿假单胞菌、不动杆菌属以及	成人:600mg,分2次静脉滴注。重症患者可适当增加剂量,每日最大剂量1.2g	①目前不推荐将本品应用于儿童;②肾功能不全患者应根据内生肌酐清除率调整剂量

药名	抗菌谱及抗菌作用	适应证	剂量/d	注意事项
	仿。②对甲氧西林敏感葡萄球菌、化脓链球菌等革兰氏阳性菌抗菌活性稍逊于亚胺培南，优于美罗培南。③对厌氧菌抗菌活性与亚胺培南相仿	厌氧菌所致的：①肺炎、肺脓肿、慢性支气管炎急性细菌性感染等下呼吸道感染；②肾盂肾炎和复杂性膀胱炎；③腹腔感染；④盆腔感染		

表 2-5　青霉烯类抗生素

药名	抗菌谱及抗菌作用	适应证	剂量/d	注意事项
法罗培南 faropenem	①多数肠杆菌科细菌；②链球菌属、甲氧西林敏感葡萄球菌；③脆弱拟杆菌等大多数厌氧菌；④本品对多数 β- 内酰胺酶稳定	敏感菌所致社区获得性肺炎、慢性支气管炎急性加重、急性细菌性鼻窦炎、单纯性皮肤软组织感染	成人：每次 200~300mg，每日 2~3 次口服	本品主要不良反应为腹泻、恶心、呕吐等胃肠道反应

表 2-6 单环 β- 内酰胺类抗生素

药名	抗菌谱及抗菌作用	适应证	剂量 /d	注意事项
氨曲南 aztreonam	①多数肠杆菌科细菌、铜绿假单胞菌等革兰氏阴性杆菌；②对革兰氏阳性菌和厌氧菌无抗菌活性	①敏感革兰氏阴性菌所致尿路、下呼吸道、血流、皮肤软组织、腹腔感染及子宫内膜炎、盆腔炎等妇科感染；②本品肾毒性低，可替代氨基糖苷类药物用于革兰氏阴性杆菌感染	成人：肌内注射 2~4g，分 2~3 次；静脉滴注或静脉注射 3~6g，分 2~3 次；重症感染或脑膜炎 6~8g，分 3~4 次。儿童：肌内注射 40~80mg/kg，分 3~4 次；静脉滴注或静脉注射 90~120mg/kg，分 3~4 次；重症感染 120mg/kg，分 4 次	①肾功能损害者应调整剂量；②用于病原菌未查明感染的经验治疗时应联合抗革兰氏阳性球菌药物；③治疗腹腔感染、盆腔感染需要联合抗厌氧菌药物

表 2-7 β- 内酰胺类 /β- 内酰胺酶抑制剂复方

药名	抗菌谱及抗菌作用	适应证	剂量 /d	注意事项
阿莫西林 / 克拉维酸 amoxicillin/ clavulanic acid	对产 β- 内酰胺酶的葡萄球菌属、溶血性链球菌、肠球菌属、流感嗜血杆菌、卡他莫拉菌及脆弱拟杆菌等厌氧菌有良好抗菌作	用于产酶流感嗜血杆菌和卡他莫拉菌所致的下呼吸道感染、中耳炎、鼻窦炎；产酶金葡菌（除 MRSA 外）和大肠埃希菌等肠杆菌科细菌所致的皮肤	成人：每次 375mg，每日 3 次口服，或每次 625mg，每日 3 次；每次 1.2g，每日 2~3 次静脉滴注，严重感染者每日 4 次。儿童：40kg 以下儿童每次 25mg/kg，每日 2 次口服，	片剂每片含阿莫西林 250mg，克拉维酸 125mg 或阿莫西林 500mg，克拉维酸 125mg。粉针剂每瓶含阿莫西林 1.0g，克拉维

药名	抗菌谱及抗菌作用	适应证	剂量/d	注意事项
	用;对部分产β-内酰胺酶的大肠埃希菌、克雷伯菌属等肠杆菌科细菌具抗菌活性;对铜绿假单胞菌、不动杆菌属无抗菌活性	软组织感染、尿路感染。尚可用于肠球菌属所致的轻、中度感染。口服用于上述感染轻症患者,静脉给药用于上述感染的较重患者,也可用于敏感菌所致的腹腔感染、盆腔感染等	或20mg/kg,每日3次,40kg以上儿童按成人量; 3个月~12岁儿童每次30mg/kg,每日2~3次静脉滴注,严重感染者可增至每次30mg/kg,每日4次; 3个月以下儿童每次30mg/kg,每日2次静脉滴注,并可增至30mg/kg,每日3次; 12岁以上儿童剂量按成人	酸0.2g或阿莫西林0.5g,克拉维酸0.1g
氨苄西林/舒巴坦ampicilin/sulbactam	与阿莫西林/克拉维酸相仿,但对不动杆菌属细菌具有抗菌活性	用于敏感菌所致的呼吸道感染、尿路感染、皮肤软组织感染、腹腔感染、盆腔感染等	成人:每日6~12g,分3~4次静脉给药。每日最大量不超过12g,其中舒巴坦每日不超过4g。1.5~6g,均分3~4次深部肌内注射。每日最大剂量不超过6g。 儿童:每日100~200mg/kg,分3~4次静脉给药	每瓶含氨苄西林0.5g,舒巴坦0.25g

药名	抗菌谱及抗菌作用	适应证	剂量 /d	注意事项
舒他西林 sultamicillin	与阿莫西林/克拉维酸相仿	与口服阿莫西林/克拉维酸相同	成人：每次 375~750mg，日 2 次口服；儿童：体重 < 30kg 者，每日 50mg/kg，分 2 次口服，体重 > 30kg 儿童同成人剂量	每片 250mg 含氨苄西林 147mg+ 舒巴坦 98mg，或每片 500mg 含氨苄西林 294mg+ 舒巴坦 196mg
替卡西林/克拉维酸 ticarcillin/ clavulanic acid	对肠杆菌科细菌、脆弱拟杆菌、铜绿假单胞菌有良好作用，对嗜麦芽窄食单胞菌亦有一定作用	对替卡西林耐药但对本复方敏感的肠杆菌科细菌及铜绿假单胞菌和金葡菌等所致的下呼吸道感染、骨关节感染、皮肤软组织感染、尿路感染、血流感染；需氧菌和厌氧菌所致的腹腔感染、盆腔感染等，亦可用于对其敏感的嗜麦芽窄食单胞菌感染	成人：每次 3.1g，每日 4~6 次静脉滴注，重症感染可增至每日 300mg/kg（以替卡西林计），分 6 次静脉滴注。儿童：3 个月以上的轻、中度感染每次 50mg/kg，每日 4 次静脉滴注，重症感染每日 300mg/kg，分 6 次静脉滴注，体重 > 60kg 的儿童按成人剂量	每瓶含替卡西林 3g，克拉维酸 0.2g；或替卡西林 3g，克拉维酸 0.1g

药名	抗菌谱及抗菌作用	适应证	剂量/d	注意事项
哌拉西林/他唑巴坦 pipera-cillin/tazo-bactam	对产β-内酰胺酶的肠杆菌科细菌、铜绿假单胞菌、葡萄球菌属（甲氧西林敏感）、流感嗜血杆菌、卡他莫拉菌、脆弱拟杆菌等厌氧菌有良好抗菌作用	对哌拉西林耐药但对本复方敏感的革兰氏阴性杆菌所致下呼吸道、皮肤软组织、腹腔、盆腔等中、重度感染，以及需氧革兰氏阴性杆菌与厌氧菌混合感染	成人：每次4.5g，每6~12小时1次静脉滴注；儿童：12岁以上儿童剂量同成人，12岁以下儿童剂量未确立	每瓶含哌拉西林4g和他唑巴坦0.5g，或哌拉西林2g和他唑巴坦0.25g，或哌拉西林3g和他唑巴坦0.375g
头孢哌酮/舒巴坦 cefoper-azone/sul-bactam	对产β-内酰胺酶的肠杆菌科细菌、铜绿假单胞菌和不动杆菌属、脆弱拟杆菌等厌氧菌有良好抗菌作用	对头孢哌酮耐药但对本复方敏感菌株所致下呼吸道、尿路、肝胆系统、腹腔、盆腔感染等	成人：3~6g(2:1)，分2次静脉给药，重症感染可增至6~12g(2:1)，分2~4次，其中舒巴坦最大量不超过每日4g；儿童：每日30~60mg/kg(2:1)，分2~4次静脉给药，重症感染可增至100~240mg/kg(2:1)，分2~4次静脉给药，其中舒巴坦一日最大量不超过80mg/kg	用药期间加用维生素K₁，避免摄入含乙醇饮料；每瓶含头孢哌酮/舒巴坦1.0g/0.5g或2g/1g(2:1)；或头孢哌酮/舒巴坦1g/1g或0.5g/0.5g(1:1)

药名	抗菌谱及抗菌作用	适应证	剂量/d	注意事项
头孢洛扎/他唑巴坦 ceftolozane/tazobactam	对产β-内酰胺酶的肠杆菌科细菌、铜绿假单胞菌、链球菌属、甲氧西林敏感葡萄球菌、流感嗜血杆菌、卡他莫拉菌、脆弱拟杆菌等厌氧菌有良好抗菌作用	治疗18岁以上成人的敏感菌所致复杂性腹腔感染和复杂性尿路感染	成人:常用剂量为每次1.5g静脉滴注,每8小时给药1次	头孢洛扎/他唑巴坦每1.5g分别含头孢洛扎1g,他唑巴坦0.5g
头孢他啶/阿维巴坦 ceftazidime-avibactam	对产β-内酰胺酶(包括KPC等碳青霉烯酶)的肠杆菌科细菌、铜绿假单胞菌等具有良好抗菌活性,但对拟杆菌属等厌氧菌无抗菌活性	治疗18岁以上成人的敏感菌所致复杂性腹腔感染和复杂性尿路感染	成人:每次2.5g,每8小时1次,每次滴注大于2小时	头孢他啶/阿维巴坦每2.5g含头孢他啶2g,阿维巴坦0.5g

表 2-8 氧头孢烯类抗生素

药名	抗菌谱及抗菌作用	适应证	剂量 /d	注意事项
拉氧头孢 latamoxef	①对肠杆菌科细菌、流感嗜血杆菌、卡他莫拉菌具良好抗菌活性；②对葡萄球菌属、链球菌属抗菌活性不如头孢噻肟；③对脆弱拟杆菌等厌氧菌具良好抗菌活性	敏感菌所致下呼吸道、尿路、腹腔、盆腔、血流及中枢神经系统感染	成人：1~2g，分 2 次静脉滴注或静脉注射；重症感染可增至 4g，分 2 次静脉滴注或静脉注射；1~2g，分 2 次深部肌内注射。儿童：40~80mg/kg，分 2~4 次静脉滴注或静脉注射；重症感染可增至 100~150mg/kg，分 3~4 次	①可导致凝血酶原缺乏、血小板减少而引起出血，用药期间应补充 Vit K_1；②肾功能损害者应调整剂量；③治疗期间及停药 1 周内应禁酒
氟氧头孢 flomoxef	抗菌谱与拉氧头孢相似，对革兰氏阳性球菌抗菌活性优于拉氧头孢	同拉氧头孢	同拉氧头孢	肾功能损害者应调整剂量

第四节 氨基糖苷类抗生素

氨基糖苷类抗生素的共同特点为：①水溶性好，性质稳定。②抗菌谱广，对葡萄球菌属、需氧革兰氏阴性杆菌均具良好抗菌活性，某些品种对结核分枝杆菌及其他分枝杆菌属亦有良好作用。③作用机制主要为抑制细菌蛋白质的合成。④细菌对不同品种之间有部分或完全性交叉耐药。⑤与人血清蛋白结合率低，大多低于 10%。⑥具有不同程度的肾毒性和耳毒性,后者包括前庭功能损害或(和)听力减退,并可有神经肌肉接头的阻滞作用。⑦胃肠道吸收差,注射给药后大部分经肾脏以原型排出。肾功能减退时其消除半衰期每有显著延长,应根据肾功能损害的程度调整给药方案。

临床常用的氨基糖苷类抗生素主要有:①对肠杆菌科细菌和葡萄球菌属有良好作用,但对铜绿假单胞菌无作用者,如链霉素、卡那霉素、核糖霉素。其中链霉素对葡萄球菌等革兰氏阳性球菌作用差,但对结核分枝杆菌有强大作用。②对肠杆菌科细菌和铜绿假单胞菌等革兰氏阴性杆菌具强大抗菌活性,对葡萄球菌属亦有良好作用者,如庆大霉素、妥布霉素、奈替米星、阿米卡星、异帕米星、小诺米星、依替米星等。③抗菌谱与卡那霉素相似,由于毒性较大,现仅供口服或局部应用者有新霉素与巴龙霉素,后者对阿米巴原虫和隐孢子虫有较好作用。此外尚有大观霉素,仅用于单纯性淋病的治疗。

氨基糖苷类抗生素抗菌谱、适应证、剂量及注意事项见表2-9。

表2-9 氨基糖苷类抗生素抗菌谱、适应证、剂量及注意事项

药名	抗菌作用	适应证	剂量/d	注意事项
链霉素 strep-tomy-cin	结核分枝杆菌,但不典型分枝杆菌多数耐药;对多数肠杆菌科细菌具一定作用;脑膜炎和淋病奈瑟菌常呈敏感	结核病(与其他抗结核药联合用于初治病例);兔热病;与四环素或氯霉素联合用于鼠疫、布鲁氏菌病	成人:0.75~1.5g,分1~2次肌内注射;鼠疫或布鲁氏菌病每12小时肌内注射1g。儿童:15~30mg/kg,分2次肌内注射	治疗结核病时须与其他抗结核药联合应用;注意耳、肾毒性;肠杆菌科细菌耐药率高

119

药名	抗菌作用	适应证	剂量/d	注意事项
庆大霉素 genta-micin	肠杆菌科细菌和铜绿假单胞菌等革兰氏阴性杆菌;葡萄球菌属甲氧西林敏感株;对链球菌属作用较差	严重革兰氏阴性杆菌及铜绿假单胞菌感染;与青霉素(或氨苄西林)联合治疗草绿色链球菌或肠球菌心内膜炎;与其他抗生素联合治疗革兰氏阴性杆菌心内膜炎	成人:一次1~1.7mg/kg q8h或3mg/kg qd肌内注射或静脉滴注;儿童:同成人	注意耳、肾毒性。宜同时监测血药浓度,使峰浓度在5~8mg/L,谷浓度<2mg/L;一日1次给药时峰浓度16~24mg/L,谷浓度<1mg/L
卡那霉素 kana-mycin	肠杆菌科细菌;葡萄球菌属甲氧西林敏感株;对链球菌属作用差;对铜绿假单胞菌无作用	敏感革兰氏阴性杆菌感染	成人:15mg/kg,分2次肌内注射或静脉滴注;儿童:20mg/kg,分2次肌内注射或静脉滴注	耳、肾毒性;近年耐药菌株增多
妥布霉素 tobra-mycin	与庆大霉素基本相同;体外抗铜绿假单胞菌作用较庆大霉素强	与庆大霉素相同	成人:一次1~1.7mg/kg q8h肌内注射或静脉滴注;儿童:一次1~2mg/kg q8h静脉滴注或肌内注射	与庆大霉素相同;血药浓度监测时峰、谷浓度与庆大霉素相同

药名	抗菌作用	适应证	剂量 /d	注意事项
阿米卡星 amikacin	抗菌谱及抗菌作用与庆大霉素相似或略低;庆大霉素耐药株对本品仍多数敏感	严重革兰氏阴性杆菌及铜绿假单胞菌感染;适应证与庆大霉素相同	成人:一次 7.5mg/kg q12h 肌内注射或静脉滴注;儿童:同成人	耳、肾毒性;血药浓度监测:峰浓度 15~25mg/L,谷浓度 < 5mg/L;一日 1 次给药峰浓度 56~64mg/L,谷浓度 < 1mg/L
异帕米星 isepamicin	与阿米卡星相似	严重革兰氏阴性杆菌及铜绿假单胞菌感染	成人:中度感染 8mg/kg,严重感染 15mg/kg,分 1~2 次肌内注射或静脉滴注;儿童:无资料	耳、肾毒性;血药浓度监测:峰浓度 25~30mg/L,谷浓度 5~8mg/L(均为危重感染时应用剂量的血药浓度)
奈替米星 netilmicin	与庆大霉素相似,对葡萄球菌属作用较强,对铜绿假单胞菌作用稍差,部分庆大霉素耐药株对本品仍呈敏感	严重革兰氏阴性杆菌感染	成人:4~6mg/kg,分 1~3 次,肌内注射或静脉滴注;儿童:同成人	耳、肾毒性;血药浓度监测,峰浓度 4~10mg/L,谷浓度 1~2mg/L,一日 1 次给药者,峰浓度 22~30mg/L,谷浓度 < 1mg/L

药名	抗菌作用	适应证	剂量/d	注意事项
巴龙霉素 paromomycin	与卡那霉素相同,对铜绿假单胞菌无作用,对阿米巴原虫和隐孢子虫有抑制作用	阿米巴肠病;隐孢子虫病(可能有效);贾第虫病(用于孕妇)	成人:1.5~2g,分3~4次口服;儿童:30~40mg/kg,分3~4次口服	因毒性大,本品仅供口服
大观霉素 spectinomycin	对淋病奈瑟菌有高度活性,对革兰氏阴性杆菌有中度作用	单纯性淋病;耐青霉素菌株所致或对青霉素过敏患者	成人:2g单次肌内注射	
小诺米星 micronomicin	与庆大霉素相似	敏感革兰氏阴性杆菌感染	成人:120~240mg,分2~3次肌内注射或静脉滴注	耳、毒性
依替米星 etimicin	与庆大霉素相似	敏感革兰氏阴性杆菌感染	成人200~300mg分2次静脉滴注	耳、肾毒性

第五节　四环素类抗生素和替加环素

四环素类抗生素包括四环素、土霉素及半合成四环素多西环素(强力霉素)和米诺环素(二甲胺四环素)。本类药物曾广泛应用于临床,由于常见病原菌对本类药物耐药性普遍升高及其不良反应多见,目前临床适应证较少。

注意事项:①本类药物禁用于对四环素类过敏的患者;②牙齿发育期患者(胚胎期至8岁)接受四环素类药物可产生牙齿着色及牙釉质发育不良,故妊娠期和8岁以下患者不可使用该类药物;③哺乳患者用药期间应暂停哺乳;④四环素类药物可加重氮质血症,已有肾功能损害者应避免用,但多西环素及米诺环素仍可谨慎应用;⑤四环素类可致肝损害,原有肝病者慎用,有严重肝功能损害者禁用。

替加环素为米诺环素的衍生物,属甘氨酰环素类抗生素。

四环素类抗生素及替加环素抗菌作用、适应证、剂量、注意事项见表2-10。

表2-10 四环素类抗生素及替加环素抗菌作用、适应证、剂量、注意事项

药名	抗菌谱及抗菌作用	适应证	剂量/d	注意事项
四环素、土霉素 tetracy-cline, oxytet-racy-cline	化脓性链球菌、肺炎链球菌、甲氧西林敏感葡萄球菌、炭疽芽孢杆菌、李斯特菌、放线菌、流感嗜血杆菌、卡他莫拉菌、脑膜炎奈	①立克次体病、支原体感染、衣原体感染、回归热、布鲁氏菌病(需联合用药)、霍乱、兔热病;②用于青霉素过敏患者的下述感染:破伤风、气性坏疽、雅司病、梅毒和	成人:1~2g,分4次口服;1~1.5g,分2~3次静脉滴注儿童:8岁以上小儿,25~50mg/kg,分4次口服	①新生儿及8岁以下儿童、妊娠期和哺乳期患者禁用;②肾功能不全者禁用,肝功能不全者尽可能避免应用,确有应用

123

药名	抗菌谱及抗菌作用	适应证	剂量/d	注意事项
	瑟菌等对其敏感,肠球菌属通常耐药。对衣原体属、支原体属及立克次体属具良好活性	钩端螺旋体病;③葡萄球菌属、大肠埃希菌等常见病原菌对其耐药性高,仅敏感菌株所致感染才有选用指征		指征者谨慎使用
多西环素 doxycy-cline	抗菌作用优于四环素	同四环素、土霉素;鼠疫	成人:100~200mg,分1~2次口服;儿童:8岁以上小儿,2.2~4.4mg/kg,分1~2次口服	①新生儿及8岁以下儿童、妊娠期和哺乳期患者禁用;②肾功能不全者慎用
米诺环素 minocy-cline	抗菌作用优于四环素及多西环素	同多西环素;作为治疗多重耐药鲍曼不动杆菌感染的联合用药	成人:100~200mg,分1~2次口服;儿童:8岁以上小儿,2~4mg/kg,分1~2次口服	①同多西环素;②可引起前庭功能紊乱,用药期间避免高空作业、驾车等
替加环素 tigecy-cline	对甲氧西林敏感及耐药葡萄球菌属、肠球菌属、链球菌属均有很好的抗菌活性。对	①肠杆菌科细菌、葡萄球菌属、肠球菌属及厌氧菌所致的复杂性腹腔感染;②大肠埃希菌、粪肠	成人:首剂100mg,然后每次50mg,每12小时1次,静脉滴注,每次滴注时间30~	①肝功能异常的患者应用替加环素时应权衡利弊,并密切监测肝功能;

药名	抗菌谱及抗菌作用	适应证	剂量/d	注意事项
	肠杆菌科细菌包括产超广谱β-内酰胺酶菌株具良好抗菌作用,对鲍曼不动杆菌具一定抗菌活性,铜绿假单胞菌对其耐药。对厌氧菌、肺炎支原体等也具良好抗菌活性	球菌、金葡菌、链球菌属及脆弱拟杆菌等所致的复杂性皮肤和皮肤结构感染;③肺炎链球菌、流感嗜血杆菌等所致的社区获得性肺炎	60分钟;本品不推荐用于18岁以下的儿童患者	②孕妇及18岁以下患者避免应用,乳妇患者必须应用本品时应停止授乳;③亦可引起上述四环素类的不良反应

第六节　大环内酯类抗生素

目前应用的大环内酯类有红霉素、麦迪霉素、螺旋霉素、乙酰螺旋霉素、交沙霉素、吉他霉素等。大环内酯类新品种阿奇霉素、克拉霉素、罗红霉素等对流感嗜血杆菌、肺炎支原体、肺炎衣原体等的抗微生物活性增强,口服生物利用度提高,给药剂量减少,胃肠道及肝脏不良反应亦较少,临床适应证有所扩大。

应用本类药物应注意:①对红霉素及其他大环内酯类过敏的患者禁用。②红霉素及克拉霉素等大环内酯类与特非那定、阿司咪唑等 H$_1$ 受体拮抗药合用可增加心脏毒性，引起心律失常，应避免同用。③肝病患者和妊娠期患者禁用红霉素酯化物。④肝功能损害患者如有指征应用本类药物时，需适当减量并监测肝功能。⑤实验动物中高剂量克拉霉素有致畸作用，人类中未证实。故妊娠期患者有明确指征用克拉霉素时应充分权衡利弊后决定是否采用。哺乳期患者用药期间应暂停哺乳。

大环内酯类抗生素抗菌作用、适应证、剂量、注意事项见表 2-11。

表 2-11　大环内酯类抗生素抗菌作用、适应证、剂量、注意事项

药名	抗菌谱及抗菌作用	适应证	剂量 /d	注意事项
红霉素 erythro-mycin	对链球菌属、甲氧西林敏感葡萄球菌属、淋病奈瑟菌具良好抗菌活性，百日咳鲍特菌对本品敏感，对除脆弱拟杆菌外的厌氧菌具良好抗菌作用，对军团菌属、胎儿弯曲菌、某些螺旋体、支原体属、衣原体属及立克次体属具良好作用	支原体属、衣原体属所致呼吸道、泌尿生殖道感染，军团病、百日咳、空肠弯曲菌肠炎等。作为青霉素过敏患者的替代用药可用于：敏感 β 溶血性链球菌所致的上呼吸道感染、猩红热和蜂窝织炎，敏感葡萄球菌引起的皮肤、软组织感	成人：1~2g，分 3~4 次口服；1~2g，分 2~4 次静脉滴注。儿童：30~50mg/kg，分 3~4 次口服；20~40mg/kg，分 2~4 次静脉滴注	孕妇、肝病或肝功能不全患者慎用。本品可使茶碱类、卡马西平、华法林等药物在肝内的代谢降低，合用时，注意监测合用药物的血药浓度

药名	抗菌谱及抗菌作用	适应证	剂量/d	注意事项
		染。此外亦可用于白喉、气性坏疽、炭疽、放线菌病、李斯特菌病，及厌氧菌引起的口腔感染等		
麦迪霉素 mideca-mycin	抗菌谱与红霉素相仿，抗菌活性较差，对部分诱导所致的耐红霉素菌株仍具抗菌作用	敏感革兰氏阳性菌所致的呼吸道、皮肤软组织和眼、耳、鼻、喉、口腔等轻症感染	成人:0.8~1.2g，分 3~4 次口服；儿童:20~30mg/kg，分 3~4 次口服	参见红霉素，与其他药物的相互作用较少
乙酰螺旋霉素 acetyl-spira-mycin	抗菌谱与红霉素相仿，对葡萄球菌属、链球菌属的抗菌作用与红霉素相似	与麦迪霉素相仿	成人:0.8~1.2g，分 4 次口服；儿童:20~30mg/kg，分 3~4 次口服	参见红霉素，与其他药物相互作用少
交沙霉素 josamy-cin	抗菌谱与红霉素相仿，抗菌活性较差	与麦迪霉素相仿	成人:0.8~1.2g，分 3~4 次口服；儿童:30mg/kg，分 3~4 次口服	参见红霉素
阿奇霉素 azithro-mycin	抗菌谱与红霉素相仿，对流感嗜血杆菌、卡他莫拉菌、淋病奈瑟菌等革兰氏阴	与红霉素相仿，适用于敏感菌包括流感嗜血杆菌所致的上呼吸道感	成人:每日 500mg 顿服，连用 3 日；或首日 500mg 顿服，继以 250mg 一次	参见红霉素。小于 6 月龄婴儿中耳炎、肺炎及 2 岁以下小

药名	抗菌谱及抗菌作用	适应证	剂量 /d	注意事项
	性菌的作用较红霉素增强。对肺炎支原体的作用强。对金葡菌、肺炎链球菌及其他链球菌属的活性较红霉素略差	染、社区获得性肺炎,亦可用于梅毒、衣原体及支原体感染。并可与其他抗菌药联合用于免疫缺陷患者的鸟分枝杆菌感染	口服,连用 4 日。儿童:首日 10mg/kg 顿服,继以 5mg/kg 顿服 4d。社区获得性肺炎,每日 500mg 静脉滴注,连用 2日,继以口服每日 500mg,疗程 7~10 日。鸟分枝杆菌复合群感染,每日口服 500mg,与其他抗菌药联合,疗程 10~30 日	儿咽炎或扁桃体炎的疗效与安全性尚未确立
克拉霉素 clari-thromy-cin	抗菌谱与红霉素相仿,对革兰氏阳性菌的作用较红霉素略强,体内代谢产物 14-羟克拉霉素的抗菌活性较母药强 3 倍。对嗜肺军团菌、肺炎衣原体、解脲支原体的作用为大环内酯	与红霉素相仿。可与其他抗菌药联合用于免疫缺陷患者的鸟分枝杆菌、胞内分枝杆菌感染。也可用于幽门螺杆菌感染的联合治疗	成人:0.5~1.0g,分 2 次口服;鸟分枝杆菌感染,1~2g,分 2 次口服;6 个月以上儿童:7.5~15mg/kg,分 2 次口服	参见红霉素。小于 6 个月婴儿的疗效和安全性尚未确立

药名	抗菌谱及抗菌作用	适应证	剂量/d	注意事项
	类中最强。对鸟分枝杆菌亦具抑制作用			
罗红霉素 roxi-thromy-cin	抗菌谱与红霉素相仿,抗菌活性较红霉素略差	与红霉素相仿。适用于敏感病原菌所致上、下呼吸道感染,非淋菌性尿道炎及皮肤软组织感染	成人:0.3g,分2次或1次口服;儿童:5~7.5mg/kg,分2次口服	参见红霉素
地红霉素 dirithro-mycin	抗菌谱与红霉素相仿,该药在体内水解为具抗菌活性的红霉胺而起作用,抗菌活性较红霉素略差	①敏感菌所致慢性支气管炎急性细菌感染、上呼吸道感染;②敏感菌所致社区获得性肺炎;③敏感革兰氏阳性菌所致皮肤软组织感染等	成人:500mg每日1次	参见红霉素

第七节 氯霉素类抗生素

本类药物包括氯霉素和甲砜霉素。氯霉素为广谱抗生素,对多数革兰氏阳性和革兰氏阴性球菌、流感嗜血杆菌及常见肠杆菌科细菌有良好抗菌活性,对立克次体属及脆弱拟杆菌等多数厌氧菌亦具良好作用。本品分子中有苯环基本结构，可引起严重骨髓抑制、再生障碍性贫血及灰婴综合征等严重不良反应，其临床应用已受到很大限制，目前本品仅用于少数中枢神经系统感染、伤寒、副伤寒、厌氧菌感染及立克次体感染等，作为可选药物之一。

用药中应注意：①对氯霉素过敏的患者禁用。②用药期间须定期复查周围血象，如血细胞显著降低时应及时停药，并作相应处理。疗程不宜超过2周，避免长疗程用药。③禁止与其他骨髓抑制药合用。④妊娠期患者、早产儿及新生儿禁用本品。哺乳期患者用药期间暂停哺乳。⑤婴幼儿患者必须应用本药时需进行血药浓度监测。⑥肝功能减退患者慎用，严重肝功能损害患者禁用本品。

氯霉素类抗生素抗菌作用、适应证、剂量、注意事项见表2-12。

表 2-12　氯霉素类抗生素抗菌作用、适应证、剂量、注意事项

药名	抗菌谱及抗菌作用	适应证	剂量/d	注意事项
氯霉素 chloramphenicol	具广谱抗微生物作用。对流感嗜血杆菌、肺炎链球菌、淋病奈瑟菌及脑膜炎奈瑟菌具杀菌作用。对葡萄球菌属、化脓性链球菌、伤寒及	①对青霉素过敏者，或耐氨苄西林流感嗜血杆菌、脑膜炎奈瑟菌及肺炎链球菌所致细菌性脑膜炎和脑脓肿；②伤寒及其他沙门菌属感染；③可作为	成人：氯霉素琥珀酯或氯霉素丙二醇1~2g，严重感染病例可增至3g，分2~4次静脉滴注；氯霉素胶囊或糖衣片，	①禁止与其他骨髓抑制药物合用。②避免长疗程用药。③用药期间注意血液学指标的检查。④孕妇尽可能避免使用，乳妇应避免使用或用药时暂停哺乳。⑤早产儿、新

药名	抗菌谱及抗菌作用	适应证	剂量/d	注意事项
	副伤寒沙门菌、大肠埃希菌、肺炎克雷伯菌及志贺菌属等具抑制作用。对革兰氏阴性菌的抗菌活性通常优于对革兰氏阳性菌的活性。对厌氧菌包括脆弱拟杆菌的抗菌活性强;对梅毒螺旋体、钩端螺旋体、支原体属、立克次体属、伯氏考克斯体亦具抗微生物作用	需氧菌与厌氧菌所致的腹腔、盆腔等混合感染的联合用药之一;④眼科细菌感染	无味氯霉素(氯霉素棕榈酸酯)片或糖浆 25~50mg/kg,分 4 次口服。儿童:2 周以上婴儿及儿童 25~50mg/kg,分 2 次静脉滴注;25~50mg/kg,分 4 次口服	生儿尽量避免使用,确有指征使用时,必须在血药浓度监测下应用。⑥肾功能损害者氯霉素不需作剂量调整,但较易出现骨髓毒性;甲砜霉素应减量。⑦与苯妥英钠、双香豆素及甲苯磺丁脲合用时,可使上述药物的血药浓度增高;与苯巴比妥、利福平合用,可致氯霉素血浓度下降,苯巴比妥浓度上升,应作剂量调整
甲砜霉素 thiamphenicol	抗菌谱与氯霉素相仿,抗菌活性较氯霉素略差,两者呈完全交叉耐药	临床很少应用。主要用于治疗敏感流感嗜血杆菌、大肠埃希菌及沙门菌属等所致的呼吸道感染、肠道感染及尿路感染	以口服为主,剂量与氯霉素相同	参见氯霉素

第八节 林可霉素类抗生素

林可霉素类包括林可霉素及克林霉素,后者的体外抗菌活性优于林可霉素。应用本类药物时应注意:①禁用于对本类药物过敏的患者。②用药后易引起腹泻,应注意有假膜性肠炎发生的可能,如有可疑应及时停药。③本类药物有神经肌肉阻滞作用,应避免与其他神经肌肉阻滞剂合用;有前列腺增生的老年患者使用较大剂量时,偶可出现尿潴留。④本品不推荐用于新生儿;哺乳期患者用药期间暂停哺乳。⑤肝功能减退的患者确有应用指征时宜减量应用。⑥静脉制剂应缓慢静脉滴注,不可静脉注射。

林可霉素类抗生素抗菌作用、适应证、剂量、注意事项见表 2-13。

表 2-13 林可霉素类抗生素抗菌作用、适应证、剂量、注意事项

药名	抗菌谱及抗菌作用	适应证	剂量 /d	注意事项
林可霉素 linco-mycin	对链球菌属、甲氧西林敏感葡萄球菌等革兰氏阳性菌具良好抗菌活性,肠球菌属对其耐药。对各种厌氧菌	①肺炎链球菌等链球菌属、金葡菌及厌氧菌所致的下呼吸道感染、皮肤软组织感染;②联合厌氧菌与需氧菌混合所致的盆腔感染、腹腔感染;③静脉制剂尚	成人:1.2~2.4g,分2~3次肌内注射或静脉滴注;1.5~2g,分3~4次口服。儿童:15~30mg/kg,分2~3次肌内注射或静脉滴注;30~60mg/kg,分3~4次口服	①假膜性肠炎的发生率相对较高,如有假膜性肠炎发生可能,应及时停药;②不推荐用于新生儿;③本品为妊娠期用药C类,哺乳期妇女用药

药名	抗菌谱及抗菌作用	适应证	剂量/d	注意事项
	包括脆弱拟杆菌具良好作用，但艰难梭菌对其耐药	可用于：敏感金葡菌、链球菌属及厌氧菌引起的血流感染、骨髓炎、骨、关节感染等		期间暂停哺乳；④严重肾功能损害患者，需减量；⑤肝功能损害者减量慎用；⑥静脉制剂应缓慢滴注，不可快速静脉注射
克林霉素clin-da-mycin	抗菌谱与林可霉素相同，两者呈完全交叉耐药。抗菌作用较林可霉素强2~4倍	同林可霉素	成人：0.6~1.2g，严重感染者1.2~2.4g，分2~4次肌内注射或静脉滴注；0.6~1.2g，分3~4次口服。儿童：10~20mg/kg，分3~4次口服；20~30mg/kg，分3~4次肌内注射或静脉滴注，严重感染可增至30~40mg/kg，分3~4次静脉滴注	同上；新生儿禁用，4岁以下儿童慎用；克林霉素为妊娠期用药B类；严重肾功能损害时需调整剂量

第九节 利福霉素类抗生素

利福霉素类目前在临床应用者有利福平、利福喷汀及利福布汀,利福平是利福霉素 SV 的衍生物,抗菌谱广,口服吸收好,为抗结核治疗的一线药物,抗麻风联合疗法中的主要药物。利福喷汀为长效利福霉素类衍生物,抗菌活性强,每周用药 1~2 次,可替代利福平作为抗结核治疗联合用药之一。利福布汀为利福霉素 S 的衍生物,其特点为对鸟分枝杆菌复合群有效。

应用本类药物时注意:①禁用于对该类药物过敏的患者。②利福平为妊娠期用药 C 类,实验动物中大剂量利福平可致畸胎。妊娠 3 个月以内患者禁用利福平;妊娠 3 个月以上的患者有明确指征用利福平时,应充分权衡利弊后决定是否采用。③肝功能减退、胆管梗阻、慢性酒精中毒患者应用利福平时应适当减量。④用药期间,应定期复查肝功能、血常规。⑤结核病患者应避免用大剂量间歇疗法,因可能引起"流感症状群"。

利福霉素类抗生素抗菌作用、适应证、剂量、注意事项见表 2-14。

表 2-14 利福霉素类抗生素抗菌作用、适应证、剂量、注意事项

药名	抗菌谱及抗菌作用	适应证	剂量 /d	注意事项
利福平 rifampin	对结核分枝杆菌及麻风分枝杆菌具高度抗	①结核病,与其他抗结核药联合应用;	成人:450~60mg,一日1次空腹口	①妊娠 3 个月内禁用利福平,3 个月以后应

药名	抗菌谱及抗菌作用	适应证	剂量/d	注意事项
	菌活性，其他分枝杆菌多数对其耐药。对葡萄球菌属包括耐甲氧西林葡萄球菌较强的抗菌活性；脑膜炎奈瑟菌、淋病奈瑟菌对利福平高度敏感；流感嗜血杆菌包括对氨苄西林或氯霉素耐药株对利福平通常敏感；对嗜肺军团菌具较强抗菌作用，对沙眼衣原体、鹦鹉热衣原体、立克次体、伯氏考克斯体均具良好抗微生物活性	②麻风，与其他药物联合应用；③用于脑膜炎奈瑟菌咽喉部慢性带菌状态的清除（每日300~600mg口服4天），也可用于脑膜炎奈瑟菌感染患者密切接触者的预防用药（600mg，每日2次×2天）；④在个别情况下对耐甲氧西林葡萄球菌所致的严重感染，可以考虑采用万古霉素联合利福平治疗	服；儿童：1个月以上小儿10~20mg/kg，一日1次空腹口服，一日量不超过600mg	用本品需有明确指征，需权衡利弊后使用；②肝功能不全、胆管梗阻、慢性酒精中毒者应用利福平时应适当减量；③用药期间，应定期复查肝功能、血常规；④应避免大剂量间歇用药；⑤与下列药物合用时，使本品的代谢加快，血药浓度降低：甲苯磺丁脲、口服避孕药、氢化可的松、华法林、苯丙羟基香豆素、氨茶碱、地高辛、美沙酮、环孢素
利福喷汀 rifapentine	对结核分枝杆菌及麻风分枝杆菌的作用优于利福平	利福喷汀可替代利福平作为联合用药之一治疗结核病	成人：初2个月600mg顿服，每周2次，继600mg顿服，每周1次	参见利福平

药名	抗菌谱及抗菌作用	适应证	剂量/d	注意事项
利福布汀 rifabutin	对结核分枝杆菌及麻风分枝杆菌的作用优于利福平,与利福平存在不完全交叉耐药。对鸟分枝杆菌复合群具良好抗菌活性,其作用优于利福平等其他利福霉素类	可用于 AIDS 患者鸟分枝杆菌复合群感染的预防,与其他抗结核药物三联或四联合用可用于 AIDS 患者鸟分枝杆菌感染的治疗,也可用于免疫缺陷患者的非结核分枝杆菌如堪萨斯分枝杆菌等感染。也可用于肺结核的治疗	成人:抗结核治疗,每日 150~300mg 一次口服;预防晚期 AIDS 患者的鸟分枝杆菌复合群感染播散,300mg 每日 1 次口服;治疗晚期 AIDS 患者的鸟分枝杆菌复合群感染播散,600mg 每日 1 次口服;如与克拉霉素联合,可减至 300mg/d	参见利福平

第十节　多肽类及脂肽类抗生素

多肽类抗生素包括万古霉素、去甲万古霉素和替考拉宁等糖肽类抗生素,其静脉用药主要用于治疗多重耐药革兰氏阳性球菌的重症感染,该类药物均具有一定的肾、耳毒性。替拉凡星为脂糖肽类(lipoglycopeptides)抗生素,是糖肽类抗生素的衍生物,通过在糖肽结构上修饰脂质侧链形成。多黏菌素类亦属多肽类,临床应用者有多黏菌素 B 和黏菌素(多黏菌素 E),虽然该类药物对鲍曼不动杆菌等革兰氏阴性菌具有高度抗菌活性,但由于其肾毒性、神经毒性明显,主要作为局部或口服应用,注射剂可用于广泛耐药(XDR)或多重耐药的铜绿假单胞菌或鲍曼不动杆菌等革兰氏阴性杆菌所致重症感染。达托霉素为环脂肽类抗菌药,主要用于治疗耐药革兰氏阳性球菌感染。

注意事项:①对上述药物有过敏史者禁用;②肾功能减退者、老年患者慎用,需根据肾功能减退程度减量用药,并密切随访肾功能,并应监测血药浓度;③已有听力减退或耳聋者慎用;④万古霉素、替考拉宁妊娠期 FDA 分类为C 类,应避免用于孕妇患者,确有指征时充分权衡利弊决定是否应用,哺乳期患者应用时宜停止授乳;⑤疗程中严密随访肾功能及听力,并避免与其他肾毒性药物合用。

多肽类及脂糖肽类抗生素抗菌作用、适应证、剂量、注意事项见表 2-15。

表 2-15　多肽类及脂糖肽类抗生素抗菌作用、
适应证、剂量、注意事项

药名	抗菌谱及抗菌作用	适应证	剂量/d	注意事项
万古霉素	对各种革兰氏阳性球菌及杆菌均具强	仅用于严重革兰氏阳性菌感染,特别是	成人:1~2g,分2~4次静脉滴注;0.5~2g,分	具一定耳、肾毒性,轻症感染不宜选用;肾功能

药名	抗菌谱及抗菌作用	适应证	剂量/d	注意事项
vanco-mycin	大抗菌活性，耐甲氧西林葡萄球菌属、肠球菌属对本品高度敏感。革兰氏阴性杆菌通常对其耐药	耐甲氧西林葡葡球菌属、肠球菌属感染。口服用于甲硝唑治疗无效的艰难梭菌肠炎	3~4次口服。儿童：20~40mg/kg，分2~4次静脉滴注；20~40mg/kg，分3~4口服，最大剂量不超过一日2g	不全、老年人、新生儿及重症患者应在血药谷浓度监测下慎用并据以调整剂量，谷浓度宜为10~15mg/L；避免与各种肾毒性药物合用
去甲万古霉素 norvan-comy-cin	同万古霉素	同万古霉素	成人：0.8~1.6g，分2~4次静脉滴注；0.4~1.6g，分3~4次口服。儿童：16~32mg/kg，分2~4次静脉滴注；16~32mg/kg，分3~4次口服，最大量不超过一日1.6g	参见万古霉素
替考拉宁 teico-planin	抗菌谱、抗菌活性与万古霉素相仿。对金葡菌的作用与万古霉素相仿或	与万古霉素相仿	成人：首日400mg一次，次日起维持量200mg，每日1次静脉滴注或肌内注射；重症	参见万古霉素；严重感染较大剂量给药时宜进行血药浓度监测，峰浓度25~50mg/L，谷浓

138

药名	抗菌谱及抗菌作用	适应证	剂量/d	注意事项
	略优；对凝固酶阴性葡萄球菌的作用较万古霉素略差，部分溶血性葡萄球菌对本品耐药，对链球菌属的 MIC_{90} 值约为万古霉素的二分之一		感染先予以400mg，每12小时1次共3次，继以维持量400mg每日1次静脉滴注。儿童：静脉滴注或肌内注射10mg/kg每日1次；新生儿6mg/kg每日1次	度20mg/L
替拉凡星 tela-vancin	对革兰氏阳性菌包括金葡菌、凝固酶阴性葡萄球菌(包括甲氧西林耐药株)、肠球菌属(万古霉素敏感株)、肺炎链球菌等链球菌属、梭菌属等均有良好抗菌活性。对革兰氏阳性菌呈现浓度依赖性杀菌	①成人敏感革兰氏阳性菌所致复杂性皮肤和皮肤结构感染。②成人医院获得性细菌性肺炎及呼吸机相关细菌性肺炎。该药用于此适应证时应作为无适宜替代药物可选用时的保留用药	肾功能正常者每日1次，每次10mg/kg，静脉滴注，滴注时间不少于60分钟，复杂性皮肤软组织感染疗程7~14天，医院获得性肺炎7~21天	①禁止与静脉注射肝素钠同用。②慎用于万古霉素过敏患者。③在用药过程中应监测肾功能，尤其是老年人或与肾毒性药物联合使用时。④本品为FDA妊娠安全性分类C级。除非获益大于风险才能在妊娠期妇女中使用；使

药名	抗菌谱及抗菌作用	适应证	剂量 /d	注意事项
	作用			用本品前测血妊娠试验
达巴凡星 dalba-vancin	对金葡菌（MSSA、MRSA），化脓性链球菌、无乳链球菌等链球菌属和肠球菌属等革兰氏阳性菌具有良好的抗菌活性。对 vanB 型耐药基因介导的万古霉素耐药肠球菌（VRE）菌株具有良好抗菌活性,对 vanA 型菌株无抗菌活性。对万古霉素中介或异质性中介金葡菌（VISA 及 hVISA）有一定抗菌作用	成人急性细菌性皮肤和皮肤结构感染	肾功能正常者首 剂 1000mg,1 周 后 500mg,每次静脉滴注 30 分钟；也可 1500mg 单剂给药	①禁用于对本品过敏者,谨慎用于糖肽类过敏者；②妊娠妇女用药尚无足够的临床研究资料,除非对胎儿潜在的获益大于其潜在的风险时才可在妊娠期妇女中使用；③哺乳期妇女使用本品应充分权衡利弊；④肌酐清除率 < 30ml/min 者,需要调整剂量；⑤中、重度肝功能损害者的临床资料少,需要谨慎权衡利弊是否使用

药名	抗菌谱及抗菌作用	适应证	剂量/d	注意事项
奥他凡星 oritavancin	对包括 MR-SA、VISA 和 hVISA 在内的金葡菌、化脓性链球菌、无乳链球菌、咽颊炎链球菌组和肠球菌属具有良好抗菌活性，对万古霉素耐药菌株如 VRE、VRSA、VISA 亦具抗菌活性	用于敏感细菌所致急性细菌性皮肤及皮肤结构感染的成人患者	肾功能正常者单剂 1200mg 静脉滴注，每次静脉滴注时间不少于 3 小时	①禁用于对本品过敏者，慎用于糖肽类过敏者；② 用药后 5 天内，禁止静脉使用肝素；③本品为 FDA 妊娠安全性分类 C 级，除非获益大于风险才能在妊娠期妇女中使用；④轻度至中度肾功能不全或肝功能不全患者使用本品不需调整剂量，重度肾功能或肝功能不全者无资料
多黏菌素 B polymyxin B	多数肠杆菌科细菌及糖非发酵菌对本品敏感，所有革兰氏阳性菌均耐药	用于对本品呈现敏感的耐药多药肺炎克雷伯菌大肠埃希菌、铜绿假单胞菌和鲍曼不动杆菌等革兰氏阴性杆菌所致	成人及儿童：肾功能正常者 1.5~2.5mg/kg，分 2 次静脉滴注；肾功能减退者每日剂量低于 1.5mg/kg 近期指南建议负荷剂量 2.0~	①肾毒性及神经系统等不良反应明显，总发生率达 25%，用药期间监测肾功能；②静脉滴注速度宜慢；③本品口服不吸收，④ 1mg 相

药名	抗菌谱及抗菌作用	适应证	剂量/d	注意事项
		的尿路感染、脑膜炎、血流感染等系统感染	2.5mg/kg, 维持剂量每次1.25~1.5mg/kg, 每12小时一次静脉滴注, 肾功能减退者无须调整剂量	当于1万U
多黏菌素E(黏菌素)甲磺酸盐polymyxin E methate(colistin)	抗菌谱同多黏菌素B, 抗菌活性较多黏菌素B略低	用于对本品呈现敏感的耐多药革兰氏阴性菌所致急性和慢性感染, 包括由肺炎克雷伯菌、大肠埃希菌、铜绿假单胞菌和鲍曼不动杆菌等所致的系统感染	Coly-Mycin(美国): 肾功能正常成人及儿童黏菌素每日2.5~5mg/kg(按基质计), 分2~4次静脉滴注。肾功能减退者需调整剂量。严重感染者可予负荷量, 成人300mg(按基质计)	参见黏菌素B
达托霉素daptomycin	属环脂肽类抗生素。抗菌谱与万古霉素相仿, 其MIC值较低	①金葡菌等革兰氏阳性菌所致的复杂性皮肤和皮肤结构感染; ②金黄色葡萄球菌导致血流感染,	成人: 血流感染, 6mg/kg, 每日1次。皮肤软组织感染, 4mg/kg, 每日1次	①18岁以下患者不推荐应用本品。②在动物中观察到与本品对于骨骼肌的影响。用药过程中, 应

药名	抗菌谱及抗菌作用	适应证	剂量/d	注意事项
		包括伴发的右侧感染性心内膜炎		监测血CPK值。③本品可为肺泡细胞表面活性剂灭活,故对肺部感染无效
卷曲霉素 capreo-mycin	本品为多肽复合物,主要对分枝杆菌有效	适用于结核分枝杆菌所致的结核病,尤其是耐药结核病。经一线抗结核药(如链霉素、异烟肼、利福平和乙胺丁醇)治疗失败者,或由于毒性作用或细菌耐药性产生,而不适用上述药物者可使用本品	成人每日0.75~1g,或每周2~3次,每次0.75~1g	①下列情况应慎用:失水患者;听力减退、重症肌无力或帕金森病、肾功能不全者;老年人。②用药期间应注意检查:听力、前庭功能及肾功能测定、肝功能测定、血钾浓度测定

第十一节 其他抗菌药

其他抗菌药抗菌作用、适应证、剂量、注意事项见表2-16。

表 2-16　其他抗菌药抗菌作用、适应证、剂量、注意事项

药名	抗菌谱及抗菌作用	适应证	剂量/d	注意事项
磷霉素 fosfo-mycin	抗菌谱广，对多种革兰氏阳性和革兰氏阴性菌具抗菌作用。对MRSA及铜绿假单胞菌均具一定抗菌作用	注射剂可用于治疗敏感菌所致呼吸道感染、尿路感染、皮肤软组织感染，也可与β-内酰胺类、万古霉素等联合应用，治疗耐药菌所致的严重感染。口服制剂可用于膀胱炎和肠道感染	静脉滴注：磷霉素钠，成人8~16g，分2~4次。儿童200~300mg/kg，分2~4次。口服：磷霉素钙，成人2~4g，分3~4次。儿童50~100mg/kg，分3~4次。磷霉素氨丁三醇散，治疗单纯性下尿路感染，单剂3g顿服	①对本品过敏者禁用；②每克磷霉素钠盐中含钠0.32g，心功能不全、高血压及需要控制钠盐摄入的患者需注意；③磷霉素钠主要经肾排出，肾功能减退者、老年患者应根据肾功能减退程度减量应用；④治疗耐甲氧西林葡萄球菌重症感染时宜与万古霉素等联合应用
夫西地酸 fusidic acid	对葡萄球菌属（包括甲氧西林耐药株）有良好抗菌活性，对腐生葡萄球菌、链球菌属、肺炎链球菌、肠球菌属作用差	葡萄球菌属包括甲氧西林耐药株所致各种感染，如骨与关节感染、皮肤软组织感染、下呼吸道感染	口服：成人每日1.5g，分3次。儿童用混悬剂，0~1岁，每次0.3ml/kg，1~5岁，每次5ml，6~12岁，每次10ml，每日3次。静脉滴注：体重>50kg者，每日1.5g分3次；<50kg者，每日3次，每次7mg/kg	①对本品过敏者禁用。②本品宜作为耐药革兰氏阳性菌感染的替代选用药物。通常不作为严重感染的首选药物。③本品不可肌内注射，静脉给药可致血管痉挛、血栓性静脉炎发生，注射部位宜为大静脉

144

药名	抗菌谱及抗菌作用	适应证	剂量 /d	注意事项
利奈唑胺 linezolid	对葡萄球菌属（包括MRSA）、肠球菌属（包括VRE）、肺炎链球菌（包括青霉素耐药株）及链球菌属均具良好作用	耐万古霉素肠球菌感染，对本品敏感的耐药革兰氏阳性球菌所致医院获得性肺炎、社区获得性肺炎、皮肤软组织感染	单纯性皮肤软组织感染：成人400mg 口服，每日2次。医院获得性肺炎、社区获得性肺炎、复杂性皮肤软组织感染：成人600mg 口服或静脉滴注，每日2次。儿童每次10mg/kg，q8h 口服或静脉滴注	①对本品过敏者禁用；②下列情况慎用：有骨髓抑制病史者、未控制的高血压患者、苯丙酮尿症、嗜铬细胞瘤患者、未治疗的甲亢患者；③本品为妊娠期用药C类，孕妇患者确有指征应用时需充分权衡利弊后决定
泰迪唑胺 tedizolid	对葡萄球菌属（包括MRSA）、肠球菌属（包括VRE）、肺炎链球菌（包括青霉素耐药株）及链球菌属均具良好作用	敏感菌引起的急性细菌性皮肤与皮肤结构感染	每次200mg，每日1次静脉滴注或口服，总疗程6天	①本品属妊娠期用药C类，用药前应充分权衡利弊后决定是否用药；②乳妇应用本品时宜警惕；③18岁以下儿童的疗效与安全性尚未确立；④65岁以上老年人的临床资料尚不充分，但老年人与年轻人间的药代动力学数据总体相似

药名	抗菌谱及抗菌作用	适应证	剂量 /d	注意事项
非达霉素 fidax-omi-cin	包括艰难梭菌在内的梭菌属	成人（≥18岁）艰难梭菌相关性腹泻	成人：口服，每次200mg，每日2次，疗程10天	①口服吸收差，不宜用于全身性感染；②有大环内酯类过敏史的患者慎用本品

第十二节　喹诺酮类抗菌药

临床上常用者为氟喹诺酮类，近年来新的不含氟的喹诺酮类药物如加诺沙星、奈诺沙星等也已在临床应用。沿用品种有环丙沙星、氧氟沙星等，主要用于肠杆菌科细菌等革兰氏阴性菌感染。新研制的品种对肺炎链球菌、化脓性链球菌等革兰氏阳性球菌的抗菌作用增强，对衣原体属、支原体属、军团菌等细胞内病原的作用亦有增强，因此这些品种尚可用于社区获得性呼吸道感染。已用于临床者有左氧氟沙星、莫西沙星、吉米沙星、西他沙星、加诺沙星等。值得注意的是国内大肠埃希菌对氟喹诺酮类耐药者达 50%~60% 或以上，且各品种间均呈交叉耐药，因此临床应用时宜根据药敏试验结果选用。

喹诺酮类适应证主要为需氧革兰氏阴性杆菌所致泌尿生殖系感染、肺炎、慢性支气管炎急性细菌感染、腹腔感染、胆道感染、肠道感染、皮肤软组织感染、骨和关节感染等；并可作为首选药用于成人患者的伤寒沙门菌感染。左氧氟沙星、莫西沙星、吉米沙星、西他沙星、加诺沙星等亦可用于社区获得性肺炎、中耳炎、窦炎等。

注意事项：①喹诺酮类药禁用于对任何一种喹诺酮类药物有过敏史者。②该类药物避免用于 18 岁以下未成年人。本品系 FDA 妊娠期用药 C 类，避免用于孕妇患者，哺乳期患者用药时应停止授乳。③肾功能减退者、老年患者应根据其肾功能减退程度减量应用该类药中主要经肾排出者，以减少抽搐等严重不良反应的发生。④有癫痫等中枢神经系统疾患者避免用本类药物。⑤本类药物偶可引起心电图 QT 间期延长，极少数患者可出现尖端扭转型室性心动过速等严重心律失常，因此不宜与抗心律失常药 I_A 类、Ⅲ 类合用。⑥加替沙星等可致血糖降低或增高，治疗过程中应监测血糖，糖尿病患者慎用。

由于氟喹诺酮类的各类不良反应的发生，近期美国 FDA 针对喹诺酮类的不良反应要求本类药品说明书上发布黑框警告。氟喹诺酮类药物全身用药时可导致致残性和潜在的永久性严重不良反应，这些不良反应包括肌腱炎、肌腱断裂、中枢神经系统相关反应、重症肌无力患者病情恶化、外周神经系统病变、QT 间期延长、尖端扭转型室性心动过速及光毒性等。上述不良反应可发生在用药后几小时内至几周内，且几种不良反应可能会同时发生。急性细菌性窦炎、慢性支气管炎急性细菌感染、单纯性尿路感染患者使用氟喹诺酮类抗菌药治疗引发相关严重不良反应的风险通常大于其受益，因此针对上述疾病，氟喹诺酮类药品仅可用于无其他药物可供选择的患者。

喹诺酮类抗菌药抗菌作用、适应证、剂量、注意事项见

表 2-17。

表 2-17　喹诺酮类抗菌药抗菌作用、适应证、剂量、注意事项

药名	抗菌谱及抗菌作用	适应证	剂量 /d	注意事项
环丙沙星 cipro-floxa-cin	对除大肠埃希菌以外的肠杆菌科细菌、不动杆菌属、铜绿假单胞菌具良好抗菌作用,对葡萄球菌属、链球菌属亦具抗菌活性	敏感菌所致尿路感染、细菌性前列腺炎、细菌性肠道感染、伤寒等。需氧革兰氏阴性杆菌所致血流感染、下呼吸道感染、骨髓炎、关节炎及皮肤软组织感染等	成人口服:0.5~1.5g,分 2~3 次;静脉滴注:400~800mg,分 2 次	不宜用于 18 岁以下患者、孕妇和乳妇,有中枢神经系统疾患者避免应用;避免与茶碱类、咖啡因类、口服抗凝药和制酸剂同用;重度肾功能减退者需减量应用
氧氟沙星 ofloxa-cin	参见环丙沙星,对肠杆菌科细菌及铜绿假单胞菌作用略差于环丙沙星,对葡萄球菌等革兰氏阳性球菌作用与环丙沙星同	参见环丙沙星	成人口服:400~800mg,分 2 次;静脉滴注:400~800mg,分 2 次	同上;高龄患者及肾功能减退者需减量用药
诺氟沙星 nor-floxa-cin	参见环丙沙星,抗菌作用较环丙沙星差	参见环丙沙星,本品口服吸收不完全,宜用于下尿路感染及肠道感染等	成人口服:600~800mg 分 2~3 次	参见环丙沙星

148

药名	抗菌谱及抗菌作用	适应证	剂量/d	注意事项
左氧氟沙星 levo-floxa-cin	参见环丙沙星，对肺炎链球菌作用较环丙沙星和氧氟沙星增强	参见环丙沙星；也可用于肺炎链球菌所致下呼吸道感染	成人口服或静脉滴注：300~500mg，每日1次，或400mg，分2次	同氧氟沙星
加替沙星 gati-floxa-cin	参见环丙沙星，对肺炎链球菌、链球菌属的作用增强，对衣原体属、支原体属、军团菌及部分厌氧菌亦有抗菌作用	敏感菌所致鼻窦炎、慢性支气管炎急性加重、社区获得肺炎、尿路感染、单纯性皮肤软组织感染	成人400mg，每日1次口服或静脉滴注	
莫西沙星 moxi-floxa-cin	与加替沙星相仿，对肺炎链球菌作用增强	鼻窦炎、慢性支气管炎急性加重、社区获得肺炎、单纯性皮肤软组织感染	成人400mg，每日1次口服或静脉滴注	
吉米沙星 gemi-floxa-cin	与莫西沙星相仿	慢性支气管炎急性加重、社区获得肺炎	成人320mg，每日1次口服	同环丙沙星

药名	抗菌谱及抗菌作用	适应证	剂量/d	注意事项
洛美沙星 lome-floxa-cin	参见环丙沙星,其抗菌活性与氧氟沙星相仿	参见环丙沙星	成人口服:400~600mg,分1~2次	参见环丙沙星,光敏反应多见
氟罗沙星 flerox-acin	抗菌活性与氧氟沙星相仿	参见环丙沙星	成人口服:400~600mg,分2次	参见环丙沙星,光敏反应较多见
司帕沙星 spar-floxa-cin	参见环丙沙星,对革兰氏阳性球菌、厌氧菌和沙眼衣原体作用较环丙沙星强	参见环丙沙星,亦可用于社区获得呼吸道感染	成人口服:首日400mg,一次服,以后每日200mg	该药有显著光毒性,选用时需充分权衡利弊
帕珠沙星 pazu-floxa-cin	参见环丙沙星,对肺炎链球菌、葡萄球菌属作用较环丙沙星和氧氟沙星略强,较左氧氟沙星弱	慢性呼吸道疾病伴发感染,耳、鼻、咽喉部感染,肾盂肾炎、膀胱炎、烧伤感染,皮肤软组织感染、胆道感染、腹腔内感染等,后两者需与抗厌氧菌药合用	静脉滴注,一次300mg或500mg,一日2次	

药名	抗菌谱及抗菌作用	适应证	剂量/d	注意事项
加诺沙星 garen-oxacin	对革兰氏阳性菌、革兰氏阴性菌和非典型病原体均有良好活性。对 MSSA 和 MSSE 的抗菌活性高于莫西沙星、左氧氟沙星。对革兰氏阴性杆菌具有良好活性，但较环丙沙星略弱	咽炎/喉炎、扁桃体炎（包括扁桃体周炎和扁桃体周脓肿）、急性支气管炎、肺炎、慢性呼吸道疾病继发感染、中耳炎和鼻窦炎	口服：每次400mg，一日1次	
西他沙星 sita-floxa-cin	对革兰氏阳性菌、革兰氏阴性菌、厌氧菌和非典型病原体均有良好活性。对 MSSA 和 MSSE 具有良好抗菌活性，对部分甲氧西林耐药菌株也具有一定	咽喉炎、扁桃体炎（包括扁桃体周围炎和扁桃体周脓肿）、急性支气管炎、肺炎、慢性呼吸道疾病继发感染、中耳炎、鼻窦炎、膀胱炎、肾盂肾炎、盆腔炎、牙周炎、冠	成人口服，每次 50mg 或 100mg，一日 2次	

药名	抗菌谱及抗菌作用	适应证	剂量/d	注意事项
	抗菌活性,对革兰氏阴性菌具有良好活性,其作用与环丙沙星相仿或略强,强于莫西沙星	周炎、下颌骨骨髓炎		
奈诺沙星 ne-mon-oxacin	本品对需氧革兰氏阳性球菌具有强大抗菌作用,包括MSSA、MRSA、PSSP、PISP和PRSP,对粪肠球菌亦具良好抗菌作用,但对屎肠球菌的抗菌作用差。对需氧革兰氏阴性杆菌抗菌活性较环丙沙星、左氧氟沙星略低	成人(≥18岁)社区获得性肺炎	一次0.5g,一日1次	

第十三节　磺胺类抗菌药及甲氧苄啶

　　根据磺胺药的体内吸收程度和临床用途,本类药物可分为:①口服易吸收可全身应用者,如磺胺甲噁唑、磺胺嘧啶、磺胺多辛、复方磺胺甲噁唑(磺胺甲噁唑与甲氧苄啶,SMZ-TMP)等;②口服不易吸收者如柳氮磺吡啶(SASP);③局部应用者,如磺胺嘧啶银、醋酸磺胺米隆等。口服易吸收磺胺及其复方制剂 SMZ-TMP 可用于敏感菌所致尿路感染、慢性支气管炎急性发作、伤寒沙门菌感染、肠道感染、小儿中耳炎、流行性脑脊髓膜炎。但目前上述感染常见病原菌,如大肠埃希菌、肺炎链球菌等对该类药物耐药率高,影响了其临床应用。SMZ-TMP 尚可用于星形诺卡菌病、疟疾、弓形虫病、耶氏肺孢子菌病的治疗。磺胺嘧啶银和醋酸磺胺米隆主要用于Ⅱ、Ⅲ度烧伤继发创面细菌感染的治疗。

　　注意事项:①禁用于对任何一种磺胺类药物过敏以及对呋塞米、矾类、噻嗪类利尿药、磺脲类、碳酸酐酶抑制剂过敏的患者。②本类药物引起的皮疹等过敏反应多见,因此过敏体质及对其他药物有过敏史的患者应尽量避免使用本类药物。③本类药物可致中性粒细胞减少、血小板减少及再生障碍性贫血,用药期间应定期检查周围血象变化。④本类药物可致肝脏损害,可引起黄疸、肝功能减退,严重者可发生肝坏死,用药期间需定期测定肝功能。肝病患者应避免使用本类药物。⑤本类药物可致肾损害,用药期间应监测肾功能。肾功能减退、失水、休克及老年患者应用本类药物易加重或出现肾损害,应避免使用。⑥本类药物可引起胆红素脑病,因此禁用于新生儿及2月龄以下婴儿。⑦妊娠期、哺乳期患者应避免用本类药物。

磺胺类抗菌药抗菌作用、适应证、剂量、注意事项见表 2-18。

表 2-18　磺胺类抗菌药及甲氧苄啶抗菌作用、
适应证、剂量、注意事项

药名	抗菌作用	适应证	剂量	注意事项
磺胺甲噁唑 sulfa-meth-oxaz-ole, SMZ	对革兰氏阳性菌和革兰氏阴性菌具广谱抗菌作用,但目前常见病原菌,如肺炎链球菌、化脓性链球菌、流感嗜血杆菌、大肠埃希菌等对该药耐药率高。对其他病原如沙眼衣原体、诺卡菌、恶性疟原虫和鼠弓形虫具抗微生物活性	敏感菌所致急性单纯性尿路感染;与TMP联合用于急性中耳炎;星形诺卡菌病;治疗氯喹耐药恶性疟疾作为联合用药之一;与乙胺嘧啶联合用于弓形虫病	成人:首剂2g,以后每次1g,每日2次。儿童:2个月以上小儿首剂50mg/kg(每日最大剂量≤2g),以后每次50mg/kg,分2次服用	除流脑外,均与TMP联合应用。妊娠期、哺乳期、肝肾功能损害者避免应用

药名	抗菌作用	适应证	剂量	注意事项
磺胺嘧啶 sulfadiazine，SD	同磺胺甲噁唑	同 SMZ，但不用于尿路感染，因该药尿中溶解度低，出现结晶尿机会增多	成人：口服首剂 2g，以后每次 1g，每日 2 次。儿童：口服给药，2 个月以上小儿每日 50~60mg/kg（最大不超过 2g），以后每次 25~30mg/kg，每日 2 次。静脉给药：首剂 50mg/kg，（最大剂量不超过 2g），继以每日 100mg/kg，分 4 次静脉滴注	
磺胺多辛 sulfadoxine	对常见病原菌的抗菌作用微弱，但该药具有抗疟原虫作用	目前很少用于细菌性感染，主要与乙胺嘧啶等抗疟药联合用于耐氯喹虫株所致疟疾的治疗和预防	本品与乙胺嘧啶的复合制剂，用于：疟疾急性发作治疗：成人 2~3 片口服，小儿 1 个月以上~4 岁 1/2 片；4~8 岁 1 片；9~14 岁 2 片；> 14 岁同成人量。疟疾的预防：成人每 7 日 1 片或每 14 日 2 片，连服疗程不宜 > 3 个月。小儿 1 个月以上~4 岁，每 7 日 1/4 片或每 14 日服 1/2 片；4~8 岁每 7 日服 1/2 片或每 14 日服 1 片；9~14 岁每 7 日服 3/4 片；14 岁以上同成人量	每片含磺胺多辛 500mg，乙胺嘧啶 25mg

药名	抗菌作用	适应证	剂量	注意事项
复方磺胺甲噁唑 compound sulfa-metho-xazole, SMZ-TMP	抗菌谱同 SMZ,对大肠埃希菌、流感嗜血杆菌、金葡菌等常见病原菌的抗菌作用增强,但耐药菌株仍多见。对耶氏肺孢子菌(*P. jiroveci*)具有作用	敏感菌所致尿路感染、慢性支气管炎急性细菌性发作、伤寒沙门菌感染、旅游者腹泻、细菌性痢疾、小儿急性中耳炎、肺孢子菌病治疗及预防、诺卡菌感染	成人:治疗细菌性感染每次 TMP 160mg/SMZ 800mg,q12h 口服。耶氏肺孢子菌病治疗:每次 TMP 3.75~5mg/kg 及 SMZ 18.75~25mg/kg,q6h 口服。耶氏肺孢子菌病预防:初予 TMP 160mg/SMZ 800mg q12h 口服,继以相同剂量每日服 1 次,或每周服 3 次。儿童:2 个月以上体重 ≤ 40kg者,TMP 4~6mg/kg 及 SMZ 20~30mg/kg,q12h 口服,体重 ≥ 40kg者剂量同成人。治疗耶氏肺孢子菌病每次剂量参照成人用量按公斤体重计算,q6h 口服。成人:治疗细菌性感染 TMP 2~2.5mg/kg 及 SMZ 10~12.5mg/kg,q6h 静脉给药。治疗耶氏肺孢子菌病 TMP 3.75~5mg/kg 及 SMZ 18.75~25mg/kg,q6h 静脉给药。2 个月以上小儿治疗剂量参照成人用量按公斤体重计算	每片含磺胺甲噁唑 400mg,甲氧苄啶 80mg 注射剂每支 5ml 含磺胺甲噁唑 400mg,甲氧苄啶 80mg 2 个月以下小儿不宜应用本品

药名	抗菌作用	适应证	剂量	注意事项
柳氮磺吡啶 sulfas-ala-azine，SASP	本品在肠壁结缔组织中分解成5-氨基水杨酸和磺胺吡啶，前者与肠壁结缔组织络合后在肠壁组织中起到抗菌消炎和免疫抑制作用	用于治疗炎症性肠病，即 Crohn 病和溃疡性结肠炎，对溃疡性结肠炎尚有防止复发的作用	成人:初剂量每次1~1.5g，q6~8h。维持量每次0.5g，q6h。儿童:2岁以上小儿，初剂量每次10~15mg/kg，q6h，维持量每次7.5~10mg/kg，q6h	
磺胺嘧啶银 sulfadi-azine silver	同磺胺嘧啶	局部用于预防和治疗Ⅱ度、Ⅲ度烧伤继发的创面感染	可直接用粉末撒布于创面或制成霜剂、混悬剂、乳膏涂敷创面，也可制成油纱布敷用，1~2天换药1次。成人每日用量不超过30g	早产儿和小于2个月的患儿不能使用本品
醋酸磺胺米隆 mafe-nide acetate	抗菌谱、抗菌活性与 SMZ 相仿	适用于烧伤或大面积烧伤后的创面继发感染	5% 或 10% 的溶液湿敷，或 10% 霜剂涂敷	
甲氧苄啶 trime-thoprim，TMP	对大肠埃希菌、变形杆菌、志贺菌属有抗菌作用，与磺胺药合用有协同作用	敏感菌所致急性单纯性下尿路感染初发病例	成人:0.1g 每日 2 次或 0.2g 每日 1 次口服	本品与 SMZ、SD 联合有协同作用，单用易产生耐药性

第十四节 硝基呋喃类抗菌药

国内临床应用的硝基呋喃类药物包括供口服的呋喃妥因、呋喃唑酮和局部用呋喃西林。

适应证：呋喃妥因主要用于敏感大肠埃希菌、腐生葡萄球菌、肠球菌属等所致的急性单纯性膀胱炎；亦可用于预防尿路感染。呋喃唑酮主要用于治疗志贺菌属、沙门菌、霍乱弧菌引起的肠道感染。呋喃西林仅局部用于治疗创面、烧伤、皮肤等感染；也可用于膀胱冲洗。

注意事项：①禁用于对呋喃类药物过敏的患者。②呋喃妥因可致新生儿发生溶血性贫血，故新生儿不宜应用。③呋喃妥因妊娠期应用 FDA 分类属 B 类，宜慎用，妊娠后期避免用。哺乳期患者服用本类药物时应停止哺乳。④大剂量、长疗程应用及肾功能损害患者应用可能发生头痛、肌痛、眼球震颤、周围神经炎等不良反应。⑤呋喃妥因服用 6 个月以上的长程治疗者偶可发生弥漫性间质性肺炎或肺纤维化，应严密观察以便及早发现，及时停药。⑥服用呋喃唑酮期间，禁止饮酒及含乙醇饮料。

第十五节 硝基咪唑类抗菌药

硝基咪唑类常用药物为甲硝唑和替硝唑，对脆弱拟杆菌等厌氧菌、滴虫、阿米巴原虫和蓝氏贾第虫具有良好抗微生物活性，故可作为抗厌氧菌药用于需氧菌与厌氧菌的混合感染，如腹腔感染、盆腔感染、肺脓肿、脑脓肿等的治疗，常与抗需氧菌抗菌药物联合应用;该类药口服可用于艰难梭菌所致的假膜性肠炎、幽门螺杆菌所致的胃窦炎、牙周感染及加德纳菌阴道炎等;该类药作为抗寄生虫药可用于肠道及肠外阿米巴病、阴道毛滴虫病、贾第虫病、结肠小袋纤毛虫等寄生虫病的治疗;甲硝唑等与其他抗菌药物联合,可作为某些盆腔、肠道及腹腔等手术的预防用药。

注意事项有:①禁用于对硝基咪唑类药物过敏的患者;②甲硝唑属妊娠期用药 B 类,仅在有明确指征时慎用,哺乳期患者用药期间应停止哺乳;③本类药物可能引起粒细胞减少及周围神经炎等,有神经系统疾患及血液病患者慎用;④肝功能减退可使本类药物在肝脏代谢减慢而导致药物在体内蓄积,因此肝病患者应减量应用。

硝基呋喃类及硝基咪唑类抗菌药抗菌作用、适应证、剂量、注意事项见表 2-19。

表 2-19　硝基呋喃类及硝基咪唑类抗菌药抗菌作用、适应证、剂量、注意事项

药名	抗菌作用	适应证	剂量	注意事项
呋喃妥因 nitrofurantoin	多数大肠埃希菌对本品敏感,其他肠杆菌科细菌敏感性差异大,对部分葡萄球菌、链球菌、粪肠球菌具有抗菌作用	敏感大肠埃希菌、腐生葡萄球菌及粪肠球菌等所致单纯性下尿路感染的治疗;亦可用于反复发作尿路感染的预防	成人:一次 50~100mg,每日 4 次;预防尿路感染成人每日 50~100mg 睡前服。儿童:1 个月以上小儿每日 5~7mg/kg,分 4 次服	应用该药超过 6 个月时有发生弥漫性间质性肺炎或肺纤维化的可能;新生儿禁用

药名	抗菌作用	适应证	剂量	注意事项
呋喃唑酮 furazoli-done	对沙门菌属、志贺菌属、大肠埃希菌、霍乱弧菌、肠球菌属等具有抗菌作用。对贾第虫、滴虫、幽门螺杆菌亦有较强抑制作用	主要用于敏感细菌所致细菌性痢疾、肠炎、霍乱等肠道感染，也可用于贾第虫病、滴虫病的治疗，尚可与制酸剂联合用于幽门螺杆菌所致胃窦炎	成人:0.3~0.4g,分3~4次口服,一日最大量400mg。儿童:5~7mg/kg,均分3~4次口服,一日最大量10mg/kg(不超过成人量)。肠道感染疗程为5~7天,贾第虫病疗程为7~10天	
甲硝唑 metroni-dazole	对拟杆菌属、梭杆菌属及革兰氏阳性厌氧球菌、滴虫、阿米巴原虫、贾第鞭毛虫具有作用	各种敏感需氧菌与厌氧菌所致混合感染,包括腹腔感染、盆腔感染、肺脓肿、脑脓肿等,通常需与抗需氧菌抗菌药物联合应用。肠道及肠外阿米巴病、阴道毛滴虫病、贾第虫病、小袋虫病等。与其他抗菌药	成人常用剂量:①厌氧菌感染,静脉给药首剂15mg/kg,维持量为每次7.5mg/kg,每6~8小时1次,疗程7~10天或更长。口服剂量为每次7.5mg/kg,每6~8小时1次,疗程7~10天。②预防用药,手术前1小时静脉滴注15mg/kg,首剂后第6小时、第12小时静脉滴注7.5mg/kg。③阿米巴病,成人急性肠阿米巴病(急性阿米巴腹泻),口服每次750mg,每日3次,疗程5~10天;阿米巴肝脓	

药名	抗菌作用	适应证	剂量	注意事项
		物联合，用于某些盆腔、肠道及腹腔等手术的预防用药，口服用于艰难梭菌所致的假膜性肠炎、幽门螺杆菌所致的胃窦炎、牙周感染及加德纳菌阴道炎等	肿，每次 750mg，每日 3 次，疗程 5~10 天。小儿常规剂量：①厌氧菌感染，静脉给药首剂 15mg/kg，维持量为每次 7.5mg/kg，每 6~8 小时 1 次，疗程 7~10 天或更长。口服剂量每日 20~30mg/kg，分 3 次服用，疗程 10 天。②阿米巴病，每日 35~50mg/kg，分 3 次服用，疗程 10 天	
替硝唑 tinida-zole	与甲硝唑相仿。对拟杆菌属、梭杆菌属等厌氧菌作用略强于甲硝唑，对梭菌属作用则较差；对滴虫作用不如甲硝唑	同甲硝唑	成人常用剂量：①厌氧菌感染，口服每日 1g 单剂或 500mg，每日 2 次，疗程 5~6 日或更长；静脉给药每日 1 次，0.8g 缓慢滴注，疗程 5~6 日或按病情而定。②急性溃疡性齿龈炎，成人 2g 单剂顿服。③阴道毛滴虫病，成人 2g 单剂顿服；治疗阴道毛滴虫病时，需同时治疗性伴侣。④贾第虫病，成人 2g 单剂顿服。⑤肠阿米巴病，成人每日 2g 顿服，疗程 3 日；若 3 日疗法无效，疗程	

药名	抗菌作用	适应证	剂量	注意事项
			可延长至6日。阿米巴肝脓肿:治疗阿米巴肝脓肿时,必须同时引流脓腔。成人总剂量6~12g。每日2g顿服,疗程3日。若3日疗法无效,疗程延长至6日。⑥预防术后厌氧菌感染,口服术前12小时,2g单剂顿服;静脉制剂:总量1.6g,分1~2次静脉滴注,第1次于术前,第2次于术中或手术后给药。儿童:①阴道毛滴虫病,小儿50~75mg/kg顿服,但每日最大剂量不超过2g,部分病例必要时3~5日后可重复上述剂量1次。②贾第虫病,小儿50~75mg/kg顿服,但每日最大剂量不超过2g,部分病例必要时可重复上述剂量1次。③肠阿米巴病,小儿每日50mg/kg顿服,疗程3日,但每日最大剂量不超过2g。阿米巴肝脓肿:每日50mg/kg顿服,疗程3日,但每日最大剂量不超过2g。12岁以上儿童剂量同成人	

第十六节　抗真菌药

目前治疗深部真菌病高效而又低毒的药物较少,两性霉素 B 仍为有效药物之一,但其毒性大,限制了其临床应用;近年来研发的三种两性霉素 B 含脂类制剂在保留两性霉素 B 抗真菌作用的同时降低其肾毒性,但价格昂贵。氟胞嘧啶毒性相对较低,但其抗真菌谱窄,仅限于念珠菌属、隐球菌属等,常与两性霉素 B 联合治疗深部真菌病。吡咯类抗真菌药近年来进展较为迅速,除口服制剂外,尚有注射剂,如氟康唑、伊曲康唑、伏立康唑、泊沙康唑和艾沙康唑等均具广谱抗真菌作用,氟康唑主要作用于念珠菌和隐球菌,对球孢子菌、组织胞浆菌和皮炎芽生菌亦具抗菌活性;伊曲康唑抗真菌谱拓展至曲霉等;伏立康唑主要作用于曲霉,其抗真菌谱进一步拓展至镰孢菌属和赛多孢菌属;泊沙康唑的作用尚可覆盖毛霉、根霉、根毛霉、犁头霉等接合菌属。上述药物较沿用品种酮康唑等安全性提高。新的棘白菌素类抗真菌药卡泊芬净、米卡芬净、阿尼芬净,具广谱抗真菌活性,但对隐球菌作用差。浅部真菌病,即甲床、毛发、皮肤癣菌感染,大多可局部应用抗真菌药,如咪康唑、克霉唑等药物的外用制剂,少数患者亦可应用灰黄霉素、特比萘芬等口服治疗。

抗真菌药抗菌作用、适应证、剂量、注意事项见表 2-20。

表 2-20　抗真菌药抗菌药抗菌作用、适应证、剂量、注意事项

药名	抗菌作用	适应证	剂量	注意事项
两性霉素 B 去氧胆酸盐 amphotericin B deoxycholate	具广谱抗真菌作用,对念珠菌属、隐球菌属、组织胞浆菌、球孢子菌、皮炎芽生菌、孢子丝菌属及部分曲霉和毛霉等均具活性	隐球菌病、播散性念珠菌病、曲霉病、芽生菌病、球孢子菌病、组织胞浆菌病、毛霉病、孢子丝菌病、暗色真菌病等。尚可作为美洲利什曼原虫病的替代治疗药物	成人起始剂量为每次 1~5mg(即每次 0.02~0.1mg/kg)给药,以后根据患者耐受情况每日或隔日增加 5mg,增至每次 0.5~0.7mg/kg 为常用治疗量,最高单次量不超过 1mg/kg,每 1~2 日 1 次。剂量及疗程视病情及疾病种类而定。本品很少有指征局部用药,仅在确有指征时使用。鞘内给药次 0.05~0.1mg,以后逐渐增至每次 0.5mg,最大量不超过单次 1mg,每周给药 2~3 次。儿童静脉滴注及鞘内给药剂量以体重计算同成人剂量	静脉给药时有寒战、高热、头痛等,并可在治疗过程中出现肾毒性、低钾血症、贫血、心律失常、肝毒性等。应定期检查血、尿常规,肾、肝功能及电解质。该药静脉给药前予以解热镇痛剂及小剂量糖皮质激素。应用本品鞘内注射时亦需反复以脑脊液稀释后缓慢注入,并与小剂量糖皮质激素同用
两性霉素 B 脂质复合体	抗菌谱与抗菌活性	不能耐受两性霉素 B 常规制	成人及儿童剂量为每日 5mg/kg,每	静脉给药时全身不良反

药名	抗菌作用	适应证	剂量	注意事项
（ amphotericin B lipid complex，ABLC，Abelcet ）	同两性霉素B去氧胆酸盐	剂治疗或两性霉素B常规制剂治疗无效的侵袭性真菌病	日单剂静脉滴注；本品应按每小时2.5mg/kg的速度静脉滴注	应明显较两性霉素B常规制剂少，肾毒性较后者低。肝毒性偶可发生。需注意随访实验室检查。静脉给药时间超过2小时者，每2小时需振摇输液袋1次
两性霉素B脂质体（ liposomal amphotericin B，AMBL，Ambisome ）	抗菌谱同两性霉素B去氧胆酸盐，抗菌活性与其相似	中性粒细胞缺乏患者发热疑有真菌感染的经验治疗，HIV感染患者隐球菌脑膜炎的治疗，两性霉素B常规制剂治疗无效或肾功能不全或不能耐受两性霉素B常规制剂治疗的曲霉、念珠菌和/或隐球菌感染	成人及儿童用于中性粒细胞缺乏伴发热患者经验治疗剂量为每日3mg/kg，系统性曲霉、念珠菌和隐球菌感染治疗剂量为每日3~5mg/kg	静脉给药时全身反应较两性霉素B常规制剂为少见，肾毒性亦低于后者。某些病例中肝功能异常增多，需注意随访实验室检查

药名	抗菌作用	适应证	剂量	注意事项
两性霉素 B 胆固醇复合物（amphotericin B cholesteryl complex, Amphotec）	抗菌谱同两性霉素 B 去氧胆酸盐，抗菌活性大致相仿，对某些念珠菌属杀菌作用低于两性霉素 B 去氧胆酸盐	肾功能不全患者侵袭性曲霉病，不能耐受有效剂量的两性霉素 B 常规制剂，以及经后者治疗无效的侵袭性曲霉病患者	成人及儿童剂量为每日 3~4mg/kg。若无改善或病情持续进展，剂量可增加至每日 6mg/kg	肾毒性低于两性霉素 B 常规制剂，静脉给药时全身反应与后者相仿；可发生肝功能损害，需注意随访实验室检查
氟胞嘧啶 flucytosine	对新型隐球菌、白念珠菌和非白念珠菌具有良好抗菌作用，但非白念珠菌对该药的敏感性不及白念珠菌	敏感念珠菌属、隐球菌属所致血流感染、心内膜炎、尿路感染、脑膜炎（见注意事项）	口服及静脉滴注每日 100~150mg/kg，口服者分 4 次；静脉滴注分 2~4 次给药。本品不推荐用于小儿	本品单用易产生耐药性，与两性霉素 B 有协同作用，两者常联合用于真菌性脑膜炎等深部真菌病。肾功能减退者需减量应用，用药期间定期检查周围血象及肝、肾功能

药名	抗菌作用	适应证	剂量	注意事项
酮康唑 ketoconazole	对皮炎芽生菌、念珠菌属、粗球孢子菌、荚膜组织浆胞菌、巴西副球孢子菌、瓶霉、着色真菌属、孢子丝菌属等均具抗菌作用，对毛发癣菌等亦具抗菌活性	敏感真菌所致手癣、足癣、体癣、股癣及花斑癣及皮肤念珠菌病	局部外用，取本品适量涂于患处。每日 2~3 次。为减少复发，体癣、股癣、花斑癣及皮肤念珠菌病，应连续使用 2~4 周，手足癣应连续使用 4~6 周	由于本药有显著肝毒性，现国内已禁止使用口服制剂
氟康唑 fluconazole	白色念珠菌等念珠菌属（克柔念珠菌常对本品耐药）、隐球菌属、球孢子菌	口咽部和食管念珠菌感染、播散性念珠菌病、念珠菌阴道炎、脑膜以外的隐球菌病，隐球菌脑膜炎患者经两性霉素B联合氟胞嘧啶治疗病情好转后	成人 100~200mg，qd，重症患者可增至400~800mg，qd。口服或静脉滴注。阴道念珠菌病150mg单剂口服。儿童每日 6mg/kg 口服或静脉给药，严重感染可增至每日 12mg/kg	本品可致肝损害，疗程中应随访肝功能。肾功能减退者需减量应用。隐球菌脑膜炎初治宜以两性霉素B联合氟胞嘧啶为首选，

药名	抗菌作用	适应证	剂量	注意事项
		可选用本药作为维持治疗药物,球孢子菌病、芽生菌病、组织胞浆菌病		病情稳定后可改用本品维持治疗
伊曲康唑 itraconazole	对芽生菌、组织胞浆菌、烟曲霉、黄曲霉、白念珠菌和新型隐球菌均具抗菌活性。对孢子丝菌、毛癣菌、克柔念珠菌和其他念珠菌的抗菌作用敏感与耐药的变异较大	注射剂适用于治疗芽生菌病、组织胞浆菌病,以及不能耐受两性霉素B或经两性霉素B治疗无效的曲霉病。亦可用于中性粒细胞缺乏伴发热疑有真菌感染患者的经验治疗。口服液适用于中性粒细胞缺乏伴发热怀疑真菌感染患者的经验治疗和口咽部、食管念珠菌感染以及与注射剂的序贯应用。胶囊剂适用于	静脉滴注:成人第1、2日,每日2次,每次200mg;从第3日起,每日1次,每次200mg(静脉注射剂应用 > 14日的安全性和有效性不清楚)。口服液:成人每日100~200mg。胶囊:每日200~400mg,剂量超过200mg宜分2次给药。本品在小儿中应用的安全性和有效性尚未建立	伊曲康唑注射及口服后,尿液及脑脊液中均无原型药,故本药不宜用于尿路感染和中枢神经系统感染。该药不可用于充血性心力衰竭患者,因可减弱心肌收缩力。该药禁止与经CYP3A4酶系统代谢药物同用,因有导致严重心律失常可能。该药注射剂

药名	抗菌作用	适应证	剂量	注意事项
		治疗芽生菌病、组织胞浆菌病以及不能耐受两性霉素B或两性霉素B治疗无效的曲霉病,亦可用于皮肤癣菌所致的足趾和/或手指甲癣		不可用于肾功能减退、内生肌酐清除率<30ml/min的患者。肝硬化患者该药半衰期延长,需调整剂量
伏立康唑 vorico-nazole	对曲霉、赛多孢菌属和镰孢霉、白念珠菌及非白念珠菌、新型隐球菌、皮炎芽生菌、粗球孢子菌、荚膜组织胞浆菌均具抗菌活性	侵袭性曲霉病、食管念珠菌病、不能耐受其他药物或其他药物无效的赛多孢菌和镰孢霉感染、非中性粒细胞缺乏患者念珠菌血症、念珠菌所致播散性皮肤感染,腹腔、肾脏、膀胱及伤口感染	静脉给药:首日负荷剂量6mg/kg q12h,继以维持剂量念珠菌感染3mg/kg q12h,曲霉、赛多孢菌属、镰孢霉等4mg/kg q12h。口服:体重≥40kg者负荷剂量400mg q12h,维持剂量200mg q12h;体重低于40kg者剂量减半。暂不推荐本品在12岁以下小儿中应用	最常见的不良反应为可逆性视觉异常、发热、皮疹、恶心、呕吐、腹泻、头痛、周围性水肿和腹痛。上述不良反应通常为轻度到中度。禁止该药与经CYP3A4酶系统代谢药物同用,因有导致严重心律失常

药名	抗菌作用	适应证	剂量	注意事项
				可能。本品注射剂不可用于肾功能减退、内生肌酐清除率<50ml/min的患者。轻、中度肝硬化者维持量减半
泊沙康唑 posaconazole	本品对念珠菌属的作用略逊于伏立康唑，但优于氟康唑和伊曲康唑。对曲霉属的抗菌活性与伏立康唑大致相仿。本品为唯一对接合菌有良好抗菌活性的吡	适用于13岁及13岁以上严重免疫功能不全患者，如造血干细胞移植受者发生移植物抗宿主反应，或血液系统恶性肿瘤化疗后长期中性粒细胞缺乏者预防侵袭性曲霉病。口咽部念珠菌病，包括伊曲康唑或氟康唑治疗无效者的治疗	预防侵袭性曲霉和念珠菌感染：注射剂首日负荷剂量300mg bid，维持剂量300mg qd，均需经中央静脉滴注给药。缓释剂首日负荷剂量300mg bid，维持剂量300mg qd。口服混悬液200mg（5ml）tid。治疗口咽部念珠菌病口服混悬液负荷剂量100mg bid，继以100mg qd，疗程13日。	禁止与麦角生物碱类药物、CYP3A4底物如特非那定、阿司咪唑、西沙必利、匹莫齐特、卤泛群或奎尼丁合用。避免与西咪替丁、利福布汀、苯妥英合用

药名	抗菌作用	适应证	剂量	注意事项
	咯类抗真菌药,然而其作用不如两性霉素 B。对镰孢霉属、双相真菌、隐球菌属均具良好抗菌活性		治疗伊曲康唑或氟康唑无效的口咽部念珠菌病口服混悬液 400mg（10ml）bid。口服混悬液均需与食物同服,不能进食的患者应改用其他抗真菌药	
艾沙康唑 isavuconazole	具有广谱抗真菌作用,其对大多数临床致病真菌,包括曲霉属、念珠菌属接合菌属、隐球菌属具有良好的抗菌作用	18 岁及以上成人侵袭性曲霉病和侵袭性毛霉病	负荷剂量:200mg,q8h,共 6 剂,口服或静脉给药。维持剂量:200mg,qd,口服或静脉给药	
卡泊芬净 caspofungin	对烟曲霉、黄曲霉、土曲霉和黑曲霉具良好	适用于念珠菌血流感染和下列念珠菌感染:腹腔脓肿、腹膜炎和胸腔	成人剂量首日负荷剂量 70mg,继以每日 50mg,缓慢静脉滴注 1 小时。	肾功能损害及轻度肝功能损害患者不需调整剂量。中度肝

药名	抗菌作用	适应证	剂量	注意事项
	抗菌活性,对白念珠菌、光滑念珠菌、吉列蒙念珠菌、克柔念珠菌、近平滑念珠菌和热带念珠菌均具高度抗真菌活性,明显优于氟康唑及氟胞嘧啶,与两性霉素B相仿	感染;食管念珠菌病;难治性或不能耐受其他治疗药物[如两性霉素B、两性霉素B含脂复合制剂和/或伊曲康唑]的侵袭性曲霉病作为备选用药;中性粒细胞缺乏伴发热患者疑为真菌感染的经验治疗	本品在小儿中应用的安全性和有效性尚未建立	功能损害患者首日负荷剂量为70mg,继以每日35mg
米卡芬净micafungin	同上	适用于治疗念珠菌属血流感染、急性播散性念珠菌病、念珠菌腹膜炎和腹腔脓肿、食管念珠菌病;造血干细胞移植受者移植前预防念珠菌病	念珠菌血流感染、急性播散性念珠菌病、念珠菌腹膜炎和脓肿,每日100mg;食管念珠菌病,每日150mg;造血干细胞移植受者移植前预防念珠菌病,每日50mg;均为每日1次,静脉滴注	患者使用本品的疗程中应监测肝、肾功能

药名	抗菌作用	适应证	剂量	注意事项
阿尼芬净 anidula-fungin	同上	适用于念珠菌血症和其他念珠菌感染(腹腔内脓肿和腹膜炎);食管念珠菌病	念珠菌血症和其他念珠菌感染(腹腔脓肿和腹膜炎)负荷剂量200mg,继以100mg,每日1次,静脉滴注。食管念珠菌病,负荷剂量100mg,继以50mg,每日1次,静脉滴注	老年患者,轻、中、重度肝功能不全患者及肾功能不全患者,包括血液透析患者,应用本品不需调整给药剂量
特比萘芬 terbinafine	对须发癣菌、深红色发癣菌、白念珠菌、絮状表皮癣菌、短尾帚霉具抗菌活性	皮肤癣菌所致的手指及足趾甲癣	成人250mg,qd口服。外用:1%霜膏外搽,bid	肝硬化及肾功能不全(肌酐清除率 < 50ml/min,血肌酐 > 300μmol/L)者,不推荐应用本品。如必须应用,则剂量应减少50%

第十七节 抗分枝杆菌药

抗结核分枝杆菌药中部品种对非结核分枝杆菌亦有作用,目前尚无专用于非结核分枝杆菌病的治疗药物。见表2-21。

抗麻风分枝杆菌药物抗菌作用、适应证、剂量、注意事项见表 2-22。

表 2-21　抗结核分枝杆菌及非结核分枝杆菌药抗菌作用、适应证、剂量、注意事项

药名	抗菌谱及抗菌作用	适应证	剂量/d	注意事项
异烟肼 isoniazid	①对结核分枝杆菌具有高度特异性,对繁殖期和静止期细菌均有强大杀灭作用,对细胞内外结核分枝杆菌都能杀灭,是全效杀菌药;②堪萨斯分枝杆菌、瘰疬分枝杆菌等非结核分枝杆菌	①结核病预防:与新诊断传染性肺结核患者有密切接触的结核菌素阳性幼儿等;②各型结核;③初、复治抗结核化学治疗方案的主选药物;④某些敏感非结核分枝杆菌引起的肺内外疾病	成人:每日300~400mg 或 5~10mg/kg,一次顿服。间歇疗法体重≥50kg 者600mg/d,<50kg 者500mg/d,每2日或3日一次顿服或分次服用。儿童:每日10~15mg/kg,一次顿服,每日最大剂量不超过300mg。静脉滴注用药量参照口服用药	①避免用于有精神病或癫痫病史者。②对乙硫异烟胺、吡嗪酰胺、烟酸过敏者也可能对本品过敏。③肝肾功能损害者慎用。活动性肝病时避免用。④重度手脚发麻或出现视神经炎症状者应立即停药。⑤重症结核病剂量需适当加大。一日量不超过500mg。⑥常规用量不需并用维生素 B_6。
利福平 rifampicin	①对胞内外繁殖期和偶尔繁殖的结核分枝	①结核病的预防:不可单用,常与异烟	成人:0.45~0.6g,空腹顿服。	妊娠3个月以内的孕妇、严重肝功能不全、胆

174

药名	抗菌谱及抗菌作用	适应证	剂量/d	注意事项
	杆菌均具杀菌作用,是全效杀菌药;②如鸟分枝杆菌复合群、堪萨斯分枝杆菌等非结核分枝杆菌;③麻风分枝杆菌;④某些革兰氏阳性和革兰氏阴性细菌	肼联合;②各型结核病;③初、复治抗结核化学治疗方案的主选药物;④鸟分枝杆菌复合群、堪萨斯分枝杆菌等引起的肺内外疾病;⑤麻风病	儿童:1个月以上10~20mg/kg,空腹顿服。老年:10mg/kg空腹顿服	道阻塞者禁用。肝病患者、有黄疸和酒精中毒史者慎用
利福喷汀 rifapentin	①抗菌谱同利福平;②抗结核活性比利福平强2~10倍,是全效杀菌药;③具有长效杀菌作用;④抗非结核分枝杆菌的作用较利福平强	①不能耐受利福平者;②耐药结核病化学治疗方案的备选药物;③余同利福平	成人:一次450~600mg,一周1~2次,顿服	①与利福平有交叉耐药性;②余同利福平
利福布汀 rifabutin	对结核分枝杆菌及麻风分枝杆菌的作用优于利福平,与利福平存在不完全交叉耐药性。对鸟分枝杆菌	可用于AIDS患者鸟分枝杆菌复合群感染的预防,与其他抗结核药物三联或四联合用	成人:抗结核治疗,每日150~300mg,一次口服。儿童:1岁以下婴儿每日平均剂量为18.5mg/	①HIV感染和/或AIDS患者合并活动性结核病时,患者在没有其他抗结核药物联合治疗的情况下,易

药名	抗菌谱及抗菌作用	适应证	剂量/d	注意事项
	复合群具有良好抗菌活性,其作用优于利福平等其他利福霉素类	可用于此类患者鸟分枝杆菌感染的治疗,也可用于免疫缺陷患者的非结核分枝杆菌如堪萨斯分枝杆菌等感染。也可用于肺结核的治疗	kg,2~10岁8.6mg/kg,14~16岁4mg/kg。预防晚期AIDS患者的鸟分枝杆菌复合群感染播散,300mg每日1次口服。治疗晚期AIDS患者的鸟分枝杆菌复合群感染播散,600mg每日1次口服;如与克拉霉素联合,可减至300mg/d	导致结核分枝杆菌对利福布汀和利福平产生耐药;②因在动物实验中本品对胎儿骨骼生长有影响,故妊娠妇女只有在利大于弊时方可使用;③老年人、合并严重肾功能损害者用药时,注意调整剂量;④利福布汀和利福平存在高度交叉耐药,利福布汀对耐利福平菌株的敏感度不足20%;⑤基于抗结核和抗病毒药物间的相互影响,在耐药结核病合并艾滋病的情况下,宜选用利福布汀;⑥对利福霉素类药物过敏者禁忌使用

药名	抗菌谱及抗菌作用	适应证	剂量/d	注意事项
乙胺丁醇 etham-butol	①对繁殖期结核分枝杆菌有作用;②与其他抗结核药物无交叉耐药现象;③鸟分枝杆菌复合群、堪萨斯分枝杆菌等非结核分枝杆菌	①各型结核病,尤其适用于不能耐受链霉素注射的患者;②初、复治抗结核化学治疗方案的主选药物;③鸟分枝杆菌复合群、堪萨斯分枝杆菌等非结核分枝杆菌引起的肺内外疾病	成人:15~25mg/kg,或≥55kg者1.0g,<55kg者0.75g,一次顿服,最高一日1.25g;间歇治疗时每次口服25mg/kg,或1.0g顿服,最高 口1.25g,每周2~3次	①本品可引发球后视神经炎,一旦出现视力障碍或视力下降,应立即停药观察;②本品缺乏在13岁以下小儿中应用的临床资料,婴幼儿中应用不易监测视力变化,故本品不推荐用于13岁以下小儿;③有眼底病变者禁用,肾功能损害、慢性酒精中毒、高尿酸血症、痛风、孕妇、老年人以及糖尿病患者慎用
吡嗪酰胺 pyrazin-amide	①对结核分枝杆菌中的顽固菌和处于酸性环境下的细菌有较好的杀灭作用;②与其他抗结核药物无	①各型结核病;②初、复治抗结核化学治疗方案的主选药物	成人:一日15~30mg/kg或一日1.5g,顿服或分2~3次服用。间歇疗法可增至2g/d,每2日至3日,	①慢性肝病、高尿酸血症、糖尿病、肾功能不全、卟啉症者慎用;②本品可使血尿酸浓度升高,引起痛风发

药名	抗菌谱及抗菌作用	适应证	剂量/d	注意事项
	交叉耐药性,与利福平和异烟肼合用有明显协同作用;③对异烟肼、链霉素耐药的结核分枝杆菌也有抗菌效能		一次顿服或分2~3次服用。儿童:每日20~30mg/kg,分2~3次服用	作,治程中应进行血尿酸测定,必要时尚需调整痛风治疗药物剂量;③本品毒性较大,小儿不宜应用,必须应用时,应充分权衡利弊后决定;④本品属FDA妊娠用药C类,孕妇患者宜避免应用
异福酰胺片 isoni-azid-rifam-picin-pyr-azin-amide	异烟肼、利福平和吡嗪酰胺的固定剂量复合制剂(FDC)。抗菌谱见相关分散剂	主要用于初、复治抗结核化学治疗的强化期	成人:体重>60kg:一日5片,顿服;体重40~59kg:一日4片;体重30~39kg:一日3片,均顿服	①每片含异烟肼80mg,利福平120mg,吡嗪酰胺250mg;②注意事项分别参见异烟肼、利福平和吡嗪酰胺;③本品不推荐用于15岁以下儿童
异福片 isoni-azid-rifam-picin	异烟肼和利福平的FDC。抗菌谱见相关分散剂。	主要用于初治抗结核化学治疗的继续期	成人:体重>60kg:每日A片2片,顿服;体重≤60kg:每日B片3	①A片含异烟肼150mg,利福平300mg;②B片含异烟肼100mg,利福平

药名	抗菌谱及抗菌作用	适应证	剂量/d	注意事项
			片,顿服	150mg;③本品不推荐用于15岁以下儿童
链霉素 strep-tomy-cin	①对细胞外结核分枝杆菌具有杀菌作用;②堪萨斯分枝杆菌、瘰疬分枝杆菌等非结核分枝杆菌;③对布鲁氏菌、鼠疫耶尔森菌、土拉杆菌、肉芽肿荚膜杆菌有良好的抗菌作用	①各型结核病;②初、复治抗结核化学治疗方案的主选药物;③某些敏感非结核分枝杆菌引起的肺内外疾病	成人:0.75g,每日1次,或1g,分2次肌内注射。老年人:0.5~0.75g,每日1次,肌内注射	①本品属FDA妊娠期用药C类,孕妇宜避免应用,确有指征时充分权衡利弊后决定;②老年人、儿童和肾功能不全者慎用;③注意观察本品对第八对脑神经和肾脏的毒性反应
卷曲霉素 cap-reomy-cin	①对结核分枝杆菌有抑制作用,机制尚不明;②链霉素耐药者用卷曲霉素有效	①各型结核病;②耐药结核病化学治疗方案的主选药物	肌内注射:成人每日0.75g	①本品可发生血尿或肾功能下降、低钾血症以及听力减低等;②可通过胎盘组织,属妊娠期用药C类,孕妇必须充分权衡利弊后决定是否应用;③下列情况应慎用或调整剂量或不用:失水、听

药名	抗菌谱及抗菌作用	适应证	剂量/d	注意事项
				力减退,重症肌无力或帕金森病、肾功能不全者、老年患者
丙硫异烟胺 pro-thion-amide	①对结核分枝杆菌和某些非结核分枝杆菌有较强的抑菌作用;②能抑制异烟肼在肝内乙酰化,增加异烟肼的抗结核作用	①各型结核病;②耐药结核病化学治疗方案的主选药物	成人:10~15mg/kg,或0.75~1.0g,分2~3次或顿服。儿童:10~20mg/kg,分2~3次服或顿服	①异烟肼、吡嗪酰胺、乙硫异烟胺、烟酸或其他与本品化学结构相近的药物过敏者,对本品亦可能过敏,故本品禁用于有以上药物过敏史者;②孕妇和12岁以下儿童禁用;③营养不良、糖尿病、酗酒者、严重肝功能减退者、卟啉症患者慎用;④本品可引起烟酰胺的代谢紊乱,可酌情补充B族维生素
环丝氨酸 cy-closer-ine	①干扰细菌细胞壁合成的早期阶段,通过竞争性抑制L-丙氨酸消旋酶和	①各型结核病;②耐药结核病化学治疗方案的主选药物;③某	成人最初2周每12小时口服本品250mg;然后根据必要性及耐受性小	①本品过敏或严重焦虑、精神抑郁或精神病、有癫痫发作史、肾功能减退(肌

药名	抗菌谱及抗菌作用	适应证	剂量/d	注意事项
	D-丙氨酸合成酶抑制细菌细胞壁的合成；②可用于治疗结核病或非结核分枝杆菌如鸟分枝杆菌复合群引起的感染	些敏感非结核分枝杆菌引起的肺内外疾病	心加量，最大加至每6~8小时口服250mg，并监测血药浓度。最大剂量为每日1g	酐清除率<50ml/min）、酗酒者禁用；②孕妇和哺乳妇女用药时，应充分权衡利弊；③同时服用异烟肼或丙硫异烟胺，可增高中枢神经系统不良反应的发生率；④本品为维生素B_6的拮抗剂，可引起贫血或周围神经炎
对氨基水杨酸 para-amino-salicy-lic acid	①作用于细胞外结核分枝杆菌；②与异烟肼、链霉素合用可加强后两者的抗结核作用；③与异烟肼联用时，可使异烟肼血药浓度增高	①各型结核病；②复治或耐药结核病化学治疗方案的备选药物	成人：每日150~200mg/kg，即8~12g，最高20g，分3~4次服用。儿童：每日150~250mg/kg，最高12g，分3~4次口服。静脉滴注：剂量同口服量，每日1次	①静脉滴注液必须新鲜配制，滴注时应避光；②静脉滴注液必须在24小时内用完，以免分解成间位氨基酸引起溶血；③肝、肾功能减退者慎用；④与利福平合用时，两者给药宜间隔8~12小时

药名	抗菌谱及抗菌作用	适应证	剂量/d	注意事项
对氨基水杨酸异烟肼 isoniazid aminosalicylate	异烟肼与对氨基水杨酸的化学合成物。对氨基水杨酸有效地延缓和阻滞了异烟肼在体内的乙酰化过程，不仅增强了药物的杀菌作用，同时也延迟了细菌耐药性的产生	各型结核病，而且可用于耐异烟肼的结核病患者	成人：每日按体重10~20mg/kg。儿童：每日按体重20~40mg/kg	①孕妇、肝肾功能不良者和有精神病史、癫痫病史及脑外伤史者慎用；②如疗程中出现视神经炎症状，需立即进行眼部检查，并定期复查；③抗酸药，尤其是氢氧化铝，可抑制本药的吸收，不宜同服；④本药可加强香豆素类抗凝药、某些抗癫痫药、降压药、抗胆碱药、三环抗抑郁药的作用，合用时需注意
贝达喹啉 bedaquiline	一种二芳基喹啉类抗分枝杆菌药。可抑制分枝杆菌ATP（5'-腺苷三磷酸）合成酶，该酶是结核分枝杆菌能量生成所	目前仅限于治疗耐多药肺结核	成人：前2周400mg/d，1次/d；后22周每次200mg，每周3次，两次用药之间至少间隔48小时，每周总剂量600mg；	①QT间期>500ms、室性心律失常患者禁用；②基线时应检测血清钾、钙和镁，并在异常时进行纠正；③下列情况可

药名	抗菌谱及抗菌作用	适应证	剂量/d	注意事项
	必需的。通过抑制该合成酶质子泵的活性影响结核分枝杆菌的ATP合成，发挥抗菌及杀菌作用		餐时服用；总疗程24周（由于在临床试验中缺乏继续服用＞24周的经验，因此更长时间的用药应权衡风险与获益，慎重判断）。儿童：剂量暂未确定	增加QT间期延长的风险：尖端扭转型室性心动过速病史、先天性长QT综合征病史、甲状腺功能减退和缓慢性心律失常病史、失代偿性心力衰竭病史、血清钙、镁或钾水平低于正常值下限；④与下列药共用时，有延长QT间期风险：氯法齐明、氟喹诺酮类药、德拉马尼、噁唑类抗真菌药等
德拉马尼delamanid	一种硝基咪唑噁唑类衍生物，其作用的药理机制涉及抑制分枝杆菌细胞壁合成分甲氧基分枝菌酸和酮基分枝菌酸的合成	目前仅限于治疗耐多药肺结核	①成人：推荐剂量为每次100mg，2次/d，连续服药24周（由于在临床试验中缺乏继续服用＞24周的经验，因此更长时间的	①心电图检查：治疗前、治疗后每月检查1次。QT间期＞500ms，不应给药或停止治疗。QT间期持续超过450ms，应该接受频率更高

药名	抗菌谱及抗菌作用	适应证	剂量 /d	注意事项
		用药应权衡风险与获益，慎重判断）。②儿童、18 岁以下青少年和老年患者(＞65 岁)：安全性和有效性尚不明确。无可用参考数据		的心电图监测。②注意血清电解质的变化。③有心脏危险因素者经权衡潜在获益大于潜在风险时方可使用。详见本品说明书

表 2-22　抗麻风分枝杆菌药物抗菌作用、适应证、剂量、注意事项

药名	抗菌作用	适应证	剂量	注意事项
氨苯砜 dapsone	抑菌药，通过竞争抑制细菌二氢叶酸合成酶，从而使细菌缺乏二氢叶酸，影响细菌蛋白质的合成。刺激单核 - 吞噬细胞系统，增加巨噬细胞的吞噬活性；刺激巨噬细胞的溶酶体形成，促进细胞内细菌的消化；破坏麻风分枝杆菌与宿主细胞的	与其他抗麻风药合用治疗各型麻风病	成人每日100mg，一次口服。对于小于 5 岁儿童，隔日口服25mg，5~9 岁儿童每日口服25mg，10 岁～14 岁儿童每日口服 50mg	对磺胺和氨苯砜过敏者；有严重肝肾功能障碍者；全身情况极度衰弱者；有严重贫血，血红蛋白低于 80g/L；有精神病者禁用。少数患者服用后导致贫血，常见于用药早期，另可引起剥脱性皮

药名	抗菌作用	适应证	剂量	注意事项
	共存关系,造成麻风分枝杆菌的游离,易被细胞外的抑菌物质抑制			炎,常在用药后4~5周后发生,立即停药可完全恢复。本药还可引起粒细胞减少、肝炎、精神障碍
利福平rifampicin	抑制细菌DNA依赖的RNA聚合酶,从而干扰细菌的RNA合成,阻断菌体蛋白的合成。对麻风分枝杆菌具有极强的杀菌作用,其活性比任何单一抗麻风分枝杆菌的药物的作用强	与其他抗麻风药合用治疗麻风病	成人剂量每月1次口服600mg,于早餐前顿服,小于5岁儿童每月1次口服150mg,5~9岁每月1次口服300mg,10~14岁每月1次口服450mg	药物过敏,HIV患者接受抗逆转录酶治疗时不用。可发生皮疹、药物性肝炎、血小板减少、流感样综合征、溶血性贫血,严重者可导致肾衰竭。在用药前,要检查肝酶、胆红素、血清肌酐、血象和血小板基线计数,每月监测异常情况
氯法齐明clofazimine	抑制DNA依赖的RNA聚合酶,阻止RNA的合成,从而抑制菌体蛋	与其他抗麻风药合用治疗麻风病	成人剂量为每月1次300mg监服,另外每天50mg自服。	有肝肾损伤者不用,患者有反复发生腹痛腹泻者不用。

药名	抗菌作用	适应证	剂量	注意事项
	白合成。药物结合细菌 DNA 的鸟嘌呤，使 DNA 链的模板功能受到抑制而发挥其抑菌作用。或通过对巨噬细胞溶酶体的作用，或刺激多形核白细胞和有氧代谢的巨噬细胞膜有关		治疗儿童麻风患者时，小于 5 岁儿童每月 1 次口服 50mg 加上隔日口服 50mg，5~9 岁儿童每月 1 次口服 100mg 加上隔日口服 50mg，10~14 岁儿童每月 1 次口服 200mg 加上隔日 50mg	口服药物后皮肤颜色初为淡红色，以后呈褐色至棕黑色，以暴露部位明显。70% 的患者皮肤会出现干燥、鳞屑和鱼鳞病样改变，以冬天明显。部分患者可出现胃肠道反应、视力模糊
氧氟沙星 ofloxa-cin	抑制细菌 DNA 促旋酶，从而影响细菌 DNA 的正常形态与功能，使菌体肿胀、破裂，细胞内容物外漏而导致细菌死亡	与其他抗麻风药合用治疗麻风病	成人剂量 400mg，每日 1 次口服。该药一般作为替代药物，与其他抗麻风药物一起应用，疗程 1~2 年	对喹诺酮类药过敏者禁用。少数有光敏反应、消化道不适、中枢神经系统兴奋性增高。老人、肝和肾功能不良者发生率较高。由于动物实验发现损害软骨发育，孕妇、乳妇及未成年人慎用。药物与 QT 间

药名	抗菌作用	适应证	剂量	注意事项
				期延长有关。长期服用本药可发生二重感染
米诺环素 minocycline	与细菌核糖体30S亚单位在A位上特异性结合，阻止氨基酰tRNA在该位置上的连接，从而抑制肽链的延长和影响细菌的蛋白合成。此外可使细菌细胞膜通透性发生改变，使胞内核苷酸和其他重要成分外漏而抑制DNA复制	与其他抗麻风药合用治疗麻风病	成人每天100mg。该药一般作为替代药物，与其他抗麻风药一起应用，疗程1~2年	肾功能严重损伤、皮肤光敏反应、前庭功能紊乱者和婴幼儿不用。长期服用出现暴露部位皮肤色素沉着，可出现消化道症状、前庭功能紊乱、牙齿着色。近年有发生药物自身免疫性肝炎和红斑狼疮样综合征等不良反应
克拉霉素 clarithromycin	通过连接50S亚单位的23S核糖体RNA的特殊靶位及与某种核糖体的蛋白质结合，阻止转移核糖核酸与信息核糖核酸分离，引起RNA依赖的蛋白	与其他抗麻风药合用治疗麻风病	成人剂量每次500mg，每日2次口服，或1000mg，每日1次口服，儿童剂量7.5~15mg/kg，分成每日2次口服。该药一	对药物过敏者禁用。不良反应很少，主要为胃不适、腹泻，发生率2%~3%，大剂量口服不良反应更明显。偶尔引起药疹和

药名	抗菌作用	适应证	剂量	注意事项
	合成终止,从而抑制细菌生长		般作为替代药物,与其他抗麻风药一起应用,疗程1~2年	肝功能异常。不推荐与雷尼替丁或枸橼酸铋同用。长期反复应用本药可发生二重感染

第十八节 抗病毒药

病毒乃细胞内寄生的微生物,利用宿主细胞代谢系统进行增殖复制,按病毒基因提供的遗传信息合成病毒的核酸与蛋白质,然后再装配并从细胞内释出。多数抗病毒药对宿主细胞均有毒性,使其临床应用受到一定限制。因此近年开发新的抗病毒药,试图从分子生物学水平比较病毒与宿主代谢间的差异,寻找抗病毒攻击的靶点,如病毒酶抑制剂、病毒吸附细胞、病毒基因组脱壳、子代病毒颗粒的装配、抑制病毒的核酸合成等作用,以避免损害宿主细胞。但抗病毒药通常对处于隐匿状态的病毒无效。

近十余年来,艾滋病(AIDS)及其病原——人类免疫缺陷病毒(HIV)的发现,使抗病毒药物的研制有了迅猛发展,目前临床常用品种主要有:抗流感病毒药(金刚烷胺、金刚乙胺、扎那米韦、奥司他韦)、抗疱疹病毒药(阿昔洛韦、喷昔洛韦、更昔洛韦、西多福韦等)、广谱抗病毒药(利巴韦林、膦甲酸盐)、抗乙型肝炎病毒药(拉米夫定、阿德福韦、替比夫定、恩替卡韦、替诺福韦二吡呋酯、替诺福韦艾拉酚胺)、抗丙型肝炎药物(直接抗病毒药物,direct-acting antivirals,DAA)、抗 HIV 药(见另章节)等。

鉴于 HIV/AIDS 发病机制及临床表现的复杂性,目前已获 FDA 批准的抗 HIV 药物已有四大类二十余个品种,包括核苷类逆转录酶抑制剂、非核苷类逆转录酶抑制剂、蛋白酶抑制剂和融合抑制剂,其作用机制、体内过程、临床应用及不良反应等各不相同,故另立章节叙述。

抗病毒药的抗病毒作用、适应证、剂量及注意事项见表 2-23。核苷类抗 HBV 药的比较见表 2-24。

表 2-23　抗病毒药的抗病毒作用、适应证、剂量及注意事项

药名	抗病毒作用	适应证	剂量 /d	注意事项
金刚烷胺 aman-tadine	抑制甲型流感病毒	甲型流感的治疗和预防	成人:200mg,分 2 次;65 岁以上 100mg 口服。预防:100mg 口服。儿童:1~9 岁 2~4mg/kg;9 岁以上 200mg,分 2 次口服	应在发病后 24~48 小时内服用,否则无效;预防用药服用整个流行期,通常 4~8 周;肾功能减退者剂量酌减;1 岁以下婴儿不宜用。癫痫、抽搐或神经精神系统疾患者慎用。本品可引起视力模糊,服药时不宜驾车或从事高空作业
金刚乙胺 riman-tadine	抑制甲型流感病毒	同上	成人:治疗剂量同上;预防:100mg bid 口服	儿童中本品仅用于预防,余同上

189

药名	抗病毒作用	适应证	剂量/d	注意事项
扎那米韦 zana-mivir	抑制甲型和乙型流感病毒	甲型和乙型流感的治疗	成人：每日2次，每次2吸（每吸5mg）。儿童：7岁以上用量同成人	不用于7岁以下小儿；有呼吸道疾患者不宜用，本品须经特殊容器吸入；应在发病48小时以内用
奥司他韦 osel-tamivir	抑制甲型和乙型流感病毒	甲型和乙型流感的治疗和预防	成人：治疗：150mg，分2次口服；预防：75mg口服。儿童：1~12岁，4mg/kg分2次口服，13岁以上剂量同成人	儿童患者中不用于预防；1岁以下婴儿不用。儿童用混悬液口服12mg/ml，一日量不超过75mg。应在发病48小时以内服用
阿昔洛韦 acyclo-vir	抑制疱疹病毒DNA的合成	口服 带状疱疹	成人800mg每日5次×7-10日	2岁以下小儿不宜用口服剂；采用静脉滴注时每次剂量需滴注1小时以上；免疫缺陷患者中可能有阿昔洛韦耐药株，应改用膦甲酸钠
		生殖器疱疹	初治200mg一日5次×10日。慢性400mg bid×12个月	
		水痘	>2岁20mg/kg qid×5日 >40kg及成人800mg qid×5日	
		静脉滴注 免疫缺陷者	≥12岁5mg/kg q8h×7日	
		单纯疱疹	<12岁10mg/kg q8h×7日	

药名	抗病毒作用	适应证	剂量 /d	注意事项
		生殖器疱疹（初发）	≥ 12 岁 5mg/kg q8h × 5 日	
		单纯疱疹脑炎	≥ 12 岁 10mg/kg q8h × 10 日 3 个月 ~12 岁 20mg/kg q8h × 10 日	
		新生儿单纯疱疹（< 3 月）	10mg/kg q8h × 10 日	
		免疫缺陷者带状疱疹	10~12mg/kg（500mg/m^2）q8h × 7 日	
伐昔洛韦 valaciclovir	本品为阿昔洛韦的前药，口服后在肠壁和肝脏经酶水解后转变为阿昔洛韦而起作用	带状疱疹	成人：1g tid 口服 × 7 日	本品不推荐用于儿童患者
		生殖器单纯疱疹（初发）	成人：1g bid 口服 × 10 日	
		生殖器疱疹复发	成人：0.5g bid 口服 × 3 日	
		反复发作生殖器疱疹	成人：0.5g bid 口服 × 3 日，或 1g qd 口服 × 5 日	
		口唇疱疹	成人：2g bid × 1 日两剂相隔 12 小时	

药名	抗病毒作用	适应证	剂量 /d	注意事项
泛昔洛韦 famciclovir	抑制疱疹病毒 DNA 的合成。口服本品后在体内迅速转变为喷昔洛韦而起作用	单纯疱疹 复发性单纯疱疹 反复发作性 HIV 患者生殖器疱疹 带状疱疹	成人:125mg bid×5 日,口服 成人:250mg bid×1 年 成人:500mg bid×7 日 成人:500mg q8h×7 日	本品不推荐用于 18 岁以下儿童患者;应于症状出现后 72 小时内服用
更昔洛韦 ganciclovir	抑制单纯疱疹病毒、水痘带状疱疹病毒 DNA 合成,尤其对巨细胞病毒(CMV)有强大抑制作用	免疫缺陷患者合并 CMV 视网膜炎 移植物 CMV (+)植入受者预防 CMV 感染 晚期艾滋病患者预防 CMV 感染	初期 5mg/kg, q12h 静脉滴注;维持期上述剂量 qd 静脉滴注 初治 5mg/kg, q12h 静脉滴注;7~14 日后 5mg/kg,qd 静脉滴注 1g tid 口服(进餐时服)	儿童患者慎用;疗程中定期监测周围血象;老年及肾功能减退患者剂量应调整
缬更昔洛韦 valganciclovir	本品是更昔洛韦的 L-缬烯酯化物,口服后在体	免疫缺陷患者中巨细胞病毒视网膜炎	诱导期 900mg bid 口服×14~21 日;维持期 900mg qd 口服,疗程	同更昔洛韦

药名	抗病毒作用	适应证	剂量/d	注意事项
	内迅速转变为更昔洛韦而起作用	器官移植受者移植物对巨细胞病毒血清试验阳性时预防巨细胞病毒感染	取决于病情预防用药900mg bid,疗程根据病情调整	
利巴韦林 ribavirin	抑制病毒的多种酶,抑制多种RNA、DNA病毒的复制	婴幼儿呼吸道合胞病毒所致细支气管炎及肺炎	婴幼儿:气雾吸入(特殊装置)	孕妇不宜采用本品,亦不宜护理用本品治疗的患儿
		流行性出血热(有肾脏综合征或肺炎)	成人:首剂2g静脉滴注,继以1g q6h×4日后,0.5g q8h×6日	
		慢性丙型肝炎	成人:600mg bid口服,联合α干扰素300万U每周3次,共24周	
膦甲酸钠 foscarnet sodium	竞争性抑制病毒DNA聚合酶和多种病毒复制(CMV、EBV、单纯疱疹病毒、	HIV感染或艾滋病患者合并CMV视网膜炎,器官移植受者预防CMV感染免疫缺陷患者合并对阿	成人:诱导期60mg/kg q8h,2~3周;维持期90~120mg/kg静脉滴注 40mg/kg q8~12h静脉滴注,	新生儿及儿童患者不宜用;妊娠期患者不宜用;疗程中应监测尿常规、肾功能及电解质,避免与肾毒性药合用;每次静脉滴注时间1小时以上

药名	抗病毒作用	适应证	剂量/d	注意事项
	水痘带状疱疹病毒、乙型肝炎病毒等）及流感病毒聚合RNA聚合酶	昔洛韦耐药的皮肤黏膜单纯疱疹病毒感染	2~3周	
西多福韦 cidofovir	对CMV、HSV、EBV、腺病毒等均有抑制作用；对耐更昔洛韦的CMV和耐阿昔洛韦的HSV仍有抑制作用	艾滋病患者合并CMV视网膜炎	成人：诱导期5mg/kg静脉滴注，每周1次×2周；维持期5mg/kg静脉滴注，每2周1次	本品有肾毒性，肌酐清除率≤55ml/min，或尿蛋白>2+者禁用；疗程中监测肾功能及中性粒细胞；妊娠期患者不宜用，哺乳期患者禁用
拉米夫定 lamivudine	抑制乙型肝炎病毒及HIV	慢性乙型肝炎	成人：100mg qd口服。儿童：每日3mg/kg口服（每日不超过100mg）；疗程1年以上	肌酐清除率<50ml/min者减量。3个月以下婴儿不用；艾滋病合并慢性乙肝时剂量为150mg qd口服，并与其他抗HIV药联合应用；监测病毒变异所致耐药性；停药后可导致病情反跳

194

药名	抗病毒作用	适应证	剂量/d	注意事项
阿德福韦 adefovir	抑制 HBV 复制	慢性乙型肝炎	成人 10mg qd 口服	肾功能减退者（Ccr < 50ml/min）剂量应调整；疗程中应监测肾功能；停药后可致病情反跳
恩替卡韦 entecavir	抑制 HBV 复制	慢性乙型肝炎	成人：初治 0.5mg qd 口服，拉米夫定耐药者 1mg qd	
替比夫定 telbivudine	抑制乙型肝炎病毒复制	慢性乙型肝炎	16 岁以上成人及青少年患者 600mg qd 口服	肌酐清除率 < 50ml/min 者需调整剂量；疗程中监测肝功能及乳酸性酸中毒的发生；老年患者需监测肾功能，并据以调整剂量；不推荐本品用于 16 岁以下患者；避免本品与任何干扰素同用，因可引起周围神经病变；本品可导致肌病，疗程中应监测 CPK 及观察肌无力等症状
替诺福韦酯二吡呋酯	本品为替诺福韦的前药，口服后在体	HIV-1 感染	成人首日 300mg qd 口服，为联合用药之一。	不推荐本品用于儿童患者；本品用于 HIV 患者时应监测骨密度；使用本品可能出

药名	抗病毒作用	适应证	剂量/d	注意事项
teno-fovir dis-proxil ruma-rate（TDF）	内转变为替诺福韦而起作用，抑制乙型肝炎病毒及HIV病毒	慢性乙型肝炎	成人300mg qd口服	现免疫重建综合征；疗程中应监测肾功能，肌酐清除率＜50ml/min者应调整剂量
替诺福韦艾拉酚胺 tenofo-vir alafen-amide（TA-F）	本品也为替诺福韦的前药，口服后在体内转变为替诺福韦而起作用，抑制乙型肝炎病毒及HIV病毒，但本品为一种亲脂性细胞渗透化合物，更容易进入肝细胞	慢性乙型肝炎	慢性乙型肝炎成人25mg qd口服	不推荐用于肌酐清除率＜15ml/min的患者。与TDF相比，具有更好的肾脏及骨骼安全性
索磷布韦 sofos-buvir	核苷类HCV NS5B聚合酶抑制剂，抑制	慢性丙型肝炎基因型1~6型	慢性丙型肝炎成人400mg qd口服	需要与其他DAA或者干扰素联用；对严重肾损害或终末期肾病患者，可以减量应

药名	抗病毒作用	适应证	剂量/d	注意事项
	HCV 复制			用;本品与其他 DAA 药物联合时,禁止同时服用胺碘酮
达塞布韦 dasa-buvir	非核苷 HCV NS5B 聚合酶抑制剂,抑制 HCV 复制	慢性丙型肝炎基因型 1 型	慢性丙型肝炎成人 250mg bid 联合奥比他韦/帕立瑞韦/利托那韦复合片(Viekira XR),3 片 qd 口 服;Viekira Pak 复合片 2 片 qd 口服	需要与其他 DAA 和利托那韦联合应用;中、重度肝损害(Child-Pugh B 或 C 级),或失代偿型肝硬化禁用
西美瑞韦 sime-previr	HCV NS3/4A 蛋白酶抑制剂,抑制 HCV 复制	慢性丙型肝炎基因型 1、4 型	慢性丙型肝炎成人 150mg qd 口服	需要与干扰素或索磷布韦联合应用;中、重度肝损害(Child-Pugh B 或 C 级),或失代偿型肝硬化禁用;本品与索磷布韦联合时,禁止同时服用胺碘酮
阿舒瑞韦 asuna-previr	HCV NS 3/4A 蛋白酶抑制剂,抑制 HCV 复制	慢性丙型肝炎基因型 1 型	慢性丙型肝炎成人 100mg bid qd 口服	需要与达拉他韦联合应用;中、重度肝损害(Child-Pugh B 或 C 级),或失代偿型肝硬化禁用;禁止与硫利达嗪合用

药名	抗病毒作用	适应证	剂量/d	注意事项
帕立瑞韦 parita-previr	HCV NS 3/4A蛋白酶抑制剂,抑制HCV复制	慢性丙型肝炎;含帕立瑞韦复合片Viekira XR和Viekira Pak(3D)适合基因型1型;Technivie(2D)适合基因型4型	慢性丙型肝炎:成人含帕立瑞韦复合片(Viekira XR)3片qd口服);Viekira Pak复合片2片qd口服,达塞布韦250mg bid口服;Technivie 2片qd口服	需要与其他DAA和利托那韦联合应用;Viekira XR:每片含帕立瑞韦50mg、奥比他韦8.33mg、利托那韦33.33mg、达塞布韦200mg;Viekira Pak:包括复合片(含每片含帕立瑞韦75mg、奥比他韦12.5mg、利托那韦50mg)和达塞布韦250mg;Technivie:帕立瑞韦、奥比他韦、利托那韦三种成分按剂量75mg/12.5mg/50mg组成的固定剂量复合片;中、重度肝损害(Child-Pugh B或C级),或失代偿型肝硬化禁用
格拉瑞韦 grazo-previr	HCV NS3/4A蛋白酶抑制剂,抑制HCV复制	慢性丙型肝炎基因型1、4型	本品与艾尔巴韦组成的复合片择必达(Zepatier),慢性丙型肝炎成人1片qd口服	择必达复合片包含:格拉瑞韦100mg、艾尔巴韦50mg;中、重度肝损害(Child-Pugh B或C级),或失代偿型肝硬化禁用;肾功能损害者(包括透析者)不需剂量调整

药名	抗病毒作用	适应证	剂量/d	注意事项
格雷瑞韦 gleca-previr	泛基因型HCV NS3/4A蛋白酶抑制剂,抑制HCV复制,具有高耐药基因屏障	慢性丙型肝炎基因型1~6型;一种NS3/4A蛋白酶抑制剂或一种HCV NS5A蛋白抑制剂治疗失败的基因型1型慢性丙型肝炎	100mg本品与40mg哌仑他韦组成艾诺全(Mavyret)复合片,3片qd	中、重度肝损害(Child-Pugh B或C级),或失代偿型肝硬化禁用。不宜与利福平、阿扎那韦同时应用
达拉他韦 daclat-asvir	HCV NS5A蛋白抑制剂,抑制HCV复制	慢性丙型肝炎基因型1~6型	慢性丙型肝炎成人60mg qd口服	本品需要与索磷布韦、阿舒瑞韦等DAA联合;达拉他韦与索非布韦联合时,禁止服用胺碘酮;不宜与强CYP3A诱导药物苯妥英钠、卡马西平、利福平、金丝桃等合用
奥比他韦 ombit-asvir	HCV NS5A蛋白抑制剂,抑制HCV复制	慢性丙型肝炎基因型1、4型	与帕立瑞韦、达塞布韦、利托那韦组成复合制剂,剂量见帕立瑞韦	见帕立瑞韦

药名	抗病毒作用	适应证	剂量/d	注意事项
来迪派韦 ledipasvir	HCV NS5A蛋白抑制剂，抑制HCV复制	慢性丙型肝炎基因型1、4、5、6型	400mg索磷布韦与90mg来迪派韦组成固定剂量复合片哈瓦尼（Harvoni），1片qd口服	禁止哈瓦尼与胺碘酮合用
艾尔巴韦 elbasvir	HCV NS5A蛋白抑制剂，抑制HCV复制	慢性丙型肝炎基因型1、4型	50mg艾尔巴韦与100mg格拉瑞韦组成复合片择必达（Zepatier），成人1片qd口服	见格拉瑞韦
维帕他韦 velpatasvir	HCV NS5A蛋白抑制剂，抑制HCV复制	慢性丙型肝炎基因型1~6型	100mg维帕他韦与400mg索磷布韦组成复合片丙通沙（Epclusa），1片qd口服	禁止丙通沙与胺碘酮合用
哌仑他韦 pibrentasvir	泛基因型HCV NS5A蛋白抑制剂	慢性丙型肝炎基因型1~6型；一种NS3/4A蛋白酶抑制剂或一种HCV NS5A蛋白酶抑制	40mg本品与100mg格雷瑞韦组成复合片艾诺全（Mavyret），3片qd	见格雷瑞韦

药名	抗病毒作用	适应证	剂量/d	注意事项
		剂治疗失败的基因型1型慢性丙型肝炎		
沃雷瑞韦 voxila-previr	泛基因型HCV NS3/4A蛋白酶抑制剂,抑制HCV复制	含有NS5A抑制剂治疗方案治疗失败的基因型1~6型慢性丙型肝炎;用包含索磷布韦但不含NS5A抑制剂治疗方案治疗失败的基因型1a或3型慢性丙型肝炎	本品100mg与400mg索磷布韦和100mg维拉帕韦组成复合片沃赛韦(Vosevi),1片,qd口服	中、重度肝损害(Child-Pugh B或C级)或失代偿型肝硬化禁用。其他见索磷布韦和维拉帕韦
α干扰素 inter-feron-α	抑制病毒复制,具广谱抗病毒作用	慢性丙型肝炎、慢性乙型肝炎	成人:5MU每周3次皮下或肌内注射,4~6个月	治疗慢性丙型肝炎应与利巴韦林联合;慢性乙肝疗程4~6个月;慢性丙肝疗程6~12个月,但目前已不作为一线治疗用药;失代偿性肝硬化患者禁用

药名	抗病毒作用	适应证	剂量/d	注意事项
重组 α 干扰素 recombinant interferon α	乙肝病毒（HBV）、丙肝病毒（HCV）	同上	乙肝 5MU 皮下，每周 3 次丙肝 5MU 皮下，每周 3 次	①以下为应用本品的禁忌证：失代偿肝硬化，精神病，粒细胞<1.0×10^9/L，血小板<50×10^9/L，心力衰竭，未控制糖尿病，自身免疫性肝炎或其他自身免疫性疾病；②注意不良反应，及时停药或减量并处理不良反应
聚乙二醇干扰素 α2a peg-interferon α2a	同上		PEG-IFNα2a，180μg 皮下，每周 1 次	同上
聚乙二醇干扰素 α2b peg-interferon α2b	同上		PEG-IFNα2b，0.5~1.5μg/kg 皮下，每周 1 次	同上

表 2-24　五种核苷类抗 HBV 药的比较

	拉米夫定	阿德福韦	恩替卡韦	替比夫定	替诺福韦酯
抗病毒活性	+++	++	++++	++++	++++
初治患者耐药性	高（3 年 70%）	低（3 年 6%）	很低	较 高（3 年 30%）	低
对拉米夫定耐药的患者	无效	有效	有效	有效	有效
毒性	低	低（较大剂量有肾毒性）	低	较低,可导致肌病、周围神经病变	较阿德福韦低
停药后复发	中	高	低～中	中	高

第十九节　抗　HIV　药

抗 HIV 药物的用法、用量、注意事项见表 2-25。

表 2-25　抗 HIV 药的用法、用量、注意事项

药名	用法与用量	注意事项
核苷类逆转录酶抑制剂（NRTIs）		
齐多夫定 zidovudine, AZT ZDV	成人：200mg tid 或 300mg bid 口服；新生儿/婴幼儿：2mg/kg q6h；儿童：每日 160mg/m² 体表面积,3 次/d	本品可抑制骨髓,引起严重贫血或粒细胞减少,疗程中应监测周围血象及肝、肾功能;不可与 d4T 合用,因可加重骨髓抑制;可引起乳酸性酸中毒及肝脂肪变性
去羟肌苷 didanosine, ddI	成人：空腹口服。片剂：体重 ≥60kg 200mg bid；体重	本品可引起胰腺炎、胃肠道反应、周神经炎、乳酸性酸中毒和肝脂肪变性等;疗程中监测血清淀粉酶及

药名	用法与用量	注意事项
	< 60kg 125mg bid。散（粉）剂:体重 ≥ 60kg 250mg bid;体重< 60kg 167mg bid。肠溶胶囊:体重 ≥ 60kg 400mg qd;体重< 60kg 250mg qd。新生儿/婴幼儿:每日 50mg/m² 体表面积,bid。儿童:每日 120mg/m² 体表面积,bid 需空腹服用,肠溶胶囊不用于小儿患者	肝、肾功能;避免与乙胺醇、喷他脒合用(可致胰腺炎),避免与乙胺丁醇、异烟肼、双硫仑、顺铂、长春新碱合用,因可致周围神经炎
扎西他滨 zalcitabine, ddC	成人:片剂 0.75mg tid 口服;儿童:0.01mg/kg q8h 口服	本品可引起周围神经炎、口腔食管溃疡、胰腺炎、肝炎等,应避免与引起周围神经炎的药物合用;与 ddI 和 d4T 合用致不良反应增多;老年与肾功能减退患者减量
司他夫定 stavudine, d4T	成人:片剂,体重 ≥ 60kg,40mg bid 口服;体重< 60kg,30mg bid 口服。儿童:1mg/kg bid(体重> 30kg 按 30kg 计算)	本品可引起周围神经炎、胰腺炎、乳酸性酸中毒及肝脂肪变性;不可与 ZDV 合用,与 ddI 合用不良反应增多;老年与肾功能减退者减量

（现以上四种药物由于药物的毒副作用国内很少应用）

药名	用法与用量	注意事项
拉米夫定 lamivudine, 3TC	成人:150mg bid 口服。 新生儿:2mg/kg bid。 儿童:4mg/kg bid	老年及肾功能减退者减量;合并慢性乙肝患者按抗 HIV 感染的剂量用药,并与其他抗 HIV 药联合;儿童患者疗程中监测血清淀粉酶
Combivir (每片含齐多夫定 300mg,拉米夫定 150mg)	成人:片剂 1 片 bid 口服。 建议在儿童中应用 ZDV 与 3TC 的 单 独制剂	本品不宜用于肾功能减退患者;疗程中监测周围血象及肾功能
阿巴卡韦 abacavir, ABC	成人:片剂 300mg bid 口服。 儿童:< 3 个月的婴儿不推荐应用本药; 1~3 岁儿童:8mg/kg bid;最大剂量:300mg bid	注意发热、皮疹等过敏反应发生率约 5%;超敏反应者应终身停用
Trizivir (每片含阿巴卡韦 300mg,拉米夫定 150mg,齐多夫定 300mg)	成人:片剂 1 片 bid 口服。 不推荐应用于儿童	见 ZDV、3TC、ABC
替诺福韦 tenofovir disoproxil fumarate, TDF	成人:片剂 300mg qd 口服。 不推荐应用于小于 18 岁的儿童	老年与肾功能减退患者减量;不可与肾毒性药同用。肌酐清除率 < 60mg/min 者禁用本品

药名	用法与用量	注意事项
恩曲他滨 emtricitabin， FTC	成人：片剂 200mg qd 口服；不推荐应用于 小于 18 岁的儿童	老年与肾功能减退者减量
Epzicom （每片含阿巴 卡韦 600mg， 拉米夫定 300mg）	成人：片剂 1 片 qd 口服。 不推荐应用于儿童	见 ABC、3TC
Truvada （每片含替诺 福韦 300mg， 恩曲他滨 200mg）	成人：片剂 1 片 qd 口服。 不推荐应用于儿童	见 TDF、FTC

非核苷类逆转录酶抑制剂（NNRTIs）

药名	用法与用量	注意事项
奈韦拉平 nevirapine， NVP	成人：片剂 200mg qd× 14 天（导入量）后 200mg bid 口服；注： 停药大于 7 天，复服 时应重复服用导入 量。 新生儿/婴幼儿： 5mg/kg bid。 儿童：< 8 岁，4mg/kg bid；> 8 岁，7mg/kg bid	皮疹严重者终身停用本品；疗程中 监测肝功能；与 IDV 合用时后者剂 量应改为 1000mg tid（空腹）

药名	用法与用量	注意事项
地拉韦定 delavirdine, DLV	成人:片剂 400mg tid 口服 不推荐应用于儿童	不可与下列药物合用:阿司咪唑、奎尼丁、利福平、特非那定、硝苯地平、二氢麦角胺等;疗程中监测肝功能,肝功能减退者慎用
依非韦伦 efavirenz, EFV	成人:胶囊(片剂) 600mg qd 口服 儿童:体重 15~25kg。200~300mg qd。25~40kg,300~400mg qd;> 40kg,600mg qd 睡前口服	①3 岁以下及体重 < 13kg 患者不宜用。②与 IDV 合用时,后者剂量应为 1000mg tid(空腹);与利福布汀合用时后者剂量应为 450mg qd 或 600mg 每周 2 次。③不可与阿司咪唑、特非那定、西沙必利、咪达唑仑、二氢麦角胺合用
依曲韦林 etravirine	成人每次 200mg,bid 口服	本品常与其他抗逆转录病毒药联合用于经抗逆转录病毒药治疗后出现耐药的成年 HIV-1 感染患者;本品与其他抗 HIV 药合用时患者可能出现脂肪分布异常综合征,部分患者也可出现免疫重建综合征
利匹韦林 rilpivirine, RVP	25mg,每日 1 次,餐后口服	常见的不良反应为恶心、呕吐、腹痛、皮疹、头痛、头晕、抑郁、失眠、谵妄等,严重抑郁者要评估后给药;本品科引起脂肪分布异常以及联合治疗初期可出现免疫重建综合征;与具有尖端扭转型室性心动过速风险的药物合用时,慎重选择此药;透析不能显著清除本品

药名	用法与用量	注意事项
蛋白酶抑制剂（PI）		
氨普那韦 amprenavir, APV	成人：胶囊 1200mg bid 或 APV 600mg bid+RTV 100mg bid 或 APV 1200mg, qd+RTV 200mg qd。 儿童：小于 4 岁的儿童不推荐应用；4~12 岁或 13~16 岁儿童体重＜50kg 混悬液口服 22.5mg/kg bid 或 17mg/kg tid；胶囊口服 20mg/kg bid 或 15mg/kg tid（每天最大剂量 2400mg）	本品不可与特非那定、阿司咪唑、西沙必利、三唑仑、咪达唑仑、利福平合用；4 岁以下儿童患者，服双硫仑和甲硝唑的患者禁用本品口服液
沙奎那韦 saquinavir, SQV	成人：胶囊 1200mg tid 或 SQV 1000mg bid+RTV 100mg bid 或 SQV 400mg bid+RTV 400mg bid。不推荐应用于新生儿；儿童的安全性仍在临床科研中	本品不可与特非那定、阿司咪唑、西沙必利、咪达唑仑、三唑仑、二氢麦角胺合用；疗程中监测血糖、肝功能，肝功能减退者慎用；硬胶囊仅用于与利托那韦合用
利托那韦 ritonavir, RTV	成人：在服药初至少用 2 周的时间将服用量逐渐增加至 600mg bid。通常为：第 1、2 天，口服 300mg bid；	本品可引起较重胃肠道不适，故应于进食时服药；疗程中监测血糖及肝功能

药名	用法与用量	注意事项
	第3~5天，口服400mg bid；第6~13天，口服500mg bid。不推荐在新生儿中应用；儿童：400mg/m² 体表面积 q12h（儿童极量为 350~400mg/m² 体表面积 q12h）口服	
茚地那韦 indinavir, IDV	成人：空腹口服，800mg q8h；轻至中度肝功能减退患者600mg tid 口服。儿童：空腹口服，每日500mg/m² 体表面积，q8h	服药期间每日饮水 1.5~2L；与 NVP、EFV 合用剂量增至 1000mg tid；与利福布汀合用，IDV 1000mg tid，利福布汀 150mg qd
奈非那韦 nelfinavir, NFV	成人：片剂，必须餐后服用，1250mg bid 或750mg tid。不推荐在新生儿及2岁以下小儿中应用；儿童：片剂口服20~30mg/kg tid	与利福布汀合用时，后者剂量 150mg qd，NFV 1000mg tid，本品宜进餐时服；疗程中监测血糖及肝功能
洛匹那韦/利托那韦（每胶囊含洛匹那韦400mg，利托那韦100mg）	成人：胶囊3粒 bid 口服。儿童：7~15kg，LPV 12mg/kg+RTV 3mg/kg bid；15~40kg LPV 10mg/kg 和 RTV	①本品不可与普罗帕酮、氟卡尼、阿司咪唑、西沙必利、利福平、匹莫齐特、二氢麦角胺合用；②宜餐后服；③6个月以下婴儿不宜用；④疗程中监测肝功能，肝功能减退者慎用

药名	用法与用量	注意事项
lopinavir, LPV/ritonavir, RTV, Kaletra	2.5mg/kg bid 口服 参见药品说明书	
阿扎那韦 atazanavir, ATV	成人：胶囊 400mg qd 口服。不推荐应用于儿童	本品不可与利福平、三唑仑、麦角衍生物、咪达唑仑、西沙必利、匹莫齐特、苄普地尔、茚地那韦、洛伐他汀、辛伐他汀合用；本品可引起黄疸、肝病患者慎用，疗程中监测肝功能
呋山那韦 fosamprenavir, FPV	成人：片剂 FPV 1400mg bid 或 FPV 1400mg qd+RTV 200mg qd 或 FPV 700mg bid+RTV 100mg bid。在儿童中应用的经验不足	用药后可发生危及生命的皮疹（＜1%）；不可与洛匹那韦/利托那韦合用
替拉那韦 tipranavir, TPV	成人：应用于进行过 HAART 的人群，或对 PI 类药物存在多个耐药位点的人群。片剂：TPV 500mg+RTV 200mg bid 口服。儿童：初治人群及儿童的治疗仍在临床试验中	避免与含有雌激素成分的避孕药合用；乙肝、丙肝、肝功能减退者不宜应用；对碘胺药过敏者慎用；初治人群及儿童患者的治疗仍在临床试验中

药名	用法与用量	注意事项
达芦那韦 darunavir	成人初治患者进食后800mg qd 口服；经治成人患者进食后600mg bid 口服，加服利托那韦 100mg bid	本品与其他抗逆转录病毒药联合治疗其他抗 HIV 药治疗无效的成人患者；磺胺药过敏者慎用本品；严重肝病患者禁用本品；本品为妊娠期用药 C 类，孕妇患者用药需充分权衡利弊，乳妇患者用药时应停止哺乳
融合抑制剂 恩夫韦肽 enfuvirtide fuzeon，T-20	针剂 成人：90mg bid 皮下注射。 儿童：暂不应用于6岁以下儿童；6~16岁：2mg/kg bid 皮下注射（每日极量 90mg）	暂不应用于 6 岁以下儿童患者
整合酶抑制剂 拉替拉韦 raltegravir	成人 400mg bid 口服	本品应与其他抗逆转录病毒药联合用于对多种上述药物无效的 HIV-1 感染成人患者；本品属妊娠期用药 C 类，孕妇患者用药需充分权衡利弊，乳妇患者用药时应停止哺乳
多替拉韦 dolutegravir	50mg qd（首次接受 INI 治疗），50mg bid（INI 耐药）	联合其他抗逆转录病毒药物，用于治疗人类免疫缺陷病毒（HIV）感染的成人和年满 12 岁的儿童患者。禁止多替拉韦与多非利特或吡西卡尼联合使用。已知对多替拉韦或对本品的任何辅料过敏的患者禁用本品。本品属妊娠期用药 B 类，妊娠期患者如果获益胜过风险时才使用；哺乳期患者用药应暂停授乳

药名	用法与用量	注意事项
艾维雷韦 elvitegravir（EVG）	150mg,qd 强化（四分之一片），与食物一起服用	联合其他抗逆转录病毒药物，用于治疗人类免疫缺陷病毒（HIV）感染 Ccr < 70ml/min 禁用，Ccr < 50ml/min 停用，不良反应与 ATV/r 相似，比较常见为头痛头晕、腹泻、恶心。孕妇哺乳妇女不推荐。妊娠危险等级 B 级。需要与 COBI 激动剂合用（COBI 和利托那韦一样均为增效剂/激动剂）
Stribild（STB，QUAD）（每片含恩曲他滨 300mg+ 替诺福韦 300mg+ 艾维雷韦 150mg+ 可比司他 150mg）	1 片,qd	见 FTC、TDF、EVG 和 COBI 的注意事项；2012 年 8 月 FDA 获批
可比司他 cobicistat COBI	150mg,qd	本品为改善抗 HIV 药物药动学参数、从而提高药效的增效剂；本品本身无抗 HIV 活性，但可通过抑制人体内代谢药物的主要酶——CYP3A 来提高抗 HIV 药物的血药浓度；药物相互作用较多，如二甲双胍、抗酸剂、多种维生素、口服避孕药、ddI 等；避免使用肾毒性药物

药名	用法与用量	注意事项
进入抑制剂 马拉韦罗 maraviroc	成人 300mg bid 口服； 与蛋白酶抑制剂同服 时剂量为 150mg bid； 与非核苷类逆转录酶 抑制剂同服时 600mg bid	本品与其他抗逆转录病毒药联合 用于成人 CCR5 嗜性 HIV-1 病毒感 染和耐多药的 HIV-1 感染；在同服 CYP3A 强诱导剂或抑制剂的严重肾 功能减退患者禁用本品；本品有肝 毒性，肝病患者慎用本品；本品属妊 娠期用药 B 类，妊娠患者慎用

第二十节　抗原虫药

抗原虫药的作用、适应证、剂量、注意事项见表 2-26。

表 2-26　抗原虫药简介

药名	抗原虫作用	适应证	剂量 /d	注意事项
氯喹 chloro- quine	对早期在红 细胞内发育 的 4 种疟原 虫均有效， 对间日疟、 三日疟和卵 形疟的成熟 配子体亦有 一定的作用	①主要用 于疟疾急 性发作的 治疗；②用 于肠外阿 米巴病的 治疗	①控制疟疾的急性发 作：按基计算，第 1 天 服 600mg，6 小时后及 第 2、3 天各 300mg 顿 服；②阿米巴肝脓肿 的治疗：成人第 1、2 天剂量为 600mg（基 质），分 2 次服，以后 每 天 300mg，分 2 次 服，连用 2~3 周。 小儿首剂（基质） 10mg/kg，6 小时后及 第 2、3 天 各 服 1 次， 每次 5mg/kg	对胎儿有致 畸作用，故 孕妇忌用

药名	抗原虫作用	适应证	剂量/d	注意事项
伯氨喹 pri-maquine	能杀灭肝脏内的各期疟原虫,对各种疟原虫的配子体也有杀灭作用	主要用于间日疟和卵形疟的根治	间日疟每日15mg(基质),疗程14天;小儿0.39mg/kg qd×14日	可引起急性溶血性贫血
奎宁 quinine	本药可导致疟原虫寄生红细胞早熟破裂,从而阻止裂殖体成熟,对红外期无效,对恶性疟配子体亦无直接作用	用于间日疟、三日疟和恶性疟的症状控制	成人重症病例:二盐酸奎宁5~10mg/kg(最高量500mg)加入氯化钠注射液500ml中,4小时滴完,12小时后重复1次,病情好转后改口服;儿童重症病例剂量参见成人相应项	①心肌病患者、孕妇禁用;②哮喘患者、心房颤动及其他心脏病患者、重症肌无力、视神经炎患者、哺乳期妇女慎用;③静脉滴注本品时严密观察血压
甲氟喹 meflo-quine	为4-喹啉甲醇类抗疟药物。主要作用为杀灭疟原虫红细胞内期滋养体	①用于疟疾症状控制;②单独使用或与长效磺胺、乙胺嘧啶合用治疗耐药恶性疟	片剂:250mg用于控制症状:成人顿服1~1.5g;预防:成人每周180mg或两周360mg口服	大剂量甲氟喹有致畸作用,不适用于孕妇;哺乳妇女也避免使用。

药名	抗原虫作用	适应证	剂量 /d	注意事项
羟氯喹 hydroxy-chloro-quine	抗疟作用与氯喹相仿，但毒性仅为氯喹的一半	用于疟疾的治疗和预防	①疟疾治疗：成人首次 800mg，6 小时后服 400mg，第 2、3 日各 400mg 顿服；小儿首次 10mg/kg，6 小时后 5mg/kg，第 2、3 日各 5mg/kg 顿服。②疟疾预防：成人进疫区前 1 周 400mg 顿服，以后每周 1 次 400mg 顿服。小儿在进入疫区前 2 周开始每周 1 次顿服，每次 5mg/kg，直到离开疫区后 4 周。患儿剂量不论体重如何，均不应超过成人剂量	①孕妇、哺乳期妇女、新生儿、肝病患者禁用本品。②用药过程中定期眼科检查，如有视敏度、视野或视网膜黄斑区出现任何异常需立即停药。③定期进行膝和踝关节反射及肌力检查。长期用药者定期检查周围血象
磷酸哌喹 pipera-quine phosphate	对各种疟原虫红内期无性体有杀灭作用	①用于疟疾的抑制性预防；②用于疟疾的治疗，对耐氯喹恶性疟有根治作用	①抑制性预防：按哌喹计，每月 1 次服 0.6g，连服 4~6 个月，不宜 > 6 个月；②根治耐氯喹恶性疟治疗时，因作用缓慢，宜在奎宁、青蒿素、咯萘啶控制症状后，首次 0.6g，第 2、3 日分别服 0.6g 及 0.3g	孕妇及肝功能不全者慎用本品

药名	抗原虫作用	适应证	剂量/d	注意事项
青蒿素 artemisinin	对疟原虫红内期裂殖体有高效杀灭作用	恶性疟的症状控制,耐氯喹虫株的治疗,也可用于凶险型恶性疟,如脑型疟等的治疗	首剂服1g,6小时后及第2、3天各服0.5g。疗程3日,总量2.5g。儿童剂量15mg/kg,按上述方法3日内服完	尚缺乏孕妇用药安全性资料,建议孕妇慎用
青蒿琥酯 artesunate	对疟原虫红内期裂殖体有高效杀灭作用	用于各型疟疾,尤其是脑型疟等危重疟疾的抢救	口服青蒿琥酯片首剂100mg,第2日起一日2次,每次50mg,连服5日;注射用青蒿琥酯首剂60mg(或按体重1.2mg/kg),首剂后4、24和48小时各重复注射1次,剂量同上。7岁以下按体重1.5mg/kg,首次剂量后4、24、48小时各重复注射1次。危重患者首剂可增至120mg静脉缓滴,3日为一疗程,总剂量为240~300mg	孕妇避免用
蒿甲醚 artemether	对疟原虫红内期裂殖体有高效杀灭	可用于各型疟疾,主要用于耐	成人首剂160mg,第2日起80mg qd口服或肌内注射。疗	动物实验有胚胎毒性,建议孕妇避

药名	抗原虫作用	适应证	剂量/d	注意事项
	作用	氯喹恶性疟的治疗和凶险型恶性疟的急救	程口服5~7日,儿童5~10岁用成人剂量的1/3~1/2,10~15岁者用成人剂量的2/3~3/4,给药时间及疗程同成人。肌内注射5日;小儿肌内注射首剂3.2mg/kg,第2~5日每次1.6mg/kg,一日1次	免用
磷酸咯萘啶 malari-dine phosphate	对间日疟和恶性疟原虫的裂殖体具有杀灭作用,与氯喹无交叉耐药	用于脑型、凶险型及耐氯喹虫株疟疾的治疗,也用于治疗间日疟	成人剂量(以下均以咯萘啶计):①口服:总量1200mg,首日一次300mg,一日2次,间隔4~6小时服,第2、3日各300mg顿服。儿童一日总剂量24mg/kg,分3次口服。②肌内注射:儿童注射剂量参照成人(肌内注射或静脉滴注)。成人一次2~3mg/kg,共给药2次,间隔4~6小时。③静脉滴注:成人一次3~6mg/kg,加入5%葡萄糖注射液200~500ml中,于2~3	严重心、肝、肾病者慎用

药名	抗原虫作用	适应证	剂量/d	注意事项
			小时滴完,间隔6~8小时重复1次,12小时内总量为12mg/kg	
本芴醇 benflu-metol	对耐氯喹的恶性疟原虫有杀灭作用	用于恶性疟的治疗,尤其适用于抗氯喹虫株所致的恶性疟的治疗	①成人首日0.8g顿服,第2、3、4日各0.4g;②儿童每日按体重8mg/kg顿服,连服4日,首剂加倍,但不宜超过0.6g	心脏病和肾病患者慎用;孕妇和哺乳期妇女暂不推荐
乙胺嘧啶 pyrimeth-amine	对4种疟原虫的红前期均有抑制作用	主要用于疟疾的预防,也可用于治疗弓形虫病	①预防疟疾:每周顿服25mg,自进入疫区前1周开始服,宜服用至离开疫区后4周。②弓形虫病的治疗:成人起始量每日(50~75)mg×(1~3)周(视反应和耐受性而定,继之剂量减半,再应用4~5周);小儿起始量每日1mg/kg,分2次,2~4后剂量减半,再持续应用1个月,乙胺嘧啶需与磺胺嘧啶、亚叶酸同用	①大剂量用于弓形虫病治疗时可引起中枢神经系统毒性反应;②G-6-PD缺乏者可发生溶血性贫血;③治程中定期查周围血象;④孕妇避免用乙胺嘧啶
甲硝唑 metroni-dazole	对阿米巴原虫、阴道毛滴虫、蓝氏	①肠道和肠外阿米巴病;②阴	①肠道阿米巴病:一次0.4~0.6g,每日3次,疗程10日;肠	孕妇患者宜在有明确指征时

218

药名	抗原虫作用	适应证	剂量 /d	注意事项
	贾第虫、皮肤利什曼原虫及厌氧菌有杀灭作用	道毛滴虫病;③皮肤利什曼病;④贾第虫病	道外阿米巴病:先静米滴注 750mg,一日 3 次,继以口服每次 0.6~0.8g,一日 3 次,疗程 20 日。②皮肤利什曼病:每次 0.2g,一日 4 次,疗程 10 日。间隔 10 日后重复一疗程。③滴虫病:一次 0.2g,一日 4 次,疗程 7 日;可同时用栓剂,每晚 0.5g 置入阴道内,连用 7~10 日。④贾第虫病:一次 0.4g,一日 3 次,疗程 5~10 日	应用本品,妊娠早期宜避免应用
替硝唑	同甲硝唑	用于肠道或肠外阿米巴病、阴道毛滴虫病等的治疗,可作为甲硝唑的替代药	①阴道毛滴虫病:单剂量 2g 顿服,小儿 50mg/kg 顿服,间隔 3~5 日可重复 1 次。②肠阿米巴病:每次 0.5g,一日 2 次,疗程 5~10 天;或每次 2g,一日 1 次,疗程 2~3 天;小儿 50mg/kg,顿服 3 日。③肠外阿米巴病:一次 2g,一日 1 次,疗程 3~5 天。④贾第虫	肝功能不全者慎用;孕妇及哺乳期妇女患者有明确指征时用

药名	抗原虫作用	适应证	剂量/d	注意事项
			病:2g 顿服,必要时 3~5 日后重复 1 剂	
奥硝唑	同甲硝唑	用于肠道或肠外阿米巴病、阴道毛滴虫病等的治疗,可作为甲硝唑的替代药	①滴虫病:单剂量1.5g 顿服。②肠阿米巴病:成人患者每天1.5g 顿服,服药 3 天;儿童为每天 40mg/kg,疗程 3 日。③肠外阿米巴病:1.5g,每日1 次顿服,疗程 5 日。④贾第虫病:1.5g 顿服,儿童为每天40mg/kg,给药 7 天	肝功能不全者慎用
喷他脒 pentami-dine	对利什曼原虫、耶氏肺孢子菌、锥虫有杀灭作用	①黑热病和黏膜皮肤利什曼原虫病;②肺孢子菌肺炎;③锥虫病	①黑热病和黏膜皮肤利什曼原虫病:4mg/kg,每日或隔日 1 次,连用 14 次,深部肌内注射;②肺孢子菌肺炎:每日 4mg/kg,静脉滴注,连用14~21天;③锥虫病:每日4mg/kg,疗程为 10 天	该药可致肾毒性、低血压(静脉给药时)、低血糖或高血糖、白细胞降低。用药期间应严密随访血生化及周围血象检查;孕妇、哺乳期妇女、血液病、心脏病、糖尿病、肝肾功能不全患者避免用本品

第三章

常见感染性疾病的抗感染治疗

第一节 血 流 感 染

治疗原则

1. 血流感染（BSI）是指由细菌、真菌等病原微生物入侵血流所致的全身性感染，血培养可获阳性结果。本节仅简要叙述 BSI 的治疗原则及抗感染治疗。由于血流感染病情危急，而病原菌常无法在短期内检出，故在血流感染临床诊断初步确立，留取血和其他相关标本送培养后应立即开始经验治疗。抗菌药物的选用则可依据患者发病场所、原发病灶、免疫功能及所在处细菌耐药状况等流行病学资料综合考虑其可能的病原，给予适宜的抗感染经验治疗。

2. 在获取病原检查及药敏试验结果后，对经验治疗反应不满意者，可依据药敏结果调整用药。

3. 抗菌药物可单用，亦可采用两种具协同作用的药物联合应用；但在铜绿假单胞菌、耐甲氧西林葡萄球菌或肠球菌 BSI 时需联合用药。治疗开始时需静脉用药，以保证疗效，病情稳定后可根据情况改为口服或肌内注射。

4. 通常需用药至体温正常后 7~10 日，有迁徙性病灶者需用药至病灶消失，必要时尚需配合外科引流或扩创等措施。

血流感染的抗感染经验治疗见表 3-1,病原治疗见表 3-2。

表 3-1 血流感染的抗感染经验治疗

可能的感染源及入侵途径、发病场所、其他伴随情况	常见的病原微生物	宜选药物	可选药物	备注
疖、蜂窝织炎等皮肤软组织感染,社区发病	金葡菌,以甲氧西林或苯唑西林敏感株为主	苯唑西林或氯唑西林、头孢噻吩或头孢唑林	头孢呋辛、克林霉素、磷霉素钠	
静脉留置导管、体内人工装置、术后切口感染,医院内发病	葡萄球菌属,以甲氧西林或苯唑西林耐药株可能大	万古霉素或去甲万古霉素	达托霉素、磷霉素钠、利福平	磷霉素钠或利福平宜与万古(去甲万古)霉素联用,宜拔除导管,并送培养
腹腔感染、胆道感染,医院内或社区发病	大肠埃希菌等肠杆菌科细菌、脆弱拟杆菌等厌氧菌	哌拉西林/他唑巴坦或氨苄西林/舒巴坦或头孢哌酮/舒巴坦或厄他培南、美罗培南等碳青霉烯类	注射用第三代头孢菌素或环丙沙星、左氧氟沙星+甲硝唑或莫西沙星	

222

可能的感染源及入侵途径、发病场所、其他伴随情况	常见的病原微生物	宜选药物	可选药物	备注
社区获得性肺炎	肺炎链球菌、金葡菌、肺炎克雷伯菌等革兰氏阴性杆菌	左氧氟沙星或莫西沙星、头孢曲松或头孢噻肟	哌拉西林/他唑巴坦或厄他培南	
医院获得性肺炎、机械通气者	肠杆菌科细菌、铜绿假单胞菌、鲍曼不动杆菌、金葡菌	亚胺培南或美罗培南等碳青霉烯类或哌拉西林/他唑巴坦或头孢哌酮/舒巴坦	环丙沙星或左氧氟沙星±氨基糖苷类,头孢他啶或头孢吡肟±氨基糖苷类	
大面积烧伤后创面感染	金葡菌(甲氧西林耐药)、肠杆菌科细菌、铜绿假单胞菌、真菌	万古(去甲万古)霉素+头孢他啶或头孢吡肟	万古(去甲万古)霉素±哌拉西林/他唑巴坦或头孢哌酮/舒巴坦或环丙沙星或左氧氟沙星	
妇科手术后、流产后、分娩后	B群链球菌、大肠埃希菌、肠球菌属、脆弱拟杆菌	氨苄西林/舒巴坦、阿莫西林/克拉维酸	第三代头孢菌素或氟喹诺酮类+甲硝唑	

可能的感染源及入侵途径、发病场所、其他伴随情况	常见的病原微生物	宜选药物	可选药物	备注
免疫缺陷者、免疫抑制剂应用、广谱抗菌药应用、留置静脉导管、胃肠外营养液应用	念珠菌属	氟康唑或卡泊芬净等棘白菌素类	两性霉素B、氟胞嘧啶（常需联合应用）	

表 3-2　血流感染的病原治疗

病原菌	宜选药物	可选药物	备注
金葡菌和凝固酶阴性葡萄球菌			
甲氧西林或苯唑西林敏感	苯唑西林或氯唑西林	头孢噻吩、头孢唑林、头孢呋辛、磷霉素钠	有青霉素类过敏性休克史者不宜选用头孢菌素类
甲氧西林或苯唑西林耐药	万古霉素或去甲万古霉素	达托霉素、万古霉素+利福平或磷霉素钠、替考拉宁	万古霉素或去甲万古霉素宜联合利福平或磷霉素钠
肺炎链球菌			
青霉素敏感（PSSP）	青霉素	阿莫西林、头孢噻吩、头孢唑林、头孢呋辛	并发脑膜炎者青霉素剂量需增大

病原菌	宜选药物	可选药物	备注
青霉素耐药（PRSP）	万古霉素或去甲万古霉素	左氧氟沙星、头孢曲松、头孢吡肟、亚胺培南、美罗培南	并发脑膜炎者可选用头孢曲松或头孢吡肟联合万古（去甲万古）霉素，不宜选用亚胺培南，可选用美罗培南
溶血性链球菌	青霉素	阿莫西林、头孢噻吩、头孢唑林、头孢呋辛	
肠球菌			
氨苄西林敏感	氨苄西林或青霉素＋氨基糖苷类	万古霉素或去甲万古霉素	并发脑膜炎者青霉素剂量需增大
氨苄西林耐药，万古霉素敏感	万古霉素或万古霉素＋氨基糖苷类	利奈唑胺	万古霉素与氨基糖苷类联合应用时需严密监测耳、肾毒性的发生
氨苄西林耐药，万古霉素耐药	利奈唑胺或达托霉素	替考拉宁	万古霉素耐药肠球菌（VRE）菌株间敏感性差异大，宜根据药敏结果选药
大肠埃希菌、肺炎克雷伯菌等克雷伯菌属			
ESBLs 阴性	头孢噻肟、头孢曲松等第三代头孢菌素	环丙沙星等氟喹诺酮类、氨曲南、氨苄西林/舒巴坦、氨基糖苷类	菌株之间对药物敏感性差异大，需根据药敏结果选用。需注意大肠埃希菌对氟喹

病原菌	宜选药物	可选药物	备注
			诺酮类耐药者多见，氨基糖苷类常为联合用药
ESBLs 阳性	碳青霉烯类	头孢哌酮/舒巴坦、哌拉西林/他唑巴坦、环丙沙星等氟喹诺酮类、氨基糖苷类	同上
肠杆菌属、黏质沙雷菌、枸橼酸菌属	头孢吡肟等第四代头孢菌素	碳青霉烯类、环丙沙星等氟喹诺酮类	菌株之间对药物敏感性差异大，需根据药敏结果选用
不动杆菌属	氨苄西林/舒巴坦或头孢哌酮/舒巴坦	碳青霉烯类、氨基糖苷类、氟喹诺酮类、多黏菌素类	同上
碳青霉烯类耐药肠杆菌科细菌（CRE）	多黏菌素 E 或多黏菌素 B+碳青霉烯类		
铜绿假单胞菌	头孢他啶、头孢哌酮、头孢吡肟、哌拉西林等抗铜绿假单胞菌 β-内酰胺类联合氨基糖苷类	头孢哌酮/舒巴坦、哌拉西林/他唑巴坦、碳青霉烯类、环丙沙星或左氧氟沙星联合氨基糖苷类	同上，一般需联合用药

病原菌	宜选药物	可选药物	备注
嗜麦芽窄食单胞菌	SMZ-TMP	替卡西林/克拉维酸、环丙沙星等氟喹诺酮类、头孢他啶	需根据药敏结果选用药物
脆弱拟杆菌	甲硝唑	氯霉素、克林霉素、碳青霉烯类	
念珠菌属			
非中性粒细胞减少患者	卡泊芬净等棘白菌素类	氟康唑、两性霉素 B 含脂制剂（LFAmB）或 AmB 去氧胆酸盐（AmB-D），或伏立康唑	非危重患者且不属氟康唑耐药念珠菌者可替代选用氟康唑作初治药物
中性粒细胞减少患者	卡泊芬净等棘白菌素类	氟康唑或伏立康唑、LFAmB	非危重患者且先前未用唑类药物者可替代选用氟康唑，若需覆盖霉，推荐用伏立康唑

主要参考文献

[1] 汪复,张婴元.实用抗感染治疗学. 2 版. 北京;人民卫生出版社,2012, 591-603

[2] BENNETT J E,DOLIN R,BLASER M J. Mandell,Douglas,and Bennett's Principles and Practice of Infectious Diseases. 8th ed. Philadelphia: ELSEVIER Saunders,2015,914-934.

[3] 胡付品,朱德妹,汪复,等. 2015 年 CHINET 细菌耐药性监测. 中国感染与化疗杂志,2016,16（6）:685-694.

[4] 李光辉,姚志文,林东昉,等. 医院获得性血流感染 395 例临床分析. 中华传染病杂志,2008,26（12）:729-733.

第二节 感染性心内膜炎

治疗原则

治愈本病的关键在于杀灭心内膜或心瓣膜赘生物中的病原微生物。

1. 尽早进行病原学检查,在进行抗微生物经验治疗前送血培养。获病原菌后进行药敏试验,根据病情,按药敏试验结果调整抗菌治疗方案。

2. 未获病原微生物前需根据患者原发病、诱因、发病场所等流行病学资料,考虑其可能的病原微生物,给予适宜的抗感染经验治疗。

3. 根据病原选用杀菌剂,应选择具有协同抗菌作用的两种抗菌药联合应用。

4. 抗菌药治疗剂量应高于一般常用量,为治疗剂量范围的高限。

5. 静脉给药。

6. 疗程宜充足,一般4~6周,人工瓣膜心内膜炎、真菌性心内膜炎疗程需6~8周或更长,以降低复发率。

7. 部分患者尚需配合外科手术治疗。

心内膜炎的病原菌分布见表3-3,抗菌治疗方案见表3-4。

表 3-3　自身瓣膜心内膜炎和人工瓣膜心内膜炎的病原菌分布 *

NVE	PVE（发病距心脏手术时间）		
	≤ 2 个月	> 2~12 个月	> 12 个月
草绿色链球菌	凝固酶阴性葡萄球菌	凝固酶阴性葡萄球菌	链球菌
金葡菌	金葡菌	金葡菌	金葡菌
其他链球菌	需氧革兰氏阴性杆菌	肠球菌	肠球菌
肠球菌	肠球菌	链球菌	凝固酶阴性葡萄球菌
需氧革兰氏阴性杆菌	真菌	真菌	HACEK 组 **
真菌	棒状杆菌	需氧革兰氏阴性杆菌	需氧革兰氏阴性杆菌
凝固酶阴性葡萄球菌	链球菌		棒状杆菌 真菌

注:* 各列中病原菌由多至少排列;** 包括 *Haemophilus*, *Actinobacillus*, *Cardiobacterium*, *Eikenella*, *Kingella*。

NVE:自身瓣膜心内膜炎　PVE:人工瓣膜心内膜炎

表 3-4　感染性心内膜炎的抗菌治疗方案 [1]

病原菌	抗菌药治疗剂量及方法	疗程（周）	注
草绿色链球菌和牛链球菌青霉素高度敏感株	① 青霉素 每日 1200 万 ~ 1800 万 U, 分 4~6 次 静脉滴注, 或 24 小时持续静脉滴注 或头孢曲松 2g qd 静脉滴注	4 [2]	方案①适用于年龄 > 65 岁者或伴有肾功能损害或第八对脑神经损害的大多数患者。 氨苄西林 2g q4h 静脉滴

病原菌	抗菌药治疗剂量及方法	疗程（周）	注
（青霉素 MIC ≤ 0.12mg/L）	小儿剂量：青霉素每日 20 万 U/kg，分 4~6 次静脉滴注；头孢曲松每日 100mg/kg qd 静脉滴注或肌内注射	4(2)	注可替代青霉素。 PVE 患者青霉素每日 2400 万 U 分 4~6 次静脉滴注，PVE 患者疗程 6 周
	②青霉素每日 1200 万~1800 万 U，分 6 次静脉滴注，或 24 小时持续静脉滴注 或 头孢曲松 2g qd 静脉滴注 联合庆大霉素 1mg/kg q8h 或 3mg/kg qd 静脉滴注 小儿剂量：青霉素、头孢曲松剂量同①小儿剂量；庆大霉素 1mg/kg q8h 或 3mg/kg，每日 1 次静脉滴注或肌内注射	2 2	2 周疗程的治疗方案不宜用于下列患者：已知有心脏或心脏外脓肿，肌酐清除率 < 20ml/min，第八对脑神经功能损伤，*Abiotrophia Granulicatella*，或 *Gemella spp* 感染患者。庆大霉素剂量应依据血药浓度监测结果调整，多次给药者峰浓度 3~4μg/ml，谷浓度 < 1μg/ml
	③万古霉素每日 30mg/kg，分 2 次静脉滴注，或去甲万古霉素每日 1.6g，分 2 次静脉滴注 万古霉素小儿剂量每日 40mg/kg，分 2~3 次静脉滴注	4	万古霉素仅推荐用于不能耐受青霉素或头孢曲松的患者（β-内酰胺类过敏者），万古霉素剂量应调整至血药谷浓度 10~15μg/ml
草绿色链球菌和牛链球菌青	①青霉素每日 2400 万 U，分 6 次静脉滴注，或 24 小时持续静脉滴注或头孢曲	4(2)	PVE 患者推荐 6 周疗程。病原菌为青霉素耐药株

病原菌	抗菌药治疗剂量及方法	疗程（周）	注
霉素相对耐药株[2]（青霉素 MIC > 0.12mg/L，≤ 0.5mg/L）	松 2g qd 静脉滴注联合庆大霉素 1mg/kg q8h 静脉滴注	2	（MIC > 0.5μg/ml）时治疗方案按肠球菌心内膜炎
	②万古霉素每日 30mg/kg，分 2 次静脉滴注或去甲万古霉素每日 1.6g，分 2 次静脉滴注	4[3]	万古霉素仅推荐用于不能耐受青霉素或头孢曲松的患者（β-内酰胺类过敏者）进行血药浓度监测，参见上述
肠球菌青霉素和氨基糖苷类敏感	①氨苄西林每日 12g，分 6 次静脉滴注联合庆大霉素 1mg/kg q8h 静脉滴注或肌内注射	4~6[3] 4~6[3]	NVE：出现 IE 症状 ≤ 3 个月者推荐 4 周疗程；症状 > 3 个月者推荐 6 周疗程。PVE 和心脏其他部位修复者，疗程至少 6 周
	②青霉素每日 1800~3000 万 U，24 小时持续静脉滴注或分 6 次静脉滴注联合庆大霉素 1mg/kg q8h 静脉滴注或肌内注射	4~6[3] 4~6[3]	
青霉素敏感、氨基糖苷类耐药	氨苄西林每日 12g，分 6 次静脉滴注联合头孢曲松 2g q12h 静脉滴注	6	两种 β-内酰胺类抗生素的联合有益于原有肾功能损害及第八对脑神经功能异常的患者。疗程至少 6 周

病原菌	抗菌药治疗剂量及方法	疗程（周）	注
青霉素耐药,万古霉素和氨基糖苷类敏感	万古霉素每日 30mg/kg,分 2 次静脉滴注	4~6[3]	此方案也用于 β- 内酰胺类过敏患者
	或去甲万古霉素每日 1.6g,分 2 次静脉滴注	4~6[3]	万古霉素疗程推荐 6 周。万古霉素、庆大霉素均应进行血药浓度监测
	联合庆大霉素 1mg/kg q8h 静脉滴注或肌内注射	4~6[3]	
葡萄球菌 NVE 甲氧西林敏感	苯唑西林或萘夫西林每日 12g,分 4~6 次静脉滴注	4~6	NVE 患者不推荐联合庆大霉素,因有明显肾毒性且无明确的临床受益。对青霉素类过敏者可选用头孢唑林,但必须除外有青霉素即刻型过敏反应史即过敏性休克史的患者
	或头孢唑林每日 6g,分 3 次静脉滴注	4~6	
NVE 甲氧西林耐药	万古霉素每日 30mg/kg,分 2 次静脉滴注,或去甲万古霉素每日 1.6g,分 2 次静脉滴注	6	调整万古霉素剂量至谷浓度 10~20μg/ml。此方案也可用于对青霉素有即刻型过敏反应史的甲氧西林敏感葡萄球菌 NVE 者
PVE 甲氧西林敏感	苯唑西林或萘夫西林每日 12g,分 6 次静脉滴注	≥6	
	联合利福平每日 900mg,分 3 次口服或日 1 次静脉滴注	≥6	
	联合庆大霉素每日 3mg/kg,分 3 次静脉滴注	2	

病原菌	抗菌药治疗剂量及方法	疗程（周）	注
PVE 甲氧西林耐药	万古霉素每日 30mg/kg，分 2 次静脉滴注或去甲万古霉素每日 1.6g，分 2 次静脉滴注	≥6	调整万古霉素剂量至谷浓度 10~20μg/ml
	联合利福平每日 900mg，分 3 次口服或每日 1 次静脉滴注或联合磷霉素钠每日 15~20g，分 3~4 次静脉滴注	≥6	
	联合庆大霉素每日 3mg/kg，分 3 次静脉滴注	2	
HACEK 组[4]	头孢曲松 2g qd 静脉滴注或氨苄西林/舒巴坦 3g q6h 或氨苄西林 2g q4h 静脉滴注	4	PVE 患者疗程 6 周。此仅用于细菌药敏结果对氨苄西林敏感者
肠杆菌科细菌	广谱青霉素类或头孢菌素类等 β-内酰胺类联合氨基糖苷类	≥6	需依据细菌药敏选用药物，疗程需 6~8 周或更长。β-内酰胺类中尚可选用 β-内酰胺类及酶抑制剂复方、碳青霉烯类，联合用药尚可选用氟喹诺酮类
铜绿假单胞菌	抗铜绿假单胞菌青霉素类或头孢菌素类联合妥布霉素或庆大霉素	≥6	同上
念珠菌属	两性霉素 B 每日 0.6~1mg/kg 或两性霉素 B 含脂制剂每日 3~5mg/kg	6~8	

病原菌	抗菌药治疗剂量及方法	疗程（周）	注
	联合氟胞嘧啶 25mg/kg qid。对于病情稳定、血培养转阴的氟康唑敏感念珠菌感染者，可转为氟康唑每日 400~800mg（6~12mg/kg）治疗		
巴尔通体属	怀疑 IE 者：头孢曲松 2g qd×6 周＋庆大霉素 1mg/kg q8h×2 周＋多西环素 100mg bid 静脉滴注或口服×6 周 证实 IE 者：多西环素 100mg bid 静脉滴注或口服×6 周＋庆大霉素 1mg/kg q8h 静脉滴注×11 日		
贝纳柯克斯体（Q 热病原）	多西环素 100mg bid 口服＋羟氯喹每日 600mg，疗程至少 18 个月		
Tropheryma whipplei（惠普尔病病原）	多西环素每日 200mg＋羟氯喹每日 200~600mg 口服，疗程≥18 个月		需长期治疗，最宜疗程尚不知

注:（1）表中剂量未注明者所列均为成人剂量。

（2）表中所列为草绿色链球菌 NVE 的抗菌治疗方案，对 PVE 抗菌治疗方案见正文有关内容。

（3）PVE 疗程为 6 周。

（4）包括 *Haemophilus*，*Actinobacillus*，*Cardiobacterium*，*Eikenella*，*Kingella*。

主要参考文献

[1] BENNETT J E, DOLIN R, BLASER M J. Mandell, Douglas, and Bennett's Principles and Practice of Infectious Diseases. 8th ed. Philadelphia: ELSEVIER Saunders, 2015, 990-1040.

[2] GILBERT D N, CHAMBERS H F, ELIOPOULOS G M, et al. The Sanford Guide to Antimicrobial Therapy. 46th ed. Sperryville: Antimicrobial Therapy, Inc., 2016: 28-30

第三节　急性细菌性脑膜炎

中枢神经系统感染主要包括脑膜炎、脑脊髓膜炎、脑膜脑炎、脑脓肿等,临床上以脑膜炎最常见。引起中枢神经系统感染的病原菌可为细菌、病毒、真菌及结核分枝杆菌等。在急性病程者中以细菌性脑膜炎为常见。本节主要叙述急性细菌性脑膜炎的抗菌治疗方案。

治疗原则

1. 在应用抗感染药物治疗前尽早进行脑脊液涂片革兰氏染色及常规、生化检查、脑脊液培养和血培养检查。有皮肤瘀点、瘀斑者取瘀点或瘀斑作涂片革兰氏染色检查。

2. 尽早开始抗感染药经验治疗。获知病原学检查及药敏试验结果后,根据经验治疗的疗效和药敏试验结果调整用药。

3. 选用易透过血脑屏障的药物,宜选用杀菌剂,用最大治疗剂量静脉给药以保证脑脊液中达到有效药物浓度。

4. 根据药动学/药效学特点选用抗菌药物,β-内酰胺类属时间依赖性抗菌药物,应多次静脉给药,务必使脑脊液中药物浓度长期超过药物对致病菌的最低杀菌浓度(MBC),根据药动学/药效学特点属浓度依赖性的氨基糖苷类可每日1次给药,依据病情也可一日多次给药。

5. 应尽可能避免鞘内注射给药,仅在药物不能在脑脊液中达到有效治疗浓度时应用。

6. 细菌性脑膜炎的疗程因不同病原菌而异。流行性脑脊髓膜炎和流感嗜血杆菌脑膜炎的疗程一般为7天,肺炎链球菌脑膜炎为10~14天,B群链球菌脑膜炎14~21天。李斯特菌脑膜炎至少21天(免疫缺陷者可更长)。革兰氏阴性杆菌脑膜炎复发率高,疗程至少4周,继发于心内膜炎的链球菌属和肠球菌属脑膜炎疗程需4~6周。

7. 部分并发脑脓肿患者除抗菌治疗外,尚需手术引流。

急性细菌性脑膜炎的经验治疗见表3-5,急性细菌性脑膜炎的病原治疗见表3-6。

表3-5 急性细菌性脑膜炎的经验治疗

感染种类(临床诊断)	相伴情况	可能的病原菌	抗菌药物	
			宜选药物	可选药物
细菌性脑膜炎				
年龄	<1个月	无乳链球菌、大肠埃希菌、李斯特菌其他革兰氏阴性、阳性菌	氨苄西林 100mg/kg 静脉滴注 q6h+头孢噻肟 50mg/kg,静脉滴注 q6h	氨苄西林 + 庆大霉素 [1]2.5mg/kg,q8h

感染种类（临床诊断）	相伴情况	可能的病原菌	抗菌药物	
			宜选药物	可选药物
	1个月~50岁	肺炎链球菌、脑膜炎奈瑟菌、流感嗜血杆菌（少见）	头孢噻肟成人剂量 2g 静脉滴注 q4~6h 或头孢曲松 2g 静脉滴注 q12h+万古霉素 15mg/kg 静脉滴注 q8h[1,2,3]	美罗培南 2g q8h（儿童 40mg/kg q8h）+万古霉素静脉滴注
	>50岁或酗酒或有严重基础疾病或细胞免疫缺陷者	肺炎链球菌、李斯特菌、需氧革兰氏阴性杆菌	氨苄西林 2g 静脉滴注 q4h+头孢噻肟或头孢曲松+万古霉素	美罗培南+万古霉素
	颅底骨折	肺炎链球菌、流感嗜血杆菌、化脓性链球菌	万古霉素+头孢噻肟或头孢曲松	
	神经外科手术后、脑外伤或耳蜗植入术后	表皮葡萄球菌（以下简称为表葡菌）、金葡菌、凝固酶阴性葡萄球菌、需氧和兼性厌氧革兰氏阴性杆菌（包括铜绿假单胞菌和鲍曼不动杆菌）	万古霉素+头孢他啶成人 2g 静脉滴注 q8h，儿童 50mg/kg q8h 或万古霉素+头孢吡肟成人 2g q8h，儿童 50mg/kg q8h 均静脉滴注。青霉素或头孢菌素类严重过敏者：氨曲南 2g 静脉滴注 q6~8h	美罗培南+万古霉素

注:1. 新生儿、婴幼儿必须在对庆大霉素、万古(去甲万古)进行血药浓度监测(TDM)情况下方可应用,无条件进行 TDM 者不可选用上述药物。

2. 婴儿在无明确革兰氏阴性杆菌感染时可单用万古霉素,但必须在 TDM 条件下应用。

3. 万古霉素用于疑为肺炎链球菌所致感染时仅适用于青霉素过敏患者。

表 3-6　急性细菌性脑膜炎的病原治疗 [1]

病原	首选药物	可选药物	备注
脑膜炎奈瑟菌 青霉素 MIC < 0.1mg/L	青霉素 400 万 U 静脉滴注 q4h 或氨苄西林 2g q4h 静脉滴注	头孢曲松 2g 静脉滴注 q12h,头孢噻肟 2g q4~6h,β-内酰胺类过敏者;氯霉素 1g q6h 静脉滴注	罕有氯霉素耐药者,氟喹诺酮类有耐药株
青霉素 MIC 0.1~1.0mg/L	头孢曲松 2g 静脉滴注 q12h 或头孢噻肟 2g q4~6h 静脉滴注,β-内酰胺过敏者选用氯霉素	美罗培南 2g 静脉滴注 q8h,莫西沙星 400mg qd 静脉滴注 [2]	
肺炎链球菌 青霉素 MIC ≤ 0.06mg/L	青霉素或氨苄西林	头孢曲松、氯霉素	
青霉素 MIC 0.12~1.0mg/L	头孢曲松或头孢噻肟	头孢吡肟 2g 静脉滴注 q8h 或美罗培南 2g 静脉滴注 q8h	
青霉素 MIC ≥ 2mg/L 或 头孢曲松 MIC ≥ 1mg/L	万古霉素 15~20mg/kg 静脉滴注 q8~12h+ 头孢曲松或头孢噻肟	莫西沙星 [2]	如头孢曲松 MIC ≥ 2mg/L,万古霉素 + 头孢曲松或头孢噻肟 + 利福平 600mg qd

病原	首选药物	可选药物	备注
无乳链球菌	氨苄西林或青霉素 ± 氨基糖苷类[3]	头孢曲松或头孢噻肟或万古霉素	
葡萄球菌属			
甲氧西林敏感	苯唑西林 12g/d 分 6 次	万古霉素(青霉素过敏者)	
甲氧西林耐药	万古霉素 + 利福平	SMZ-TMP(以其中 TMP 计)5mg/kg q8~12h 或利奈唑胺 600mg q12h 静脉滴注或达托霉素	
单核细胞增多性李斯特菌	氨苄西林或青霉素 + 庆大霉素首剂 2mg/kg,然后 1.7mg/kg	美罗培南,青霉素过敏者选择 SMZ-TMP	
流感嗜血杆菌			
非产酶株	氨苄西林	青霉素过敏者选择头孢噻肟或头孢曲松或氯霉素或头孢吡肟或氨曲南或氟喹诺酮类[2]	
产酶株	头孢曲松或头孢噻肟	青霉素过敏者选择氯霉素或头孢吡肟或氨曲南或环丙沙星[2]	
肠杆菌科细菌	头孢曲松或头孢噻肟	氨曲南或氟喹诺酮类或 SMZ-TMP 或美罗培南	

病原	首选药物	可选药物	备注
铜绿假单胞菌	头孢他啶 2g q8h 或头孢吡肟 + 庆大霉素	氨曲南或氟喹诺酮类[2]或美罗培南 + 氨基糖苷类[3] 美罗培南 + 氨基糖苷类	
鲍曼不动杆菌	美罗培南	黏菌素或多黏菌素 B	需依据病原菌药敏选择用药

注:1. 表中均为成人肾、肝功能正常者剂量,首次出现注明剂量,以下剂量相同者不再重复。

2. 18 岁以下未成年人及癫痫患者避免用氟喹诺酮类,有青霉素过敏性休克史者避免选用头孢菌素类。

3. 凡应用庆大霉素等氨基糖苷类、万古(去甲万古)霉素者均应进行血药浓度监测(TDM),小儿及老年患者中不能进行 TDM 者,不宜选用上述药物。

主要参考文献

[1] BENNETT J E,DOLIN R,BLASER M J. Principles and Practice of Infectious Diseases. 8th ed. Philadelphia:Churchill Livingstone,2015.

[2] GILBERT D N,MOELLERING R C,ELIOPOULOS G M et al. The Sanford Guide to Antimicrobial Therapy 45th ed. Sperryville:Antimicrobial Therapy, Inc.,2015.

[3] van de BEEK D,CABELLOS C,DZUPOVA O,et al. ESCMID guideline: diagnosis and treatment of acute bacterial meningitis. Clin Microbiol Infect, 2016,22(Suppl 3):S37-S62.

第四节　呼吸系统感染

急性呼吸系统感染是最常见的社区获得性感染。急性咽炎、急性中耳炎、急性鼻窦炎、急性支气管炎等大多系病毒感染,多由鼻病毒、流感病毒、副流感病毒、腺病毒、冠状病毒、呼吸道合胞病毒等引起,其病程有自限性,不需使用抗菌药,予以对症治疗即可痊愈。少数患者可为细菌性感染或在病毒感染基础上继发细菌性感染,此时应予以抗菌治疗。本节叙述急性细菌性上、下呼吸道感染及慢性阻塞性肺疾病伴急性细菌感染的抗菌治疗原则、经验治疗及病原治疗。

急性细菌性咽炎及扁桃体炎

患者咽部和扁桃体有渗出物,颈部或颌下淋巴结肿大,发热伴外周血白细胞及中性粒细胞升高有助于细菌性感染的临床诊断。如患者已出现猩红热样皮疹,或有扁桃体周围脓肿,即可诊断为细菌性感染。

急性细菌性咽炎及扁桃体炎的病原菌主要为 A 群 β 溶血性链球菌(以下简称 A 群链球菌),少数为 C 群或 G 群 β 溶血性链球菌,偶为白喉棒状杆菌等。

(一)治疗原则

1. 针对 A 群链球菌进行抗感染治疗。

2. 给药前先留取咽/扁桃体拭子培养,有条件者同时作快速抗原检测试验(RADT)以进行病原诊断。

3. 由于溶血性链球菌感染后可能发生非化脓性并发症——急性风湿热和急性肾小球肾炎,因此抗菌治疗应以清除病灶中细菌为目的,疗程至少10天。

（二）经验治疗

治疗急性细菌性咽炎及扁桃体炎的首选药物为青霉素,可注射青霉素或普鲁卡因青霉素或苄星青霉素;或口服青霉素V或阿莫西林混悬液（小儿）。对青霉素过敏的患者可改用红霉素、琥乙红霉素、阿奇霉素、克拉霉素或克林霉素等口服;也可选用第二代或第一代口服头孢菌素,但既往有青霉素过敏性休克史的患者应除外。

（三）病原治疗

急性A群链球菌咽炎及扁桃体炎的抗菌治疗见表3-7。

表3-7 急性A群链球菌咽炎及扁桃体炎的抗菌治疗

宜选药物	用法	可选药物	备注
青霉素V	成人每次250mg,每日3~4次口服;小儿每次8~12mg/kg,q6~8h口服	红霉素等大环内酯类[1]、克林霉素 头孢氨苄、头孢羟氨苄、头孢拉定、头孢洛、头孢呋辛酯、头孢丙烯等第一、第二代口服头孢菌素[2]	红霉素等大环内酯类、克林霉素用于青霉素过敏者替代选用。 头孢菌素不可用于对青霉素类或其他β-内酰胺类有过敏性休克史者。 苄星青霉素用于预计难
阿莫西林（混悬液）	替代青霉素V用于幼儿,每次10~15mg/kg,q6~8h口服		
青霉素	成人每日80万~120万U,分3~4次肌内注射;小儿每次2.5万~5万U/kg,q6~8h肌内注射		
普鲁卡因青霉素	成人每次40万U,每日1~2次肌内注射。小儿体重<45kg者,每次20万~40万U,每日1~2次肌内注射;体重>45kg者,同成人剂量		

宜选药物	用法	可选药物	备注
			以完成口服10日疗程者
苄星青霉素	成人120万U单剂肌内注射。小儿体重＜30kg者，每次30万~60万U。均每2~4周1次肌内注射		

注：1. 国内A群链球菌对红霉素和克林霉素耐药率为95%~96%；

2. 为清除A群链球菌，各种口服抗菌药的疗程均至少10日，虽有口服第二、三代头孢菌素，阿奇霉素，克拉霉素治疗疗程≤5天的报道，但国内和国际多个指南均推荐疗程至少10日。

急性细菌性中耳炎

病毒性上呼吸道感染可出现轻度中耳炎表现，不需用抗菌药，但如表现为急性起病的耳部疼痛、听力下降、发热、鼓膜进行性充血和膨隆，或已有鼓膜穿孔伴渗液，尤其是黄色脓液时，则需考虑急性细菌性中耳炎的临床诊断，应予以抗菌治疗。急性细菌性中耳炎的病原菌以肺炎链球菌、流感嗜血杆菌和卡他莫拉菌最为常见，三者约占病原菌的80%；少数为A群溶血性链球菌、金黄色葡萄球菌等。

（一）治疗原则

1. 中耳有渗液时需采标本作细菌培养及药敏试验。

2. 抗菌治疗应覆盖肺炎链球菌、流感嗜血杆菌和卡他莫拉菌。

3. 疗程7~10天，以减少复发。

（二）经验治疗

1. 初治宜口服阿莫西林。如当地流感嗜血杆菌、卡他莫拉菌产β-内酰胺酶菌株多见时，也可选用阿莫西林/克拉维酸口服。2岁以下儿童疗程10天，2岁以上疗程5-7天。

2. 发病前1个月内使用过抗菌药者，选用大剂量阿莫西林或阿莫西林/克拉维酸，或头孢克洛，或头孢丙烯，或头孢呋辛酯，或复方磺胺甲噁唑。

3. 用药3天无效患者，应考虑为耐药肺炎链球菌引起，如此前（不包括最近3天）1个月内未用抗菌药者，选用大剂量阿莫西林/克拉维酸、头孢丙烯、头孢呋辛酯口服或头孢曲松肌内注射；如果此前1个月内使用过抗菌药者，选用头孢曲松肌内注射。

（三）病原治疗

急性细菌性中耳炎的抗菌治疗见表3-8。

表3-8　急性细菌性中耳炎的抗菌治疗

病原菌	宜选药物	可选药物	备注
流感嗜血杆菌	阿莫西林、阿莫西林/克拉维酸	复方磺胺甲噁唑、头孢克洛、头孢呋辛酯、头孢丙烯等口服头孢菌素	国内44%菌株对氨苄西林耐药（中国感染与化疗杂志2016，16:685）
肺炎链球菌	青霉素或阿莫西林	氨苄西林、头孢噻肟或头孢曲松、氟喹诺酮类	国内儿童分离株中青霉素不敏感（中介及耐药）肺炎链球菌约为14%，成人分离株8%（按CLSI新的静

病原菌	宜选药物	可选药物	备注
			脉用药判断标准,中国感染与化疗杂志2016,16:685）。儿童患者避免应用氟喹诺酮类
卡他莫拉菌	复方磺胺甲噁唑、头孢克洛、头孢呋辛酯、头孢丙烯等口服头孢菌素	阿莫西林/克拉维酸、氨苄西林/舒巴坦、氟喹诺酮类	近100%菌株产β-内酰胺酶

急性细菌性鼻窦炎

急性细菌性鼻窦炎常继发于病毒性上呼吸道感染,以累及上颌窦者为多见。病原菌以肺炎链球菌和流感嗜血杆菌最为常见,两者约占病原菌的50%以上;卡他莫拉菌在成人和儿童中各约占病原菌的10%和20%;尚有少数为厌氧菌、金黄色葡萄球菌、化脓性链球菌及其他革兰氏阴性杆菌。

（一）治疗原则

1. 初始治疗宜选用能覆盖肺炎链球菌、流感嗜血杆菌和卡他莫拉菌的抗菌药物。在获知细菌培养及药敏试验结果后,必要时再加以调整。

2. 局部用血管收缩药,以利于鼻窦内渗液引流。

3. 疗程10~14天,以减少复发。

（二）经验治疗

急性细菌性鼻窦炎宜选用阿莫西林或氨苄西林,亦可选用阿莫西林/克拉维酸、复方磺胺甲噁唑、头孢克洛、头孢丙烯;小儿患者可用阿莫西林/克拉维酸混悬液,但3个月以下患儿由于肾功能未发育完全,药物排泄延迟,剂量应适当调整。青霉素过敏成人患者可选用氟喹诺酮类,儿童可选用阿奇霉素、克拉霉素等大环内酯类口服。

（三）病原治疗

病原治疗与急性细菌性中耳炎相同。

急性气管支气管炎

本病是累及气管、支气管的急性炎症,主要由鼻病毒、流感病毒、腺病毒、呼吸道合胞病毒等引起,偶由肺炎支原体、肺炎衣原体或百日咳鲍特菌引起。

（一）治疗原则

1. 本病病程多呈自限性,以对症治疗为主,不需常规使用抗菌药物。

2. 少数病例由肺炎支原体、百日咳鲍特菌或肺炎衣原体引起,可给予抗菌药物治疗。

（二）经验治疗

青少年及成人急性气管支气管炎常由病毒引起,由肺炎支原体及肺炎衣原体所致者分别仅占 5% 左右,故不推荐常规使用抗菌药。

咳嗽时间超过 2 周为慢性咳嗽,应考虑其他疾病或特殊病原。由百日咳或副百日咳鲍特菌引起的百日咳患者,选用红霉素、阿奇霉素或克拉霉素等大环内酯类。疗程为红霉素 14 日,克拉霉素 7 日,阿奇霉素 5 日。

免疫功能缺陷者、营养缺乏病者、原有呼吸道疾患者、小婴儿患者,在病毒性急性支气管炎基础上易继发细菌性感染。病程 > 7 天,咳嗽明显加重伴痰量增多或脓痰增多者,外周白细胞增高等均提示继发细菌感染可能,病原体以肺炎链球菌、流感嗜血杆菌、卡他莫拉菌、金黄色葡萄球菌为多见,可应用抗菌谱覆盖上述病原菌的抗菌药作为经验治疗。选用药物为阿莫西林、头孢氨苄、头孢拉定、头孢克洛、头孢呋辛、头孢丙烯等。

（三）病原治疗

1. 肺炎支原体或百日咳鲍特菌感染,选用红霉素、阿奇霉素、克拉霉素等大环内酯类。

2. 肺炎衣原体感染,选用多西环素,或红霉素等大环内酯类。

3. 急性支气管炎继发细菌感染的抗菌治疗参见慢性阻塞性肺疾病急性发作的病原治疗。

慢性阻塞性肺疾病急性发作

慢性阻塞性肺疾病急性发作（AECOPD）可由感染、空气污染、吸烟、劳累等多因素引起。在临床表现提示细菌性感染的可能性大时,应行抗感染治疗。

（一）治疗原则

1. COPD 急性加重伴痰量增加、脓性痰和气急加重等提示可能存在细菌感染的患者,可应用抗菌药物。

2. 根据临床表现选择针对下述常见病原体的抗菌药物:流感嗜血杆菌、肺炎链球菌、卡他莫拉菌、肺炎支原体、肺炎衣原体及肺炎克雷伯菌等,当 FEV_1/FVC 严重下降时,应注意铜绿假单胞菌感染可能。

3. 对疗效不佳的患者可根据痰液培养和药敏试验结果调整用药。

4. 轻症患者给予口服药,病情较重者可用注射剂。疗程 5~10 日。

（二）经验治疗

细菌感染引起的 AECOPD 的经验治疗见表 3-9。

表 3-9 细菌感染引起的 AECOPD 的经验治疗

临床情况	常见病原体	口服抗菌药	其他口服抗菌药	静脉用抗菌药
轻度发作 无其他基础疾病 3 个月内未用抗菌药	流感嗜血杆菌、肺炎链球菌、卡他莫拉菌、肺炎衣原体	阿莫西林、多西环素、大环内酯类	阿莫西林/克拉维酸、第一代或第二代头孢菌素类	不推荐

临床情况	常见病原体	口服 抗菌药	其他口服 抗菌药	静脉用 抗菌药
中度发作 　有其他基础疾 　病 　3个月内使用 　过抗菌药	同上 耐青霉素肺炎链 球菌或产β-内 酰胺酶肠杆菌科 细菌（肺炎克雷 伯菌、大肠埃希 菌、肠杆菌属）	阿莫西林/ 克拉维酸、 大环内酯类	氟喹诺酮类、 头孢菌素 类	阿莫西林/ 克拉维酸、 头孢菌素 类、氟喹诺 酮类
重度发作 　有其他基础疾 　病 　3个月内使用 　过抗菌药 　有铜绿假单胞 　菌感染危险因 　素，FEV$_1$/FVC 　≤ 30%~50%	同上 +铜绿假单胞菌	氟喹诺酮类	无	氟喹诺酮 类、具抗铜 绿假单胞 菌活性的 β-内酰胺 类

（三）病原治疗

细菌感染引起的 AECOPD 的病原治疗见表 3-10。

表 3-10　细菌感染引起的 AECOPD 的病原治疗

病原	宜选药物	可选药物	备注
流感嗜 血杆菌	氨苄西林、阿莫西林、 氨苄西林/舒巴坦、 阿莫西林/克拉维酸	复方磺胺甲噁唑，头孢 克洛、头孢呋辛酯、头 孢丙烯、头孢泊肟等第 二、三代口服头孢菌 素，氟喹诺酮类	国内44%菌株对 氨苄西林耐药

病原	宜选药物	可选药物	备注
肺炎链球菌	青霉素或阿莫西林	氨苄西林、头孢噻肟或头孢曲松、氟喹诺酮类*	国内口服青霉素类耐药率高,儿童分离株中青霉素不敏感(中介及耐药)肺炎链球菌约14%,成人约8%
卡他莫拉菌	复方磺胺甲噁唑,头孢拉定、头孢克洛、头孢呋辛酯、头孢丙烯等第一、二代口服头孢菌素	氟喹诺酮类、阿奇霉素、克拉霉素、阿莫西林/克拉维酸、氨苄西林/舒巴坦	近100%菌株产β-内酰胺酶
肺炎支原体	大环内酯类	多西环素、左氧氟沙星等氟喹诺酮类	国内对大环内酯类耐药率高,8岁以上儿童可选用多西环素
肺炎衣原体	多西环素	大环内酯类、左氧氟沙星等氟喹诺酮类	
肺炎克雷伯菌等肠杆菌科细菌	头孢克洛、头孢呋辛酯、头孢丙烯、头孢泊肟等第二代或第三代头孢菌素	氟喹诺酮类	

注:* 儿童患者避免应用氟喹诺酮类。

支气管扩张合并细菌感染

（一）治疗原则

1. 支气管扩张症患者合并急性细菌感染时可予抗菌

治疗,并保持呼吸道引流通畅。

2. 送痰培养,根据痰培养及药敏试验结果调整用药。

3. 疗程 7~14 日,治疗铜绿假单胞菌感染患者的疗程可适当延长。

(二)经验治疗

支气管扩张合并急性细菌感染时,常见病原菌为流感嗜血杆菌、肺炎链球菌、厌氧菌等,选用阿莫西林、阿莫西林/克拉维酸、氨苄西林/舒巴坦或口服第二代、第三代头孢菌素;在病程长、重症、合并基础疾病的支气管扩张症患者中,肺炎克雷伯菌等肠杆菌科细菌和铜绿假单胞菌较多见,可选用氟喹诺酮类、第三代或第四代头孢菌素。

(三)病原治疗

支气管扩张合并感染的病原治疗见表 3-11。

表 3-11 支气管扩张合并感染的病原治疗

病原	宜选药物	可选药物
流感嗜血杆菌	阿莫西林/克拉维酸、氨苄西林/舒巴坦	头孢克洛、头孢呋辛酯、头孢丙烯、阿奇霉素、头孢噻肟等
肺炎链球菌	青霉素或阿莫西林	氨苄西林、头孢噻肟或头孢曲松、氟喹诺酮类 *
厌氧菌	阿莫西林/克拉维酸、氨苄西林/舒巴坦	克林霉素、甲硝唑
肺炎克雷伯菌等肠杆菌科细菌	头孢噻肟、头孢曲松	氟喹诺酮类、头孢吡肟

病原	宜选药物	可选药物
铜绿假单胞菌	环丙沙星、左氧氟沙星、头孢他啶、头孢吡肟	哌拉西林/他唑巴坦、抗铜绿假单胞菌头孢菌素 ± 氨基糖苷类

注:* 左氧氟沙星,或莫西沙星,或吉米沙星等。

社区获得性肺炎

(一)治疗原则

1. 尽早开始抗菌药物经验治疗。应选用能覆盖肺炎链球菌、流感嗜血杆菌的药物,需要时加用对肺炎支原体、肺炎衣原体、军团菌属等细胞内病原体有效的药物;有基础疾病患者的病原菌亦可为需氧革兰氏阴性杆菌、金黄色葡萄球菌等。

2. 住院治疗患者入院后应立即采集痰标本,作涂片革兰氏染色检查及培养,并同时送血培养。

3. 轻症患者可口服用药;重症患者选用静脉给药,待临床表现显著改善并能口服时改用口服药。总疗程根据致病菌种类及病情而定,一般 7~14 天。

(二)经验治疗

社区获得性肺炎的经验治疗见表 3-12。

表 3-12　社区获得性肺炎的经验治疗

相伴情况	可能的病原	宜选药物	可选药物
不需住院，无基础疾病，3个月内未使用抗菌药	肺炎链球菌、肺炎支原体、流感嗜血杆菌、肺炎衣原体、呼吸道病毒	（青霉素或氨苄西林或阿莫西林）±[1]大环内酯类[2]、多西环素、口服呼吸喹诺酮类[3]	
不需住院，有基础疾病，3个月内使用过抗菌药	同上，有耐青霉素肺炎链球菌、金葡菌、革兰氏阴性杆菌、厌氧菌感染可能	（大剂量阿莫西林或氨苄西林/舒巴坦或阿莫西林/克拉维酸[4]）±大环内酯类[2]、（头孢泊肟或头孢丙烯或头孢曲松）±大环内酯类[2]、多西环素	呼吸喹诺酮类[3]
需住院，非住ICU患者	同上，军团菌属、厌氧菌、革兰氏阴性菌、金葡菌	（头孢呋辛或头孢噻肟或头孢曲松）±大环内酯类[2]（氨苄西林/舒巴坦或阿莫西林/克拉维酸）±大环内酯类[2]	呼吸喹诺酮类[3]，厄他培南（可用于考虑为产超广谱 β-内酰胺酶革兰氏阴性杆菌感染时）±大环内酯类[2]
重症患者需住ICU	同上，金葡菌、军团菌属、革兰氏阴性杆菌	（头孢曲松或头孢噻肟或氨苄西林/舒巴坦）±大环内酯类[2]或呼吸喹诺酮类[3]	有铜绿假单胞菌感染可能者,(哌拉西林/他唑巴坦或头孢吡肟或亚胺培南或美罗培南)+(环丙沙星或左氧氟沙星)或+(氨基糖苷类及阿奇霉素)或+(氨基糖苷类及氟喹酮类)。

相伴情况	可能的病原	宜选药物	可选药物
			青霉素过敏者以氨曲南替代上述 β- 内酰胺类。社区获得性 MRSA 在我国少见,一旦有感染可能时,加万古霉素或替考拉宁或利奈唑胺

注:1. ± 表示可联合或不联合使用。

2. 大环内酯类包括红霉素、阿奇霉素、克拉霉素,我国肺炎链球菌对大环内酯类的耐药率高,对红霉素的耐药率> 90%。

3. 呼吸喹诺酮类指左氧氟沙星、莫西沙星、吉米沙星、奈诺沙星等,儿童患者避免使用。

4. 大剂量阿莫西林为每次 1g 每日 3 次,阿莫西林 / 克拉维酸为每次 2g 每日 2 次口服。

(三)病原治疗

社区获得性肺炎的病原治疗见表 3-13。

表 3-13　社区获得性肺炎的病原治疗

病原	宜选药物	可选药物
肺炎链球菌		
青霉素敏感 MIC < 2mg/L	青霉素、阿莫西林	口服头孢菌素(头孢呋辛、头孢丙烯、头孢泊肟、头孢地尼、头孢妥仑),或静脉用头孢菌素(头孢呋辛、头孢噻肟、头孢曲松),呼吸喹诺酮类[1]、克林霉素、大环内酯类

病原	宜选药物	可选药物
青霉素不敏感 MIC ≥ 2mg/L	根据药敏试验结果选用如头孢曲松或头孢噻肟或呼吸喹诺酮类	万古霉素、利奈唑胺、厄他培南。青霉素 MIC ≤ 4mg/L 时，大剂量青霉素（≥1000 万 U/d）或阿莫西林（3g/d）
流感嗜血杆菌		
非产 β- 内酰胺酶	阿莫西林、氨苄西林	阿奇霉素、克拉霉素、多西环素
产 β- 内酰胺酶	阿莫西林/克拉维酸、氨苄西林/舒巴坦、第二代或第三代头孢菌素	呼吸喹诺酮类、阿奇霉素、克拉霉素、多西环素
肺炎支原体	大环内酯类、多西环素	左氧氟沙星、莫西沙星、奈诺沙星
肺炎衣原体	多西环素、大环内酯类	左氧氟沙星、莫西沙星、奈诺沙星
军团菌属	氟喹诺酮类、阿奇霉素	多西环素
金葡菌		
甲氧西林敏感	苯唑西林、氯唑西林、氟氯西林	头孢唑林、克林霉素
甲氧西林耐药	万古霉素、替考拉宁、利奈唑胺	（复方磺胺甲𫫇唑或磷霉素或利福平）+ 万古霉素
肠杆菌科细菌	第三代头孢菌素如头孢噻肟、头孢曲松	β- 内酰胺酶抑制剂合剂 [2]、氟喹诺酮类、碳青霉烯类 [3]（用于产 ESBL 细菌感染）

病原	宜选药物	可选药物
铜绿假单胞菌	抗铜绿假单胞菌β-内酰胺类[4]+(环丙沙星或左氧氟沙星或氨基糖苷类)	氨基糖苷类+(环丙沙星或左氧氟沙星)
厌氧菌(吸入性肺炎)	β-内酰胺酶抑制剂合剂[2]、克林霉素	碳青霉烯类

注:1. 呼吸喹诺酮类指左氧氟沙星、莫西沙星、吉米沙星等。

2. 酶抑制剂合剂指哌拉西林/他唑巴坦、氨苄西林/舒巴坦、阿莫西林/克拉维酸。

3. 碳青霉烯类指亚胺培南、美罗培南、厄他培南等。

4. 抗假单胞菌活性β-内酰胺类指哌拉西林、头孢吡肟、亚胺培南、美罗培南等。

医院获得性肺炎和呼吸机相关性肺炎

医院获得性肺炎(HAP)是指住院48小时及以上患者发生的肺炎,呼吸机相关性肺炎(VAP)是指气管插管48小时以上并接受机械通气患者发生的肺炎。

(一)治疗原则

1. 应重视病原检查,给予抗菌治疗前先采取痰标本进行涂片革兰氏染色检查、细菌培养及药敏试验,对于VAP所有患者均应送痰液等支气管分泌物标本进行微生物学检查;体温高、全身症状严重者同时送血培养。

2. 尽早开始经验治疗。根据所在医院定期发布的细菌耐药监测数据（HAP、VAP 患者或 ICU 患者分离菌的分布及其耐药性）制定的抗菌药物谱选择适宜的抗菌药物进行经验治疗，首先采用针对常见病原菌的抗菌药物。明确病原后，根据药敏试验结果调整用药。

3. 疗程根据不同病原菌、病情严重程度、基础疾病等因素而定。初始治疗宜采用注射剂，病情显著好转或稳定并能口服时可改用口服药治疗。

4. 有效控制医院内交叉感染是减少 HAP 的重要措施。

（二）经验治疗

1. HAP 的经验治疗　按照是否有死亡高危因素及（或）耐甲氧西林金黄色葡萄球菌（MRSA）感染高危因素，推荐不同的 HAP 经验抗菌治疗。医院获得性肺炎的经验治疗见表 3-14。

表 3-14　医院获得性肺炎（不包括呼吸机相关性肺炎）的经验治疗

无死亡高危因素 [a] 及无 MRSA 感染危险因素 [b,c]	无死亡高危因素 [a]，但有 MRSA 感染危险因素 [b,c]	有死亡高危因素或 90 天内静脉应用过抗菌药物 [a,c]
选用下列之一： 哌拉西林 / 他唑巴坦 [d] 4.5g q6h 静脉滴注 或 头孢吡肟 [d] 2g q8h 静脉滴注	选用下列之一： 哌拉西林 / 他唑巴坦 [d] 4.5g q6h 静脉滴注 或 头孢吡肟 [d] 或头孢他啶 [d] 2g q8h 静脉滴注 或	选用下列 2 个抗菌药（避免同时选择 2 种 β- 内酰胺类）： 哌拉西林 / 他唑巴坦 [d] 4.5g q6h 静脉滴注 或 头孢吡肟 [d] 或头孢他啶 [d]

无死亡高危因素[a]及无MRSA感染危险因素[b,c]	无死亡高危因素[a]，但有MRSA感染危险因素[b,c]	有死亡高危因素或90天内静脉应用过抗菌药物[a,c]
或 左氧氟沙星750mg qd 静脉滴注 或 亚胺培南[d] 500mg q6h 静脉滴注 美罗培南[d] 1g q8h 静脉滴注	左氧氟沙星750mg qd 静脉滴注 环丙沙星400mg q8h 静脉滴注 或 亚胺培南[d] 500mg q6h 静脉滴注 美罗培南[d] 1g q8h 静脉滴注 或 氨曲南2g q8h 静脉滴注 联合： 万古霉素15mg/kg q8h 或 q12h 静脉滴注 或 利奈唑胺600mg q12h 静脉滴注	2g q8h 静脉滴注 或 左氧氟沙星750mg qd 静脉滴注 环丙沙星400mg q8h 静脉滴注 或 亚胺培南[d] 500mg q6h 静脉滴注 美罗培南[d] 1g q8h 静脉滴注 或 阿米卡星15~20mg/kg qd 静脉滴注 庆大霉素或妥布霉素5~7mg/kg qd 静脉滴注 或 氨曲南2g q8h 静脉滴注 联合： 万古霉素15mg/kg q8h 或 q12h 静脉滴注 或 利奈唑胺600mg q12h 静脉滴注

注：a. 死亡高危因素包括需要使用呼吸机及感染性休克；

b. MRSA 感染危险因素包括：90 天内静脉使用抗菌药，所在病区的 MRSA 检出率未知或 > 20%（20% 的临界值可以根据当地情况调整），以往

曾检出 MRSA 者也增加 MRSA 感染可能;

c. 如患者存在革兰氏阴性菌感染的危险因素,推荐选用 2 个具抗铜绿假单胞菌药物。呼吸道标本涂片检查发现大量革兰氏阴性菌对病原诊断具支持作用;

d. 延长静脉滴注时间。

2. 呼吸机相关性肺炎的经验治疗

(1)VAP 的经验治疗应该覆盖金黄色葡萄球菌、铜绿假单胞菌、鲍曼不动杆菌及其他革兰氏阴性菌。

(2)如存在下述情况之一,需要使用覆盖 MRSA 的抗菌药万古霉素、利奈唑胺等:①患者存在多重耐药菌感染的危险因素,90 天内曾静脉使用抗菌药,出现感染性休克,出现呼吸窘迫综合征或急性肾衰竭需要透析治疗;②所在病区 MRSA 的分离率 > 10%~20%,或 MRSA 分离率不清。无上述多重耐药菌感染危险因素或所在病区 MRSA 的分离率 < 10%~20%,则选用对 MSSA 有效的抗菌药,包括哌拉西林 / 他唑巴坦、头孢吡肟、左氧氟沙星、亚胺培南或美罗培南。

(3)如存在下述情况之一,则需要 2 种不同类别抗铜绿假单胞菌或鲍曼不动杆菌药物的联合使用:患者存在多重耐药菌感染的危险因素,所在病区革兰氏阴性菌对所选择的抗菌药的耐药率 > 10%,或 MRSA 发生率不清。如不存在多重耐药菌感染的危险因素,所在病区革兰氏阴性菌对所选择的抗菌药的耐药率 < 10%,则选择一种针对上述细菌的药物。

(4)对于需要覆盖 MRSA 及多重耐药革兰氏阴性菌感染的 VAP 患者,推荐从下述 3 组抗菌药物中各选一种联合应用:对 MRSA 具抗菌活性的药物(万古霉素、利奈唑胺),对铜绿假单胞菌具抗菌活性的 β- 内酰胺类(哌拉西林 / 他唑巴坦、头孢吡肟、头孢他啶、亚胺培南、美罗培南、氨曲南),对铜绿假单胞菌具抗菌活性的非 β- 内酰胺类(环丙沙星、左氧氟沙星、阿米卡星、庆大霉素、妥布霉素、黏菌素、多黏菌素 B)。

提示:最近国内外研究均表明,住院时间长短并非决定 HAP 致病菌耐药的重要因素,而 90 天内是否静脉用过抗菌药物是重要因素。国内研究结果表明,我国大型医院 HAP(包括 VAP)主要致病原排序:鲍曼不动杆菌、铜绿假单胞菌、肠杆菌科细菌、金黄色葡萄球菌(MRSA 近 90%)。

(三)病原治疗

对于多重耐药菌引起的医院获得性肺炎的抗菌治疗简述如下:

1. 耐甲氧西林金黄色葡萄球菌　推荐万古霉素或利奈唑胺,选择这两个药物中的哪一个基于下列因素考虑:外周血白细胞水平、合用药物、肾功能及价格等。

2. 铜绿假单胞菌　应基于药敏结果选用抗菌药,根据患者是否有感染性休克或死亡高危因素,选择单用或两药的联合应用,不推荐氨基糖苷类单用治疗铜绿假单胞菌感染。

3. 不动杆菌属细菌　如体外敏感,推荐选用碳青霉烯类或氨苄西林 / 舒巴坦,也可选用头孢哌酮 / 舒巴坦,也可根据药敏结果选用替加环素。如仅对多黏菌素类敏感,可选用黏菌素或多黏菌素 B 静脉滴注联合黏菌素吸入。严重感染建议联合用药,但不推荐联合利福平。

4. **碳青霉烯类耐药肠杆菌科细菌** 可选用替加环素,如仅对多黏菌素类敏感,推荐使用黏菌素或多黏菌素 B 静脉滴注,同时辅以黏菌素吸入治疗。

对于多重耐药菌感染,推荐根据 PK/PD 特性优化抗菌治疗方案,提高临床疗效。建议降钙素原(PCT)指标联合临床标准决定是否停用抗菌药,此较单用临床标准可以减少抗菌药的使用。

肺 脓 肿

肺脓肿常存在需氧菌与厌氧菌的混合感染,常见病原菌为肺炎链球菌、金黄色葡萄球菌、肠杆菌科细菌及厌氧菌(主要为口腔厌氧菌)等。下呼吸道分泌物、血液、胸腔积液培养(包括厌氧菌培养)以及药物敏感试验,对确定病原诊断、指导抗菌治疗有重要价值。

(一)治疗原则

1. 根据情况引流脓肿,保持脓液引流通畅至关重要。

2. 在病原菌未明确前,应选用能覆盖上述细菌的抗需氧菌和抗厌氧菌药物单药(如碳青霉烯类)或联合应用。明确病原菌后,根据药敏试验结果结合临床情况调整用药。

3. 抗菌药物总疗程 6~10 周,或直至临床症状完全消失,胸部 X 线检查显示脓腔及炎性病变完全消散,仅残留纤维条索状阴影为止。

（二）经验治疗

肺脓肿的常见病原菌为厌氧菌（包括消化链球菌、拟杆菌属、梭杆菌属等）、肺炎链球菌、A群溶血性链球菌、肺炎克雷伯菌、金黄色葡萄球菌等，偶也可由真菌引起。复数菌感染常见。可选用克林霉素，或阿莫西林/克拉维酸，或氨苄西林/舒巴坦等；或头孢菌素类联合抗厌氧菌药。

（三）病原治疗

肺脓肿的病原治疗见表3-15。

表3-15 肺脓肿的病原治疗

病原	宜选药物	可选药物	备注
厌氧菌	青霉素（大剂量）、克林霉素、氨苄西林/舒巴坦、阿莫西林/克拉维酸	哌拉西林/他唑巴坦，头孢曲松或头孢噻肟+甲硝唑，氨苄西林或阿莫西林+甲硝唑	对于有恶臭的肺脓肿，甲硝唑的疗效不如克林霉素
金葡菌			有青霉素类过敏性休克史者，不宜用头孢菌素类。宜与甲硝唑联合
甲氧西林敏感	苯唑西林、氯唑西林	头孢唑林、头孢呋辛、克林霉素	
甲氧西林耐药	（万古霉素或去甲万古霉素或替考拉宁或利奈唑胺）±磷霉素	（万古霉素或去甲万古霉素或利奈唑胺）+（利福平或复方磺胺甲噁唑）	
肺炎链球菌	大剂量青霉素或阿莫西林、氨苄西林/舒巴坦、阿莫西林/克拉维酸	头孢噻肟、头孢曲松或呼吸喹诺酮类*，联合甲硝唑	

262

病原	宜选药物	可选药物	备注
溶血性链球菌	青霉素或氨苄西林	氨苄西林 / 舒巴坦、阿莫西林 / 克拉维酸，头孢呋辛、头孢曲松或头孢噻肟，克林霉素	
肠杆菌科细菌	（头孢呋辛、头孢曲松或头孢噻肟）±氨基糖苷类＋甲硝唑	头孢他啶、头孢吡肟、氟喹诺酮类、哌拉西林 / 他唑巴坦、头孢哌酮 / 舒巴坦、厄他培南	

注:* 包括左氧氟沙星、莫西沙星、吉米沙星、奈诺沙星等。

脓　　胸

脓胸常继发于肺脓肿，原发性脓胸少见。多为需氧菌与厌氧菌的混合感染，社区获得性脓胸的常见病原菌为咽峡炎链球菌及肺炎链球菌等链球菌属、葡萄球菌属及厌氧菌，医院获得性脓胸的常见病原菌为葡萄球菌属（甲氧西林耐药率高）、肺炎克雷伯菌、厌氧菌。

（一）治疗原则

1. 积极引流，排出脓液，促进肺复张。

2. 首先取脓液作涂片革兰氏染色及培养，并结合临床给予经验用药。

3. 按照治疗效果、细菌培养和药敏试验结果调整用药。

4. 急性期宜注射用药，必要时也可胸腔内注射（限用于包裹性厚壁脓胸）。

5. 给药剂量要足,疗程宜长。通常应于体温正常后 2 周以上,患者周围血白细胞恢复正常,胸部 X 线显示积液吸收,方可考虑停药,以防止脓胸复发。总疗程 3~6 周。

6. 慢性脓胸患者应采取外科处理。

（二）经验治疗

脓胸的经验治疗见表 3-16。

表 3-16　脓胸的经验治疗

相伴情况	病原	宜选药物	可选药物
新生儿	金葡菌	苯唑西林、氯唑西林	万古霉素或去甲万古霉素、利奈唑胺（如为甲氧西林耐药株）
婴幼儿	金葡菌、肺炎链球菌、流感嗜血杆菌	苯唑西林、头孢噻肟、头孢曲松	万古霉素或去甲万古霉素、利奈唑胺、氨苄西林 / 舒巴坦、阿莫西林 / 克拉维酸
＞5 岁儿童及成人,急性	肺炎链球菌、A 群溶血性链球菌、金葡菌、流感嗜血杆菌	头孢噻肟、头孢曲松、苯唑西林、阿莫西林 / 克拉维酸、SMZ-TMP	万古霉素或去甲万古霉素、替考拉宁、利奈唑胺
亚急性或慢性	厌氧链球菌、米勒链球菌、拟杆菌属、肠杆菌科细菌、结核分枝杆菌	克林霉素 + 头孢噻肟或头孢曲松	氨苄西林 / 舒巴坦、哌拉西林 / 他唑巴坦、厄他培南必要时抗结核治疗

（三）病原治疗

参见肺脓肿。

主要参考文献

[1] 胡付品,朱德妹,汪复,等. 2015年CHINET细菌耐药性监测. 中国感染与化疗杂志,2016,16（6）:685-694.

[2] 国家抗微生物治疗指南. 2版. 北京:人民卫生出版社,2017

[3] RABE K F, HURD S, ANZUETO A, et al. Global strategy for the diagnosis, management, and prevention of chronic obstructive pulmonary disease: GOLD executive summary. Am J Respir Crit Care Med, 2007, 176（6）:532-555.

[4] MANDELL L A, WUNDERINK R G, ANZUETO A, et al. Infectious Diseases Society of America/American Thoracic Society consensus guidelines on the management of community-acquired pneumonia in adults. Clin Infect Dis, 2007, 44（S2）:S27.

[5] 中华医学会呼吸病分会. 中国成人社区获得性肺炎诊断与治疗指南. 中华呼吸与结核杂志,2016,39（4）:253-279.

[6] KALIL A C, METERSKY M L, KLOMPAS M, et al. Management of adults with hospital-acquired and ventilator-associated pneumonia: 2016 clinical practice guidelines by the Infectious Diseases Society of America and the American Thoracic Society. Clin Infect Dis, 2016, 63（5）:e61-e111.

第五节　尿路感染及细菌性前列腺炎

尿　路　感　染

根据有无复杂因素可将尿路感染分为非复杂性（膀胱炎、肾盂肾炎）和复杂性。非复杂性尿路感染泌尿系统解剖或功能正常,对抗感染治疗反应良好。复杂性尿路感染有泌尿系统解剖或功能异常或有全身免疫功能受损,包括留置导尿管、尿路梗阻(尿路结石、纤维化)、排空后残余尿＞100ml、尿潴留(包括由良性前列腺肥大所致者)、内源性肾病所致氮质血症。此外,男性、孕妇感染亦归复杂性。急性非复杂性上、下尿路感染多见于门、急诊患者,病原菌80%以上为大肠埃希菌;而复杂性尿路感染的病原菌除大肠埃希菌(30%~50%)外,也可为肠球菌属、变形杆菌属、铜绿假单胞菌等,病原菌通常对抗菌药物耐药程度高;医院获得性尿路感染的病原菌尚可为克雷伯菌属、铜绿假单胞菌、变形杆菌属、念珠菌属等。尿路感染复发时病原菌与治疗前相同(同种属、同血清型),系病原菌在尿路滞留所致;尿路再感染的病原菌与治疗前不同。无症状菌尿症亦属于尿路感染范畴。

治疗原则:

1. 给予抗感染药物前,留取清洁中段尿,进行尿常规、尿培养及细菌药敏试验,初治时按常见病原菌经验用药;获知病原菌后按药敏试验结果和治疗后反应调整用药。

2. 急性非复杂性膀胱炎初发病例,病原菌绝大多数为大肠埃希菌,宜选用毒性小、口服方便、价低廉的抗菌药物。疗程通常为3~5天。治疗剂量为正常治疗量范围的低限。

3. 急性非复杂性肾盂肾炎患者往往有畏寒、发热等全身症状,病情较轻者可在门诊治疗,全身症状明显者需住院治疗,并宜先予注射给药,患者热退后2~3天可改为口服给药,总疗程10~14天。

4. 经14天抗菌治疗无效的患者应进行全面尿路检查,以发现可能存在的尿路解剖畸形或功能异常(如输尿管狭窄、膀胱输尿管反流等）、尿路结石、肿瘤等，应予以矫正或相应处理，如超声碎石等，以保持尿路通畅。

5. 无症状性菌尿一般不需进行抗菌治疗，仅在孕妇、处于泌尿道诊疗操作前后的患者、肾移植受者、学龄前儿童存在膀胱输尿管反流时需予以抗菌治疗，因上述情况如不治疗易导致肾损害。

尿路感染的经验治疗见表 3-17，病原治疗见表 3-18。

表 3-17　尿路感染的经验治疗

感染种类及相伴情况	可能的病原菌	宜选药物	可选药物	疗程	备注
急性非复杂性下尿路感染（急性膀胱炎）	大肠埃希菌为主，少数腐生葡萄球菌，偶为肠球菌属	呋喃妥因 0.1g bid 或磷霉素氨丁三醇单剂 3g	第一、二、三代口服头孢菌素，如头孢氨苄、头孢拉定、头孢克洛均为 0.25g tid；氧氟沙星 0.2g bid，环丙沙星 0.25g bid 或 tid，左氧氟沙星 0.3g qd 等，SMZ-TMP 800mg/160mg bid；均为口服	磷霉素氨丁三醇单剂 3 天；呋喃妥因 5～7 天；氟喹诺酮类 3 天；SMZ-TMP 3 天；头孢菌素类 3 天	国内细菌耐药监测资料显示大肠埃希菌对氟喹诺酮类耐药率＞50%。因此，大多数情况下宜按照药敏结果选用氟喹诺酮类，少数情况下，如患者系初发，以往从未用过

感染种类及相伴情况	可能的病原菌	宜选药物	可选药物	疗程	备注
					喹诺酮类药物者，仍可选用该类药物作为经验治疗用药
急性非复杂性上尿路感染（急性肾盂肾炎）	大肠埃希菌、其他肠杆菌科细菌、肠球菌属	第二、三代注射用头孢菌素如头孢曲松（1~2g qd）、头孢噻肟（2g bid）、头孢他啶（2g bid）、头孢呋辛（1.5g bid）、氨苄西林/舒巴坦（3~4.5g q12h），静脉滴注；阿莫西林/克拉维酸500mg/125mg tid，口服	左氧氟沙星500mg或750mg qd，环丙沙星0.5g bid，氧氟沙星0.3g bid，SMZ-TMP 2片 bid；均为口服	头孢菌素及青霉素类10天；环丙沙星7~10天；左氧氟沙星500mg qd 7~10天，750mg qd 5天；SMZ-TMP口服14天	同上
孕妇无症状菌尿症及膀胱炎	大肠埃希菌（70%）、克雷伯菌属、肠杆	呋喃妥因0.1g bid，阿莫西林/克拉维酸500mg/125mg tid，头孢氨苄	SMZ-TMP 2片 bid，头孢泊肟0.1g q12h	呋喃妥因5~7天；阿莫西林/克拉维酸、	

感染种类及相伴情况	可能的病原菌	宜选药物	可选药物	疗程	备注
	菌属、变形杆菌属,B群链球菌	0.5g q6h		头孢氨苄及头孢泊肟3~7天;SMZ-TMP 3天	
孕妇急性肾盂肾炎	同上	中度患者,头孢曲松1.0g qd,头孢吡肟1.0g q12h,如青霉素过敏,氨曲南1.0g q8h	重度患者,哌拉西林/他唑巴坦4.5g q8h,美罗培南0.5g q8h,厄他培南1.0g qd	疗程均为10~14天	避免应用氨基糖苷类和氟喹诺酮类。热退后48小时改口服
复杂性尿路感染	肠杆菌科细菌、铜绿假单胞菌、肠球菌属	第三、四代头孢菌素如头孢曲松、头孢他啶、头孢吡肟(2g q8~12h)等,磷霉素6~8g/d,分2~4次,静脉滴注	哌拉西林/他唑巴坦4.5g q12~q8h,碳青霉烯类如美罗培南0.5~1.0g q8h,氨曲南2.0g q8h,环丙沙星等氟喹诺酮类,均静脉滴注	2~3周,根据病情变化决定	抗感染药常需依据尿培养及药敏试验结果选用,若尿路感染的复杂因素不纠正,感染很难完全控制,易转为慢性

表 3-18　尿路感染的病原治疗

| 疾病 | 病原 | 抗菌药物 | |
		首选	可选
急性非复杂性下尿路感染（膀胱炎）	大肠埃希菌	呋喃妥因、磷霉素口服	头孢氨苄、头孢拉定、头孢克洛、环丙沙星、氧氟沙星、SMZ-TMP
	腐生葡萄球菌	头孢氨苄、头孢拉定	呋喃妥因、磷霉素口服
	肠球菌属	阿莫西林	呋喃妥因
急性非复杂性上尿路感染（肾盂肾炎）	大肠埃希菌	头孢呋辛、头孢噻肟、头孢曲松等	氨苄西林/舒巴坦、阿莫西林/克拉维酸、氟喹诺酮类
	变形杆菌属	氨苄西林/舒巴坦、阿莫西林/克拉维酸	第二、三代头孢菌素
	克雷伯菌属	头孢曲松、头孢噻肟、头孢他啶等第三代头孢菌素	氟喹诺酮类
	腐生葡萄球菌	头孢呋辛、头孢噻肟、头孢唑肟	磷霉素静脉滴注
	金葡菌	苯唑西林、头孢唑林、磷霉素、SMZ-TMP	氨苄西林/舒巴坦、阿莫西林/克拉维酸、万古或去甲万古霉素
复杂性尿路感染	大肠埃希菌等肠杆菌科细菌	第三、四代头孢菌素（头孢曲松、头孢噻肟、头孢吡肟等）、磷霉素	氟喹诺酮类如左氧氟沙星、环丙沙星

疾病	病原	抗菌药物	
		首选	可选
	铜绿假单胞菌	环丙沙星、哌拉西林±氨基糖苷类、头孢他啶	哌拉西林/他唑巴坦
	肠球菌属	氨苄西林、哌拉西林	左氧氟沙星、万古霉素、去甲万古霉素
	念珠菌属	氟康唑	两性霉素B单用或联合用氟胞嘧啶
尿路感染复发	大肠埃希菌变形杆菌属	氨苄西林/舒巴坦、阿莫西林/克拉维酸	氟喹诺酮类、头孢克洛、头孢呋辛
	肠球菌属	阿莫西林、氨苄西林	哌拉西林,耐药者可选用呋喃妥因口服或万古霉素
无症状菌尿症	大肠埃希菌	呋喃妥因、磷霉素口服	头孢拉定、头孢氨苄口服
	肠球菌属	阿莫西林、呋喃妥因	磷霉素口服
学龄前儿童、孕妇	需氧革兰氏阴性杆菌、葡萄球菌属	阿莫西林、口服头孢菌素类	呋喃妥因

细菌性前列腺炎

根据临床表现、病原菌和实验室检查结果,可将前列腺炎分为细菌性和非细菌性两类,细菌性前列腺炎又可分为急性及慢性。急性患者的病原菌,≤35岁者以淋病奈瑟菌或沙眼衣原体为常见,>35岁者大多为大肠埃希菌、肺炎克雷伯菌等肠杆菌科细菌;慢性患者的病原菌除大肠埃希菌、肺炎克雷伯菌等肠杆菌科细菌外,亦可为肠球菌属。

治疗原则:

1. 慢性前列腺炎患者的病原菌检查可取前列腺液作细菌培养,但不宜对急性前列腺炎患者进行前列腺按摩取前列腺液,以防感染扩散,可取中段尿细菌培养作为参考。

2. 应选用能覆盖可能的病原菌并能渗透至前列腺组织的抗菌药物进行经验治疗。获知病原菌后,根据药敏试验结果调整用药。

3. 按照感染病原菌选用在前列腺组织和前列腺液中可达到有效浓度的抗菌药物,如氟喹诺酮类、复方磺胺甲噁唑、大环内酯类、四环素类等。在急性感染期,氨基糖苷类、头孢菌素类也能渗入炎性前列腺组织,达到一定药物浓度,急性期时也可根据病原菌种类选用。

4. 细菌性前列腺炎治疗较困难,疗程须较长,急性细菌性前列腺炎需10~28日,慢性细菌性前列腺炎需1~3个月,应用氟喹诺酮类药物时疗程可为4~6周。慢性细菌性前列腺炎除应用抗菌药外尚需配合局部理疗或前列腺按摩治疗。

5. 经积极抗感染治疗疗效不满意者,需前列腺B超或MR检查,寻找是否存在前列腺结石或其他原发病灶。

细菌性前列腺炎的经验治疗见表3-19,病原治疗见表3-20。

表 3-19　细菌性前列腺炎的经验治疗

相伴情况	可能的病原菌	抗菌药物
急性(有性传播疾病风险:≤35岁)	淋病奈瑟菌、沙眼衣原体	头孢曲松 0.25g 单剂肌内注射,继以多西环素 0.1g bid 口服 × 10 天
急性(低 STD 风险:>35岁)	大肠埃希菌等肠杆菌科细菌	环丙沙星 500mg bid 口服 或 400mg bid 静脉滴注,左氧氟沙星 500~750mg qd 静脉滴注 或 口服,SMZ-TMP(400mg/80mg)2 片 bid,疗程均为至少 10~14 天,有专家推荐治疗 4 周
慢性	肠杆菌科细菌为主、肠球菌属、铜绿假单胞菌	环丙沙星 500mg bid × 4~6 周,左氧氟沙星 500~750mg qd × 4~6 周,替代选用:SMZ-TMP(400mg/80mg)2 片 bid × 1~3 个月。磷霉素氨丁三醇可穿透前列腺,有文献报道口服 3g qd × 12~16 周或 3g qod × 6 周治疗成功病例

表 3-20　细菌性前列腺炎的病原治疗

病原	宜选药物	可选药物	备注
大肠埃希菌	氟喹诺酮类(环丙沙星、氧氟沙星、左氧氟沙星)、复方磺胺甲噁唑	氨苄西林/舒巴坦、阿莫西林/克拉维酸	大肠埃希菌对氟喹诺酮类耐药株达 50% 以上的地区或单位,应根据药敏试验结果选用
其他肠杆菌科细菌	氟喹诺酮类	复方磺胺甲噁唑	
肠球菌属	氟喹诺酮类	氨苄西林、阿莫西林	
淋病奈瑟菌	头孢曲松(单剂),继以多西环素		由于淋病奈瑟菌对氟喹诺酮类的耐药

病原	宜选药物	可选药物	备注
			率增加，因此氟喹诺酮类不推荐用于淋病奈瑟菌感染
沙眼衣原体	氟喹诺酮类	多西环素	

第六节　其他内科感染性疾病

急性感染性腹泻

（一）治疗原则

1. 病毒及细菌毒素（如食物中毒）引起的腹泻通常以水样便为特征，大便量多而无脓、血，不伴发热、腹痛等症状；大便镜检白细胞很少或缺如，一般采用对症处理即可，不需要抗菌治疗。

2. 细菌侵袭所致感染性腹泻以大便次数多、量少的黏液便和／或血便为特征，常伴有发热、里急后重、腹痛等症状；粪便镜检可见大量白细胞和红细胞，应予以抗菌治疗。

3. 首先根据流行病学、临床表现与粪便常规检查结果给予抗菌药物经验治疗，并进行细菌培养与药敏试验；经验治疗疗效不满意者可根据细菌培养与药敏试验结果调整用药。

4. 细菌侵袭所致感染性腹泻轻症病例以口服抗菌药为主；病情严重者应静脉给药，病情好转后并能口服时改为口服给药。

5. 腹泻次数和粪便量较多者应及时补充液体、电解质。

急性感染性腹泻的经验治疗见表 3-21,病原治疗见表 3-22。

（二）经验治疗

表 3-21   急性感染性腹泻的经验治疗

感染种类与相伴情况	可能致病菌	宜选药物	可选药物
轻度腹泻（≤3次/d不成形便,轻度全身症状）	多为诺瓦克病毒等为病毒,少数为沙门菌属、志贺菌属细菌	补液,无乳糖饮食	
中度腹泻（≥4次/d不成形便,或伴全身症状）	同上	补液,纠正电解质紊乱,洛哌丁胺（如有发热、血便或疑为溶血尿毒综合征禁用）	
重度腹泻（≥6次/d不成形便,或体温≥38.3℃,里急后重,血便,粪便常规白细胞多）	志贺菌属、沙门菌属、空肠弯曲菌、产志贺毒素大肠埃希菌、产毒素性艰难梭菌、产酸克雷伯菌、溶组织内阿米巴	左氧氟沙星 500mg po qd;或环丙沙星 500mg po q12h;或磷霉素钙成人每日 2~4g,儿童每日 50~100mg/kg,分 3~4 次口服;或磷霉素钠成人每日 4~8g,儿童每日 100~200mg/kg 分 2~3 次静脉滴注;疗程均为 3~5 天;近期曾应用抗菌药物者,参照"病原治疗:抗生素相关腹泻"	S M Z - T M P 800mg/160mg po bid;或头孢曲松 50mg/kg qd;或头孢噻肟 50mg/kg q12h;疗程均为 3~5 天

感染种类与相伴情况	可能致病菌	宜选药物	可选药物
旅游者腹泻	急性:主要为大肠埃希菌、志贺菌属、沙门菌属、弯曲菌属、艰难梭菌、阿米巴。 慢性:环孢子虫、隐孢子虫、贾第虫属、等孢子球虫属	环丙沙星 500mg po bid, 或左氧氟沙星 500mg po qd, 疗程 1~3 天。 儿童、孕妇宜选用阿奇霉素 10mg/kg 单剂 po; 或头孢曲松 50mg/kg iv qd, 疗程 3 天	加洛哌丁胺(发热或血便患者禁用)；利福昔明 200mg po tid, 疗程 3 天

(三)病原治疗

表 3-22　急性感染性腹泻的病原治疗

疾病	病原	宜选药物	可选药物	备注
病毒性腹泻	轮状病毒、诺瓦克样病毒、肠型腺病毒等	对症治疗		
细菌性痢疾	志贺菌属	环丙沙星 500mg po bid, 或左氧氟沙星 500mg po qd; 或磷霉素钙成人每日 2~4g, 儿童每日 100mg/kg, 分 3~4 次口	阿奇霉素 500mg po qd, 儿童 10mg/kg (最大 500mg) qd, 疗程 3 天; 亦可选 SMZ-TMP、呋喃唑酮; 头孢曲松	2010 年中国 CHINET 细菌耐药监测显示, 志贺菌属耐药率为: 环丙沙星 48.2%(福氏), 2.3%(宋氏); 头孢曲松 60.0%(福氏),

疾病	病原	宜选药物	可选药物	备注
		服。疗程均为3~5 天	成人 50mg/kg iv qd，儿童 50~75mg/kg 疗程2~5 天	53.8%（宋氏）；SMZ-TMP 65.5%（福氏），90.5%（宋氏）。可注意根据药敏试验结果调整治疗方案
霍乱（及副霍乱）	霍乱弧菌、El Tor 霍乱弧菌	多西环素300mg po 单剂；或阿奇霉素 1g po 单剂；或红霉素 500mg po qid，疗程3 天	环丙沙星500mg po bid，或左氧氟沙星500mg po qd，或 SMZ-TMP 800mg/160mg po bid，疗程3 天	纠正失水及电解质紊乱为首要治疗措施；妊娠患者宜选用阿奇霉素或红霉素
沙门菌胃肠炎（非伤寒、副伤寒）	沙门菌属	环丙沙星 500mg po bid；或左氧氟沙星 500mg po qd；或磷霉素钙成人每日2~4g，儿童每日100mg/kg，分 3~4 次口服；疗程均为 7~10 天	头孢曲松50mg/kg iv qd；或头孢噻肟 50mg/kg iv q12h；或阿奇霉素500mg po qd；或 SMZ-TMP 800mg/160mg po bid；疗程均为 7 天	无全身症状者仅予对症治疗

疾病	病原	宜选药物	可选药物	备注
大肠埃希菌肠炎	肠出血性大肠埃希菌（主要为O157:H7）	不用抗菌药物和止泻药		纠正失水和电解质紊乱为首要。抗菌治疗和抗肠动力药物可能促进内毒素释放和增加发生溶血尿毒综合征概率，应予避免
	其他（产肠毒素性、肠致病性、肠侵袭性、肠黏附性）	诺氟沙星400mg po bid，或环丙沙星500mg po bid，或氧氟沙星300mg po bid；或左氧氟沙星500mg po qd；疗程均为3天	亦可根据药敏结果选择氨苄西林，阿莫西林，磷霉素，头孢曲松、头孢噻肟等第三代头孢菌素，或SMZ-TMP 800mg/160mg po bid	轻症患者对症治疗
食物中毒	金葡菌（产肠毒素）、产气荚膜梭菌，蜡状芽孢杆菌			对症治疗；伴有高热的严重患者，可按不同的病原菌选用有效抗菌药物
副溶血弧菌肠炎	副溶血弧菌	氟喹诺酮类、多西环素	头孢噻肟、头孢曲松等第三代头孢菌素	抗菌治疗仅限于重症

疾病	病原	宜选药物	可选药物	备注
单核细胞增多性李斯特菌肠炎	单核细胞增多性李斯特菌	氨苄西林	SMZ-TMP	多数呈自限性；抗菌治疗仅限于可能继发严重李斯特菌感染患者
空肠弯曲菌肠炎	空肠弯曲菌	阿奇霉素 500mg po qd，疗程 3 天	红霉素 500mg po qid，或环丙沙星 500mg po bid，疗程 5 天	轻症对症治疗
抗生素相关性结肠炎	艰难梭菌	轻、中度初发患者甲硝唑 500mg po tid，或 250mg po qid，10~14 天；重症初发可予万古霉素 125mg po qid，10~14 天，或替考拉宁 400mg po bid，10 天；重度、复杂性感染（肠梗阻、巨结肠、低血压、休克患者）应选用万古霉素 500mg po qid（肠梗阻患者灌肠给药），并可联合甲硝		初发感染甲硝唑、万古霉素、替考拉宁疗程均为 10~14d。第一次复发治疗同初发感染治疗。第二次或多次复发治疗方案为：万古霉素 125mg po qid，疗程 10~14d；随后万古霉素 125mg po bid，疗程 7d；继以万古霉素 125mg po qd，疗程 7d；最后万古霉素每次 125mg、每 2~3 日 1 次口服，疗

疾病	病原	宜选药物	可选药物	备注
		唑 500mg ivgtt q8h，10~14 天		程 2~8 周；复发亦可选用利福昔明每日 400~800mg，分 2~3 次口服，疗程 2 周；或硝唑沙奈 500mg po bid，疗程 10 天
耶尔森菌小肠结肠炎	耶尔森菌属	多西环素 100mg ivgtt bid，7 天，联合妥布霉素或庆大霉素 5mg/kg ivgtt qd，5 天	氟喹诺酮类、SMZ-TMP，3 天；或头孢噻肟、头孢曲松等第三代头孢菌素，5 天	轻症仅需对症治疗，腹泻时间长（＞5~7 天）或合并菌血症等重症患者给予抗菌治疗
亲水气单胞菌肠炎	亲水气单胞菌	环丙沙星 250mg，po bid，3 天	SMZ-TMP，头孢噻肟、头孢曲松等第三代头孢菌素	抗菌治疗限于重症、免疫缺陷者、合并肠外感染者及腹泻时间超过 5~7 天者
类志贺邻单胞菌肠炎	类志贺邻单胞菌	环丙沙星 500mg po bid，疗程 3 天	阿奇霉素 500mg po qd，疗程 3 天	抗菌治疗限于合并肠外感染者及腹泻时间超过 5~7 天者
阿米巴肠病	溶组织内阿米巴	甲硝唑 500~750mg po tid，疗程 7~10 天；或替硝唑 2g po qd，疗程 3 天。		

疾病	病原	宜选药物	可选药物	备注
		继以巴龙霉素每日 25~35mg/kg,分3次口服,疗程7天;或双碘喹啉 650mg po tid,疗程 20 天		
蓝氏贾第虫肠炎	蓝氏贾第虫	替硝唑单剂 2g po;或硝唑沙奈 500mg po bid,疗程3天	替代药物呋喃唑酮、甲硝唑或巴龙霉素	复发患者予以甲硝唑 750mg po tid,联合米帕林 100mg po tid,疗程3周

注:除注明为儿童剂量者外均为成人剂量。

伤寒及副伤寒

伤寒和副伤寒是一类常见的急性消化道传染病,除病原菌、免疫性各不相同外,两者在病理变化、流行病学、临床特点及防治措施等方面均相近。

(一)治疗原则

1. 拟诊或确诊患者应按肠道传染病隔离,临床症状消失后,每隔5天取粪便标本做细菌培养,连续2次培养阴性可解除隔离。

2. 在给予抗菌治疗前应留取血标本及粪、尿标本进行细菌培养,获病原菌后做药敏试验。必要时可按药敏试验结果调整用药。骨髓培养阳性率高于血培养。

3. 疗程一般为 10~14 天。病情较重者病程初期可静脉给药，病情稳定后可改为口服给药。

4. 抗菌治疗结束后仍需随访粪、尿培养，以除外带菌状态。如为带菌者，应予治疗。

（二）病原治疗

1. 成年人患者首选氟喹诺酮类抗菌药物进行治疗。氧氟沙星（300mg q12h po 或 200mg q8~12h iv）或环丙沙星（500mg bid po），疗程 10 天。未成年人和妊娠期、哺乳期妇女患者不宜应用。

2. 阿奇霉素 500mg po qd，疗程 7 天，免疫缺陷者疗程 14 天。

3. 未成年人和妊娠期、哺乳期患者以及对喹诺酮类药物耐药菌所致伤寒患者可选用头孢曲松（2g qd iv）或头孢噻肟（2g q12h iv）等，疗程 14 天。

4. 亦可根据药敏结果选用氨苄西林（4~8g/d iv，分 3~4 次）或阿莫西林（2~4g/d po，分 3~4 次）、复方磺胺甲噁唑（800mg/160mg q12h po），疗程 14 天。

5. 治疗伤寒带菌者可选用氟喹诺酮类（氧氟沙星 300mg bid 或环丙沙星 500mg bid）或阿莫西林（4g/d，分 3~4 次）口服，疗程 6 周。

注：2015 年中国 CHINET 耐药监测资料显示伤寒沙门菌对氨苄西林、氨苄西林 / 舒巴坦、头孢曲松、头孢哌酮 - 舒巴坦、环丙沙星和复方磺胺甲噁唑的耐药率分别为 62.5%、21.4%、16%、0%、7.7% 和 20%，副伤寒沙门菌对上述药物耐

药率依次为 20.0%、6.2%、2.2%、0%、0% 和 8%。

病毒性肝炎

病毒性肝炎是指由甲型肝炎病毒（hepatitis A virus，HAV）、乙型肝炎病毒（hepatitis B virus，HBV）、丙型肝炎病毒（hepatitis C virus，HCV）、丁型肝炎病毒（hepatitis D virus，HDV）、戊型肝炎病毒（hepatitis E virus，HEV）等 5 种嗜肝病毒引起的肝炎。甲型肝炎和戊型肝炎的病毒血症期持续很短，不会慢性化，除了少数患者并发肝衰竭者外，大多预后良好，病程呈自限性，不需抗病毒治疗，仅需对症治疗。因此，本节重点介绍慢性乙型肝炎和慢性丙型肝炎的抗病毒治疗。

一、慢性乙型肝炎

（一）治疗原则

1. 慢性乙型肝炎治疗的总体目标　最大限度地长期抑制 HBV，减轻肝细胞炎症坏死及肝纤维化，延缓和减少肝脏失代偿、肝硬化、肝细胞癌及其并发症的发生，从而改善生活质量和延长存活时间。

2. 抗 HBV 治疗适应证　①HBeAg 阳性者，HBV DNA ≥ 10^5copies/ml（相当于 20 000IU/ml）；HBeAg 阴性者，HBV DNA ≥ 10^4copies/ml（相当于 2000IU/ml）；② ALT ≥ 2×ULN；如用干扰素治疗，ALT 应 ≤ 10×ULN，血清总胆红素应 < 2×ULN；③如果 ALT < 2×ULN，肝组织学活动指数（Knodell HAI）≥ 4，或炎症坏死 ≥ G2，或纤维化 ≥ S2，也可开始抗病毒治疗。

3. 对持续 HBV DNA 阳性、达不到上述治疗标准者,最好进行肝组织学检查,以决定是否有必要给予抗病毒治疗。

4. 乙肝相关性肝硬化患者　存在肝硬化的客观依据时,无论 ALT 是否正常以及 HBeAg 是否阳性,只要 HBV DNA 可检测到,均建议积极抗病毒治疗。优先推荐选用恩替卡韦(ETV)、替诺福韦酯二吡呋酯(tenofovir disproxil rumarate,TDF)或替诺福韦艾拉酚胺(tenofovir alafenamide,TAF)。α 干扰素(interferon,IFN)有导致肝衰竭等并发症的可能,因此禁用于失代偿期肝硬化患者,对于代偿期肝硬化患者也应慎用。由于停药后可导致病情恶化,一般需长期甚至终身抗病毒治疗。除非肝硬化已经逆转,且达到 HBeAg 阳性或HBeAg 阴性慢性乙肝的停药标准。推荐意见见表 3-23。

（二）病原治疗

表 3-23　乙型肝炎的抗病毒治疗

	治疗指征	药物选择	疗程	注意事项
非活动性 HBsAg 携带者	不需要治疗	无	无	仍需定期随访
慢性 HBV 携带者	不需要治疗	无	无	对于年龄>40 岁、有肝癌家族史者,即使 ALT 正常或轻度升高,也强烈建议作肝活检,以确定其是否需要抗病毒治疗

	治疗指征	药物选择	疗程	注意事项
HBeAg阳性慢性乙型肝炎	见一般适应证	α干扰素或核苷(酸)药物,后者之中,优先推荐ETV、TDF或TAF	普通IFN-α:6个月。如有应答,为提高疗效亦可延长至1年或更长;聚乙二醇IFN-α:1年;核苷(酸)药物:HBeAg血清学转换后,再巩固至少3年	延长核苷(酸)药物疗程可减少停药后复发
HBeAg阴性慢性乙型肝炎	见一般适应证	α干扰素或核苷(酸)药物,后者之中,优先推荐ETV、TDF或TAF	普通IFN-α和聚乙二醇IFN-α:至少1年;核苷(酸)药物:疗程不确定,需要达到HBsAg转阴、伴或不伴有抗HBs阳性、HBV DNA低于检测下限	由于停药后复发率较高,往往需要长期治疗
代偿期乙型肝炎肝硬化	存在肝硬化的客观证据,且HBV DNA阳性	最好选用耐药发生率低的核苷(酸)药物:ETV、TDF或TAF	一般需要长期治疗。如果肝硬化逆转,且达到慢性乙型肝炎的停药标准,可在严密观察下停药(仍需知情同意)	干扰素因其有导致肝功能失代偿等并发症的可能,应十分慎重
失代偿期乙型肝炎肝硬化	HBV DNA阳性	选用耐药发生率低的核苷(酸)药物:ETV、TDF或TAF	需要终身治疗,不能随意停药	干扰素治疗可导致肝衰竭,应禁用

二、慢性丙型肝炎

（一）治疗原则

1. 丙型肝炎是一种可以治愈的疾病，抗病毒治疗的目的是清除 HCV，以改善或减轻肝损害，阻止进展为肝硬化、肝衰竭，显著降低肝细胞癌（hepatocellular carcinoma，HCC）的发生率，并提高患者的生活质量。

2. 所有慢性丙型肝炎患者，只要血清 HCV RNA 阳性，且愿意接受抗病毒治疗者，均可给予直接抗病毒（direct-acting antiviral agents，DAA）药物治疗，或以往的标准治疗方案治疗（α 干扰素联合利巴韦林）。但包含 α 干扰素的治疗方案已经不作为一线治疗方案。

3. 治疗前应进行 HCV RNA 基因分型，基因型可影响治疗方案的选择和治疗的疗程。

4. 治疗前了解患者是否存在肝硬化。如果已有肝硬化，应评估肝硬化的程度。

5. 由于 DAA 和其他药物可能存在相互作用，接受 DAA 治疗前需了解患者的服药情况。

（二）病原治疗

病原治疗见表 3-24、表 3-25 和表 3-26。

表 3-24　针对不合并肝硬化的 HCV 单独感染或 HCV/HIV 合并感染患者的 DAA 治疗方案 (初治或 PR 经治疗失败)

患者	初治或经治	索磷布韦/来迪派韦	索磷布韦/维帕他韦	利托那韦/帕立瑞韦/奥比他韦+达塞布韦	利托那韦/帕立瑞韦/奥比他韦	格拉瑞韦+艾尔巴韦	索磷布韦+达拉他韦	索磷布韦+西美瑞韦
基因型 1a 型	初治	8~12 周,不联合 RBV	12 周,不联合 RBV	12 周,联合 RBV	不适用	12 周,不联合 RBV (HCV RNA ≤ 800 000IU/ml);或 16 周,联合 RBV (HCV RNA > 800 000IU/ml)[b]	12 周,不联合 RBV	不适用
	经治	12 周,联合 RBV[a];或 24 周,不联合 RBV					12 周,联合 RBV[a];或 24 周,不联合 RBV	
基因型 1b 型	初治	8~12 周不联合 RBV	12 周,不联合 RBV	8~12 周,不联合 RBV	不适用	12 周,不联合 RBV	12 周,不联合 RBV	不适用
	经治	12 周不联合 RBV		12 周,不联合 RBV				

患者	初治或经治	索磷布韦/来迪派韦	索磷布韦/维帕他韦	利托那韦/帕立瑞韦/奥比他韦+达塞布韦	利托那韦/帕立瑞韦/奥比他韦	格拉瑞韦+艾尔巴韦	索磷布韦+达拉他韦	索磷布韦+西美瑞韦
基因型2型	初治/经治	不适用	12周,不联合RBV	不适用	不适用	不适用	12周,不联合RBV	不适用
基因型3型	初治	不适用	12周,不联合RBV	不适用			12周,不联合RBV	不适用
	经治		12周联合RBVe,或24周,不联合RBV				12周,联合RBVe;或24周,不联合RBV	
基因型4型	初治	12周不联合RBV	12周,不联合RBV	不适用	12周,联合RBV	12周,不联合RBV	12周,不联合RBV	12周,不联合RBV
	经治	12周,联合RBV;或24				12周,不联合RBV(HCV	12周联合RBV;或24	12周,联合RBV;或24

患者	初治或经治	索磷布韦/来迪派韦	索磷布韦/维帕他韦	利托那韦/帕立瑞韦/奥比他韦+达塞布韦	利托那韦/帕立瑞韦/奥比他韦	格拉瑞韦+艾尔巴韦	索磷布韦+达拉他韦	索磷布韦+西美瑞韦
		周,不联合RBV				RNA ≤ 800 000IU/ml）；或16周,联合RBV（HCV RNA > 800 000IU/ml）	周不联合RBV	周,不联合RBV
基因型5/6型	初治	12周不联合RBV	12周不联合RBV	不适用	不适用	不适用	12周,不联合RBV	不适用
	经治	12周联合RBV或24周不联合RBV					12周,联合RBV;或24周,不联合RBV	

注:a. 只有在基线检测到含有对 NS5A 抑制剂高度耐药的突变时,才需要联合 RBV;

b. 只有在基线检测到含有对艾尔巴韦耐药的突变时,才需要延长疗程至 16 周,并联合 RBV;

c. 只有在基线检测到含有对 NS5A 抑制剂耐药的突变 Y93H 时,才需要联用 RBV。

表 3-25　针对合并代偿性肝硬化的 HCV 单独感染或 HCV/HIV 合并感染患者的 DAA 治疗方案（初治或 PR 经治疗失败）

患者	初治或经治	索磷布韦/来迪派韦	索磷布韦/维帕他韦	利托那韦/帕立瑞韦/奥比他韦+达塞布韦	利托那韦/帕立瑞韦/奥比他韦	格拉瑞韦+艾尔巴韦	索磷布韦+达拉他韦	索磷布韦+西美瑞韦
基因型1a型	初治	12周,不联合RBV	12周,不联合RBV	24周,联合RBV	不适用	12周,不联合RBV（HCV RNA ≤ 800 000 IU/ml）;或16周,联合RBV（HCV RNA > 800 000 IU/ml）[b]	12周,不联合RBV	不适用
	经治	12周,联合RBV[a];或24周,不联合RBV					12周,联合RBV[a];或24周,不联合RBV	
基因型1b型	初治	12周,不联合RBV	12周,不联合RBV	12周,不联合RBV	不适用	12周,不联合RBV	12周,不联合RBV	不适用
	经治							
基因型2型	初治/经治	不适用	12周,不联合RBV	不适用	不适用	不适用	12周,不联合RBV	不适用

患者	初治或经治	索磷布韦/来迪派韦	索磷布韦/维帕他韦	利托那韦/帕立瑞韦/奥比他韦+达塞布韦	利托那韦/帕立瑞韦/奥比他韦	格拉瑞韦+艾尔巴韦	索磷布韦+达拉他韦	索磷布韦+西美瑞韦
基因型3型	初治经治	不适用	12周,联合RBV[c];或24周,不联合RBV	不适用	不适用	不适用	24周,联合RBV	不适用
基因型4型	初治	12周,不联合RBV	12周,不联合RBV	不适用	12周,联合RBV	12周,不联合RBV	12周,不联合RBV	12周,不联合RBV
	经治	12周,联合RBV或;24周,不联合RBV				12周,不联合RBV（HCV RNA≤800 000 IU/ml）;或16周,联	12周,联合RBV;或24周,不联合RBV	12周,联合RBV;或24周,不联合RBV

患者	初治或经治	索磷布韦/来迪派韦	索磷布韦/维帕他韦	利托那韦/帕立瑞韦/奥比他韦+达塞布韦	利托那韦/帕立瑞韦/奥比他韦	格拉瑞韦+艾尔巴韦	索磷布韦+达拉他韦	索磷布韦+西美瑞韦
						合 RBV（HCV RNA > 800 000 IU/ml）		
基因型 5/6 型	初治	12 周不联合 RBV	12 周,不联合 RBV	不适用	不适用	不适用	12 周,不联合 RBV	不适用
	经治	12 周,联合 RBV;或 24 周,不联合 RBV					12 周,联合 RBV;或 24 周,不联合 RBV	

注:a. 只有在基线检测到含有对 NS5A 抑制剂高度耐药的突变时,才需要联合 RBV;

b. 只有在基线检测到含有对艾尔巴韦耐药的突变时,才需要延长疗程至 16 周,并联合 RBV;

c. 只有在基线检测到含有对 NS5A 抑制剂耐药的突变 Y93H 时,才需要联用 RBV。

表 3-26 以 α 干扰素为基础的丙型肝炎的病原治疗

临床类型	剂量与疗程			注意事项
基因分型	聚乙二醇干扰素	利巴韦林	疗程	
基因 1 型和 4 型（慢性）	α2a 180μg，每周 1 次，皮下	体重 ≤ 75kg，1g/d；体重 > 75kg，1.2g/d	48 周	治疗 12 周时 HCV RNA 下降 < 2 个对数级者，可终止治疗；如降低 2 个对数级以上，但 HCV RNA 仍为阳性者应在 24 周时检测 HCV RNA，如仍阳性应终止治疗。
	α2b 1.5μg/kg，每周 1 次，皮下	体重 < 65kg，800mg/d；65~85kg，1g/d；85~105kg，1.2g/d；> 105kg，1.4g/d。以上均口服		基因 1 型患者如病毒清除延迟至 24 周者，应延长疗程至 72 周
基因 2 型和 3 型（慢性）	同上	800mg/d	24 周	
急性丙型肝炎	同上	800~1000mg/d 以上均为口服	24 周	检测到 HCV RNA 阳性，即开始治疗

百 日 咳

本病病原菌为百日咳鲍特菌。

（一）治疗原则

1. 在给予抗菌药物前先取鼻咽分泌物标本作细菌培

养及药敏试验,以明确病原。

2. 有百日咳接触史、典型阵发性痉咳(新生儿及幼婴可无典型痉咳,成人或年长儿可仅有干咳及长期咳嗽)、周围血象示白细胞总数增高($>20\times10^9$/L)、淋巴细胞分类明显增加($>60\%$)者,百日咳临床诊断成立,应立即开始抗菌治疗。

3. 痉咳后期患者不需用抗菌药物,对症治疗即可。

4. 本病为乙类传染病,应严格执行呼吸道隔离,隔离期自起病开始为期7周,或痉咳开始起4周。

(二)病原治疗

1. 首选红霉素,亦可选用阿奇霉素、克拉霉素或SMZ-TMP。红霉素剂量成人每次500mg,每日4次;儿童每日40~50mg/kg,分4次口服给药,疗程14天。阿奇霉素剂量成人首日500mg,其后2~5天每日1次,每次250mg口服;儿童首日10mg/kg,首日最大剂量不超过500mg,其后4天每日1次,每次5mg/kg,每日最大剂量不超过250mg。克拉霉素剂量成人每次500mg,每日2次口服;儿童每次7.5mg/kg,每日2次口服,每日最大剂量不超过1g,疗程7天。SMZ-TMP剂量成人每次800mg/160mg,每日2次口服;儿童每次每公斤20mg/4mg,每日2次口服,疗程14天。

2. 肝功能异常者可口服阿莫西林或阿莫西林/克拉维酸。

白　　喉

本病病原菌为白喉棒状杆菌。

（一）治疗原则

1. 开始抗菌治疗前，取咽喉部假膜边缘处分泌物行亚甲蓝试验、免疫荧光试验、PCR 及细菌培养，以明确病原。

2. 疑似或确诊白喉，应立即予以白喉抗毒素及抗菌药物治疗。

3. 本病为乙类传染病，应隔离至全身和局部症状消失、连续 2 次培养阴性，解除隔离不宜早于治疗后 7 日。

（二）病原治疗

1. 抗菌药物宜选青霉素或红霉素。普鲁卡因青霉素每次 60 万 U（体重 < 9kg 者每次 30 万 U），每 12 小时肌内注射 1 次；青霉素每次 5 万 U/kg（最大剂量 120 万 U），每 12 小时静脉滴注 1 次；或青霉素 V 每次 125~250mg，每日 4 次口服。红霉素每次 250~500mg，每日 4 次口服；儿童患者每日 25~50mg/kg，分 3~4 次；重症患者静脉给药。疗程 14 天，直至咽拭子培养阴性。

2. 抗菌治疗不能代替抗毒素治疗，必须同时予以精制白喉抗毒素。咽白喉假膜局限在扁桃体者 2 万 ~4 万 U 肌内注射或静脉滴注；病灶范围大、病情重或病程长者可增加剂量至 4 万 ~10 万 U，重症患者宜静脉滴注或静脉滴注与肌内注射给药并用。

3. 用青霉素及精制白喉抗毒素前均须先进行皮肤过敏试验。

猩 红 热

本病病原菌主要为 A 群溶血性链球菌,偶见 C、G 群溶血性链球菌。

(一)治疗原则

1. 开始抗菌治疗前,应先作咽拭子培养,以明确病原。

2. 有典型的猩红热临床表现者,应立即开始抗菌治疗。

3. 治疗结束后 3 天再进行咽拭子培养,如果仍呈阳性,应继续用药至咽拭子培养阴性。

4. 猩红热为乙类传染病,应隔离治疗,隔离期为发病后 7 天,直至培养阴性。

(二)病原治疗

1. 首选青霉素,成人每日 80 万 ~120 万 U;小儿每日 4 万 ~8 万 U/kg,分 2~4 次肌内注射。或青霉素 V 口服,成人每次 250~500mg,每日 4 次;小儿每日 25~50mg/kg,每日 3~4 次。

2. 对青霉素过敏的患者可选用第一代或第二代头孢菌素。亦有推荐红霉素等大环内酯类抗生素者,红霉素剂量为成人每次 250~500mg,每日 4 次;小儿每日 25~50mg/kg,分 3~4 次。但应注意我国分离溶血性链球菌尤其 A 群菌株对大环内酯类耐药率高。

3. 抗菌治疗疗程 10 天。

破 伤 风

本病病原菌为破伤风梭菌。

（一）治疗原则

1. 患者需住院治疗，环境要安静，避免刺激。

2. 皮肤损害的清创应在使用抗生素、镇静剂后 1 小时内进行。

3. 立即应用抗毒素最为重要，并给予抗菌药物。

4. 新生儿破伤风应按乙类传染病报告。

（二）病原治疗

1. 抗毒素治疗　注射抗毒素（TAT）前进行皮肤试验。

局部用药：去除毒素来源，清创时伤口组织周围注射 TAT 1 万 ~2 万 U；或破伤风免疫球蛋白（TIG）3000U 再行扩创。

预防用药：成人或年长儿童一次皮下或肌内注射 TAT 1500~3000U；或 TIG 250~500U 肌内注射。

治疗用药：治疗剂量为成人或年长儿童第 1 次静脉滴注或肌内注射 TAT 5 万 ~20 万 U，以后根据病情决定给药间隔时间和剂量，此外亦可在伤口组织周围注射适量 TAT。亦可选用破伤风免疫球蛋白（TIG）500U 肌内注射。新生儿及幼儿 24 小时内 1 次或分次静脉滴注或肌内注射 TAT 1500~10 000U。

2. 抗菌药物　首选青霉素成人 300 万 U q4h 或 q6h 静脉滴注；或甲硝唑每日 1~2g，分 3~4 次口服或静脉滴注。备选药物为多西环素每次 100mg，每 12 小时 1 次口服或静脉滴注;疗程均为 7~10 天。

气 性 坏 疽

本病病原菌为产气荚膜梭菌。

（一）治疗原则

1. 患者住单间病房并实施床旁接触隔离。

2. 尽早进行清创术,清除感染组织及坏死组织,破坏厌氧环境;必要时应截肢。

3. 取创口分泌物作需氧及厌氧培养。

4. 早期足量应用抗厌氧菌药物,合并需氧菌感染时联合应用抗需氧菌药物。

5. 一旦发现,应立即以特殊感染病例报告医院感染管理部门。

（二）病原治疗

1. 首选青霉素联合克林霉素;青霉素成人剂量为每日 2400 万 U 分 4~6 次静脉滴注,克林霉素成人剂量为 0.9g ivgtt q8h;甲硝唑 0.5g ivgtt q8h。

2. 亦可选用亚胺培南、美罗培南等碳青霉烯类药物。

3. 疗程 7~10 天。

鼠 疫

本病病原菌为鼠疫耶尔森菌,属甲类传染病。一旦发现,应立即向有关部门报告。

（一）治疗原则

1. 患者应强制住院,住单间病房,严格按甲类传染病消毒与隔离,病房环境应达到无鼠、无蚤。

2. 禁止挤压淋巴结。

3. 早期足量应用抗菌药物,应尽量予以静脉或肌内注射给药,仅在疫情严重、无法提供胃肠外给药时予以口服给药。

（二）病原治疗

首选庆大霉素或链霉素,替代药物多西环素或环丙沙星,疗程均为 10 天。鉴于鼠疫的严重性,孕妇、乳妇和儿童亦可选用氨基糖苷类、氟喹诺酮类和四环素类药物。成人选用药物和给药方案包括:①庆大霉素每日 5mg/kg,每日 1 次静脉滴注或肌内注射;②链霉素每次 1g,每日 2 次肌内注射;③多西环素首剂 200mg,继以每次 100mg,每日 2 次静脉滴注或口服;④环丙沙星每次 400mg,每日 2 次静脉滴注,或每次 500mg,每日 2 次口服;⑤氯霉素每次 25mg/kg,每日 4 次静脉滴注或口服(孕妇、乳妇不宜选用)。儿童首选氨基糖苷类,亦可选用多西环素、环丙沙星。给药方案分别为:①庆大霉素首剂 2mg/kg,继以每次 1.7mg/kg,每日 3 次静脉滴注或肌内注射。②链霉素每次 15mg/kg,每日 2 次肌内注射。③多西环素:＞ 8 岁且体重 ≥ 45kg 者,每次 100mg,每日 2 次静脉滴注或口服;≤ 8 岁或体重＜ 45kg 者,每次 2.2mg/kg,每日 2 次静脉滴注或口服(每日最大剂量 200mg)。④环丙沙星每次 15mg/kg,每日 2 次静脉滴注,或每次 20mg/kg,每日 2 次口服;每日最大剂量不超过 1g。
⑤氯霉素仅可用于 2 岁以上儿童,氯霉素每次 25mg/kg,每日 4 次静脉滴注或口服。

炭 疽

本病病原菌为炭疽芽孢杆菌,属乙类传染病。一旦发现,应立即向有关部门报告。

(一)治疗原则

1. 患者应强制住院,严格隔离。
2. 禁止挤压及手术切开皮肤病灶。
3. 尽早应用抗菌药物,除无严重并发症的皮肤炭疽外,其他炭疽(吸入性炭疽、肠炭疽、脑膜型炭疽、败血型炭疽以及合并严重水肿、病变在头部的皮肤炭疽)均应联合应用抗菌药,且应静脉给药直至病情改善后改用口服抗菌药。

(二)病原治疗

炭疽的病原治疗见表 3-27。

表 3-27　炭疽的病原治疗

感染种类与相伴情况	宜选药物	可选药物	备注
皮肤炭疽无严重并发症	环丙沙星成人或体重 > 50kg 儿童,每次 500mg,每 12 小时 1 次口服;体重 < 50kg 儿童每日 20~	多西环素成人每次 100mg,每 12 小时 1 次口	妊娠患者治疗方案相

感染种类与相伴情况	宜选药物	可选药物	备注
	30mg/kg，分 2 次口服，每日剂量不超过 1g。 或左氧氟沙星成人每日 1 次 500mg 口服；儿童 8mg/kg q12h 口服	服；儿童 8 岁以上且体重 > 45kg 者剂量同成人，≤ 8 岁或体重 ≤ 45kg 者每次 2.2mg/kg，每 12 小时 1 次口服。 阿莫西林成人每次 500mg，每 8 小时 1 次口服，儿童每次 27mg/kg，每 8 小时 1 次口服	同。 自然途径感染者疗程 7～10 天。 生物恐怖受害者疗程 60 天
合并严重水肿，或病变在头、颈部	环丙沙星或多西环素 + 克林霉素 ± 利福平。重症患者予以氟喹诺酮类 +β- 内酰胺类 + 蛋白合成抑制剂（利奈唑胺、克林霉素或利福平），并可联合单克隆抗体雷昔库单抗。 给药方案： 环丙沙星成人每次 400mg，每 12 小时 1 次静脉滴注，或每次 500mg，每 12 小时 1 次口服；儿童每次 10～15mg/kg，每 12 小时 1 次静脉滴注，或每次 15mg/kg，每 12 小时 1 次口服。	青霉素成人每次 400 万 U，每 4 小时 1 次静脉滴注；12 岁以上儿童同成人，12 岁以下每次 5 万 U/kg，每 6 小时 1 次静脉滴注	疗程 60 天

感染种类与相伴情况	宜选药物	可选药物	备注
	多西环素成人每次 100mg,每 12 小时 1 次静脉滴注或口服;儿童 8 岁以上且体重 > 45kg 者剂量同成人,≤ 8 岁或体重 ≤ 45kg 者每次 2.2mg/kg,每 12 小时 1 次静脉滴注或口服。 克林霉素成人每次 900mg,每 8 小时 1 次静脉滴注,或每次 450mg,每 8 小时 1 次口服;儿童每次 7.5mg/kg,每 6 小时 1 次静脉滴注。 利福平成人每次 300mg,每 12 小时 1 次静脉滴注或口服;儿童每次 20mg/kg(最大 600mg),每日 1 次静滴或口服。 利奈唑胺 600mg 静脉滴注 q12h		
吸入性炭疽、肠炭疽、脑膜型炭疽、败血型炭疽	环丙沙星或多西环素 + 克林霉素 ± 利福平,剂量同 "合并严重水肿或病变在头部" 皮肤炭疽	青霉素,剂量同上	疗程 60 天
暴露后预防	环丙沙星成人或体重 > 50kg 儿童每次 500mg,每 12 小时 1 次;体重 < 50kg 儿童每日 20~30mg/kg,分 2 次口服,每日剂量不超过 1g	成人:多西环素每次 100mg,每 12 小时 1 次,或阿莫西林每次 500mg,每 8	均为口服给药,疗程 60 天

感染种类与相伴情况	宜选药物	可选药物	备注
		小时 1 次。	
		儿童：多西环	
		素剂量同上；	
		阿莫西林体	
		重≥ 20kg 者	
		同成人，体重	
		< 20kg 者每日	
		40mg/kg，每 8	
		小时 1 次	

注：①鉴于炭疽的严重性，儿童、孕妇患者亦可选用环丙沙星或多西环素；②药敏试验显示炭疽芽孢杆菌对青霉素敏感且不产 β- 内酰胺酶时应改用阿莫西林或青霉素。

鼻疽和类鼻疽

（一）鼻疽

鼻疽（glanders）是由鼻疽伯克霍尔德菌（*Burkholderia mallei*）所致的一种人畜共患病。

确诊有赖于血、渗出物或脓液培养获鼻疽伯克霍尔德菌。初期给予注射给药强化治疗：可选用静脉滴注头孢他啶每次 30~50mg/kg（最大 2g），每 6~8 小时 1 次，或美罗培南每次 25mg/kg（最大 1g），每 8 小时 1 次，或亚胺培南每次 20mg/kg（最大 1g），每 8 小时 1 次，并可联合 SMZ-TMP 每次（30mg/6mg）/kg（最大 1600mg/320mg），每 12 小时 1 次。

中枢神经系统感染、皮肤感染、骨感染以及前列腺感染的患者推荐用联合疗法。疗程至少 10~14 天。

病情改善后转为口服根治治疗预防复发，给予 SMZ-TMP 每次（40mg/8mg）/kg，每日 2 次，联合多西环素每次 2.5mg/kg，每日 2 次，疗程至少 3 个月。

（二）类鼻疽

类鼻疽（melioidosis）是由类鼻疽伯克霍尔德菌（*Burkholderia pseudomallei*）所致的一种人畜共患病。

确诊有赖于类培养获得类鼻疽伯克霍尔德菌。类鼻疽初始治疗和根治治疗药物选择同鼻疽。根治治疗疗程至少 3 个月，中枢神经系统感染、骨髓炎等应达 6 个月。

布鲁氏菌病

本病病原为布鲁氏菌属，属乙类传染病。一旦发现，需立即向有关部门报告。

（一）治疗原则

早期足量应用抗菌药物，疗程需较长，联合用药。

（二）病原治疗

1. 无局部病灶者　首选多西环素 100mg bid 口服至少 6 周，联合庆大霉素 5mg/kg qd 肌内注射，疗程 7 天；替代选用多西环素 100mg bid 口服，联合利福平 600~900mg（15mg/kg）qd 口服，疗程 6 周。

2. 神经系统感染　头孢曲松 2g iv q12h,至少 1 个月或用至脑脊液恢复正常,联合多西环素 100mg bid 口服,利福平 600~900mg(15mg/kg)qd 口服 6 周,直至脑脊液检查恢复正常。

3. 脊柱炎、骶髂关节炎　首选多西环素 + 庆大霉素 + 利福平(剂量用法同前)至少 3 个月,替代选用环丙沙星 750mg bid 口服 + 利福平 600~900mg qd 口服,疗程至少 3 个月。合并心内膜炎者的治疗尚无成熟方案,可采用多西环素 + 利福平 +SMZ-TMP 1.5 个月至 6 个月,联合庆大霉素 5mg/kg qd,疗程 2~4 周。尽管单纯药物治疗可有效治疗部分心内膜炎患者,但多数专家认为应给予手术治疗。

钩端螺旋体病

本病是由各种不同型别的致病性钩端螺旋体引起的急性全身性乙类传染病。

(一)治疗原则

1. 早期发现、早期诊断、早期休息和就地治疗。

2. 尽早进行抗菌药物治疗,可杀灭钩端螺旋体,减轻病情,减少器官损害及缩短病程。

3. 为避免治疗后出现赫氏反应,初始治疗阶段抗菌药物的剂量宜小。

(二)病原治疗

1. 轻症患者　多西环素 100mg bid 口服或阿莫西林 500mg tid 口服,疗程 7 天。

2. **重症感染** 一般先用小剂量青霉素,首剂 20 万 ~ 40 万 U 肌内注射,可 2 小时后追加 40 万 U,首日总量为 160 万 ~240 万 U 后,青霉素 150 万 U q6h 静脉滴注(警惕赫氏反应);或头孢曲松 2.0g qd 静脉滴注,或米诺环素(或多西环素)100mg bid,疗程均为 7 日。

回 归 热

本病由回归热疏螺旋体或其他疏螺旋体属引起,根据传播途径,可分为虱传回归热和蜱传回归热。

(一)治疗原则

对症支持治疗,谨慎降温;抗菌治疗首次剂量不宜过大,否则多数患者可出现赫氏反应(给药后 2 小时内发生),用糖皮质激素不能预防其发生。

(二)病原治疗

蜱传回归热:多西环素 100mg bid 口服,疗程 7~10 天(8 岁以下儿童及妊娠、哺乳期妇女禁用四环素类),或红霉素 500mg(儿童 10mg/kg)qid 口服,疗程 7~10 天。

虱传回归热:四环素 500mg 或多西环素 100mg 单剂静脉滴注或口服,或红霉素 500mg 单剂静脉滴注或口服。

莱 姆 病

本病病原体包括伯氏疏螺旋体(*Borrelia burgdorfei*)、

Borrelia gariniii 和 *Borrelia afzelii*。为一种可能慢性化的虫媒传染病。

（一）治疗原则

1. 早期及时给予抗菌治疗。
2. 在不同阶段选用抗菌药物有所不同，疗程应足够。
3. 血清试验阳性、无临床症状者不需采用抗菌药治疗。
4. 妊娠、哺乳期妇女及 8 岁以下儿童禁用四环素类。

（二）病原治疗

莱姆病的病原治疗见表 3-28。

表 3-28 莱姆病的病原治疗 *

疾病种类	首选	替代选用	备注
早期（移行性红斑）	口服多西环素 100mg bid；或阿莫西林 500mg tid；或头孢呋辛酯 500mg bid；或红霉素 250mg qid。儿童：阿莫西林 50mg/（kg·d），分 3 次给药；或头孢呋辛酯 30mg/（kg·d），分 2 次给药；或红霉素 30mg/（kg·d），分 3 次给药		疗程 14~21 天。约 15% 患者在初始治疗 24 小时发生赫氏反应
心肌炎	静脉输注头孢曲松 2g qd；或头孢噻肟 2g q4h；或青霉素 300万 U q4h	口服多西环素每次 100mg bid；或阿莫西林每次 500mg tid	Ⅰ度传导阻滞：口服给药。高度传导阻滞（PR > 0.3 秒），静脉滴注，部分需要安装临时起搏器。疗程 14~21 天
面神经麻痹	口服多西环素 100mg bid；或阿莫西林	静脉输注头孢曲松 2g qd	建议腰椎穿刺除外中枢神经系统病变。

疾病种类	首选	替代选用	备注
	500mg tid		疗程 14~21 天
脑膜炎、脑炎	静脉输注头孢曲松 2g qd	静脉输注头孢噻肟 每次 2g，每 8 小时 1 次；或青霉素每日 2000 万 U，分次滴注	疗程 14~28 天
关节炎	口服多西环素每次 100mg bid；或阿莫西林每次 500mg tid	静脉输注头孢曲松每次 2g，每日 1 次；或青霉素每日 2000 万 ~2400 万 U，分 4 次滴注	口服疗程 30~60 天，静脉滴注者疗程 14~28 天

注:* 本表中未注明儿童剂量者均系成人剂量及用法。

兔 热 病

本病为土拉热弗朗西丝菌引起的自然疫源性疾病。

（一）治疗原则

1. 局部溃疡不需特殊处理

2. 合并脓胸和淋巴结肿大化脓者尚需要外科手术引流

3. 8 岁以下儿童禁用四环素类，7 岁以下儿童禁用氨基糖苷类，妊娠、哺乳期妇女禁用四环素类及氨基糖苷类。

（二）病原治疗

兔热病的病原治疗见表 3-29。

表 3-29　治疗兔热病的抗菌药物给药方案

人群	给药方案	疗程
中到重度感染患者		
成人	链霉素,10mg/kg q12h 肌内注射或静脉滴注,每日最大剂量不超过 2g;或庆大霉素或妥布霉素,5mg/kg,分 3 次(q8h)静脉滴注或肌内注射	10 天
儿童 7 岁以下知情同意	链霉素每次 15mg/kg,每日 2 次肌内注射或静脉滴注,每日最大剂量不超过 2g;或庆大霉素 2.5mg/kg,q8~12h 静脉滴注或肌内注射	10 天
轻度感染患者		
成人	环丙沙星,400mg 静脉滴注或 750mg 口服 bid;或多西霉素 100mg bid 口服或静脉滴注	14~21 天
儿童 8 岁以下知情同意	多西环素,2~4mg/(kg·d),每日 1 次或者分 2 次口服,每日最大剂量不超过 200mg	14~21 天
脑膜炎患者		
成人	链霉素或庆大霉素(与中、重度感染剂量同)联合氯霉素(每次 15~25mg/kg,每日 4 次静脉滴注,每日最大剂量不超过 4g)或多西环素(每次 100mg,每日 2 次静脉滴注)	14~21 天

人群	给药方案	疗程
儿童	链霉素或庆大霉素（与中、重度感染剂量同）联合氯霉素（每次 15mg/kg，每日 4 次静脉滴注，每日最大剂量不超过 4g）或多西环素 [2~4mg/（kg·d），每日 1 次或者分 2 次静脉滴注，每日最大剂量不超过 200mg]	14~21 天

注：①肾功能减退者链霉素和庆大霉素需调整剂量；②多西环素多用于 8 岁以上儿童，氨基糖苷类多用于 7 岁以上儿童，除非利大于弊。

立克次体病

本病病原为立克次体，包括立克次体科、柯克斯体科、巴通体科中的多个属、种的病原微生物。

（一）治疗原则

立克次体为细胞内寄生微生物，抗菌药物应用必须坚持完成全疗程。

（二）病原治疗

立克次体病的病原治疗见表 3-30。

表 3-30　立克次体病的病原治疗

感染种类	宜选药物	可选药物	备注
斑疹热			
落基山斑疹热	多西环素 100mg bid 口服 / 静脉滴注或米诺环素 100mg bid 口服，疗程 7 日或至热退后 2 日	孕妇氯霉素每日 50mg/kg，分 4 次给药。或知情同意后用多西环素或米诺环素	
其他斑疹热	多西环素 100mg bid 口服，疗程 7 日	氯霉素 500mg qid 口服 / 静脉滴注，疗程 7 日	小于 8 岁儿童轻度感染可选阿奇霉素或克拉霉素
斑疹伤寒群（流行性、地方性和丛林斑疹伤寒）	多西环素 100mg bid 口服 / 静脉滴注或米诺环素 100mg bid 口服，疗程 7 日	氯霉素 500mg qid 口服 / 静脉滴注，疗程 5 日	
恙虫病	多西环素 100mg bid 口服 / 静脉滴注，疗程 7 日。孕妇阿奇霉素 500mg 单剂口服	氯霉素 500mg qid 口服 / 静脉滴注，疗程 7 日	若多西环素耐药，多西环素 + 利福平 0.6g 或 0.9g qd 或阿奇霉素 0.5g qd
Q 热	多西环素 100mg bid 口服，疗程 10 日以上	孕妇、乳妇、8 岁以下儿童患者不宜应用四环素类者可选用红霉素 250~500mg qid 或克拉霉素口服	慢性 Q 热：多西环素 + 利福平，或环丙沙星 + 利福平，或环丙沙星 + 多西环素，疗程 2 年。Q 热心内膜炎：多西环素 + 羟基氯喹 600mg/d，疗程 1.5~2 年

感染种类	宜选药物	可选药物	备注
人无形体病和人单核细胞埃立克体病	多西环素 100mg bid 口服	四环素 500mg qid 口服	人无形体病疗程 7~14 日,人单核细胞埃立克体病疗程 7~10 日

主要参考文献

[1] 胡付品,朱德妹,汪复,等.2015 年 CHINET 细菌耐药性监测.中国感染与化疗杂志,2016,16(6):685-694.

第七节 分枝杆菌病

结核分枝杆菌病

(一)治疗原则

1. 制订正确合理的化疗方案,治疗中贯彻执行"早期、联合、适量、规律、全程"的治疗方针,即早期治疗,采用多种抗结核药物联合治疗,采用适当的剂量,按时规律服药,坚持完成全疗程治疗。

2. 按照患者不同的病变类型选用国际和国内推荐的标准化疗方案。

3. 推行 DOT(督导服药)管理策略。

4. 病原菌获得性耐药的患者选用化疗方案时,方案中至少包含有 4 种有效的抗结核药物。

5. 疗程中如无明显不良反应或新的耐药发生,不可随意改变给药方案。

6. 合并 HIV 感染或艾滋病患者,避免服用利福平。

(二)病原治疗

见表 3-31 和表 3-32。

表 3-31　结核分枝杆菌病的治疗方案

病变类型	宜选方案	可选方案	备注
初治肺结核	2HRZE/4HR	$2H_3R_3Z_3E_3/4H_3R_3$ $2IHNZE/4II_3II_3$	无论患者痰菌阳性或阴性,治疗方案不变
复治肺结核	$2H_3R_3Z_3E_3S_3/6H_3R_3E_3$ 2HRZES/6HRE $2HRZES/6H_3R_3E_3$ 3HRZE/6HRE	2HRZES/1HRZE/5HRE 或 $2HRZES/1HRZE/5H_3R_3E_3$ 或 $2H_3R_3Z_3E_3S_3/1H_3R_3Z_3$ $E_3/5H_3R_3E_3$ 2HRZE/10HRE	本组治疗对象为首次复治的肺结核患者
结核性胸膜炎	2HRZ E/7HRE $2H_3R_3Z_3E_3/7H_3R_3E_3$	$2H_3R_3Z_3E_3/10H_3R_3E_3$	

注:①英文字母前数值为需用药月数,英文字母下右角数值为每周用药次数。②/前为强化期,/后为巩固期(或继续期)。③H= 异烟肼,R= 利福平,Z= 吡嗪酰胺,E= 乙胺丁醇,S= 链霉素。④儿童患者应避免使用 S 或 E,可改用帕司烟肼复合剂,此时不应再加异烟肼。⑤ 2016 年 7 月 WHO 推出了《WHO 药物敏感结核病治疗和患者关怀指南(2017 更新版)》对 WHO 2009 年第 4 版《结核病治疗指南》有了一些修订与更新。关于间歇用药与每日用药的选择方面,鉴于每周 3 次用药在治疗失败、结核复发、获得性耐药方面均有更高的风险,2017 年指南建议每日用药而不建议每周 3 次用药。

表 3-32　我国推荐的耐药肺结核化疗方案[1]

耐药种类		方案	备注
1 种	H	3S-R-Z-E/6R-Z-E	适用对象:病变范围不广泛的初治患者
		9R-Lfx-Z-E	适用对象:①复治患者;②病变范围广泛的初治患者;③不能耐受 S 的患者
	R	3S-H-Lfx-Z-E/9H-Lfx-Z-E	适用对象:病变范围不广泛的初治患者
		3S-H-Lfx-Z-E/15H-Lfx-Z-E	适用对象:①复治患者;②病变范围广泛的初治患者
2 种	含 H	3S-R-Lfx-Z-E/9R-Lfx-Z-E	
	含 R	6S-H-Lfx-Z-E/12H-Lfx-Z-E	
3~4 种	含 H	3S-R-Lfx-Pto-Z/15R-Lfx-Pto-Z	
	含 R	6S-H-Lfx-Pto-Z/14H-Lfx-Pto-Z	
耐多药[2]		6Cm(Am)-Lfx(Mfx)-Pto(PAS,E)-Cs(PAS,E)-Z/18Lfx(Mfx)-Pto(PAS,E)-Cs(PAS,E)-Z	痰菌在治疗 6 个月末仍阳性者或病变范围广泛的复治患者强化期注射用药可延长至 8 个月
广泛耐药[3]		12Cm-Mfx-Pto(PAS)-Cs(PAS)-Clr-"Amx-Clv"-Z/18Mfx-Pto(PAS)-Cs(PAS)-Clr-"Amx-Clv"-Z	经济条件许可或患者能够耐受的情况下,尤其是无二线口服药可以选择时,建议选用利奈唑胺或氯法齐明或两者并用

注:[1]H= 异烟肼,R= 利福平,Z= 吡嗪酰胺,E= 乙胺丁醇,Rfb= 利福布汀,Rft= 利福喷丁,Sm= 链霉素,Km= 卡那霉素,Am= 阿米卡星,Cm= 卷曲

霉素,Lfx=左氧氟沙星,Mfx=莫西沙星,Gfx=加替沙星,Eto=乙硫异烟胺,Pto=丙硫异烟胺,Cs=环丝氨酸,Trd=特立齐酮,PAS=对氨水杨酸,Pa=帕司烟肼,Bdq=贝达喹啉,Dlm=德拉马尼,Lzd=利奈唑胺,Cfz=氯法齐明,Amx-Clv=阿莫西林-克拉维酸,Ipm-Cln=亚胺培南-西司他丁,Mpm=美罗培南,Thz=氨硫脲,Clr=克拉霉素。

[2] 耐多药肺结核病是指药敏试验证明,分离的菌株至少对异烟肼和利福平均耐药的结核病。

[3] 广泛耐药结核病是指在耐药结核病的基础上还对一种近代氟喹诺酮类药物和三种注射药物(Km、Am、Cm)中一种产生耐药的结核病。

非结核分枝杆菌病

(一)治疗原则

1. 非结核分枝杆菌(NTM)的耐药模式可因菌种不同而有所差异,所以不同 NTM 病的用药种类亦不相同,治疗前进行药物敏感试验仍十分重要。

2. 尽管目前难以确定药敏试验结果与临床效果的相关性,但制订 NTM 病的治疗方案时,仍应尽可能根据药敏试验结果和用药史,至少选择 4 种有效的药物联合治疗;疗程视菌种而定,一般推荐在 NTM 培养结果阴转后 12 个月方可停药。

3. 快生长型非结核分枝杆菌以及瘰疬分枝杆菌病、海分枝杆菌病和溃疡分枝杆菌导致的肺外病变,要注重同时给予外科手术治疗。

4. 不建议对疑似 NTM 肺病患者进行试验性治疗。

5. 对 NTM 肺病患者应谨慎采用外科手术治疗。

6. 合并 HIV 感染和艾滋病的患者,如服用抗菌药物,应避免同时使用利福平。

（二）病原治疗

见表 3-33。

表 3-33　非结核分枝杆菌感染病方案

病原菌	临床情况	治疗方案	备注
缓慢生长型			
鸟分枝杆菌复合群	肺部有结节性病灶或支气管扩张及不能耐受每日治疗者	每周 3 次用药,药物组成包括克拉霉素 1000mg（或阿奇霉素 500~600mg）、利福平 600mg 和乙胺丁醇 25mg/kg	疗程 18~24 个月。播散性病变合并获得性免疫缺陷综合征（艾滋病）者,应持续抗分枝杆菌治疗直至其免疫功能恢复后 1 年,甚至终身服药
	肺部表现为纤维空洞或有严重的结节性病灶及支气管扩张症者	每日用药。药物组成包括克拉霉素 500~1000mg（体重 < 50kg 者为 500mg）或阿奇霉素 250~300mg、利福平 450~600mg（体重 < 50kg 者为 450mg）和乙胺丁醇 15mg/kg。在治疗开始 2~3 个月可考虑使用阿米卡星或链霉素,每周 3 次	
	播散性肺部病变者	每日用药。药物包括克拉霉素 1000mg/d 或阿奇霉素 250~300mg/d、利福布汀 300mg/d 和乙胺丁醇 15mg/（kg·d）	
	大环内酯类药物耐药者	每日用药。药物包括阿米卡星或链霉素、异烟肼、利福布汀,或利福平和乙胺丁醇	

病原菌	临床情况	治疗方案	备注
海分枝杆菌	皮肤疾病	每日用药。药物组成包括利福平或利福布汀、乙胺丁醇和克拉霉素治疗，疗程4~6个月	疗效不佳者可采用外科手术清创治疗
瘰疬分枝杆菌	淋巴结炎	每日用药。药物组成包括克拉霉素、环丙沙星、利福平或利福布汀、乙胺丁醇等，疗程18~24个月	对局部病变可采取外科手术清除
溃疡分枝杆菌	Buruli 溃疡	每日用药。药物组成包括克拉霉素和利福平治疗，疗程8周	疗效不佳者可辅以外科手术清创治疗及皮肤移植
蟾分枝杆菌	肺内外疾病	每日用药。药物组成包括克拉霉素、利福平和乙胺丁醇，疗程至痰培养结果阴转后12个月	对于药物疗效不佳的肺病者在肺功能允许的情况下可考虑外科手术治疗
玛尔摩分枝杆菌	肺内外疾病	每日用药。药物组成包括克拉霉素、利福平、乙胺丁醇和异烟肼，必要时可加用氟喹诺酮类药物，疗程至痰培养结果阴转后12个月	
快速生长型			
脓肿分枝杆菌	肺病	每日用药。药物组成为1种大环内酯类药物联合1种或多种静脉用药物，如阿米卡星、头孢西丁或亚胺培南，疗程6个月	肺部病变局限且可耐受手术的患者，可同时采用外科手术治疗

病原菌	临床情况	治疗方案	备注
	皮肤、软组织和骨病	每日用药。药物组成包括克拉霉素1000mg/d或阿奇霉素250mg/d、阿米卡星10~15mg/d、头孢西丁12g/d(分次给予)或亚胺培南500mg(分次给予);重症病例的疗程至少4个月;骨病患者的疗程至少6个月	病灶广泛、脓肿形成及药物疗效不佳者,可采用外科清创术或异物清除处理
龟分枝杆菌	皮肤、软组织和骨病	每日用药。药物组成根据体外药敏试验结果,至少采用2种敏感药物,如妥布霉素、克拉霉素和氟喹诺酮类物,疗程至少4个月;骨病患者疗程至少6个月	病灶广泛、脓肿形成及药物治疗效果不佳者,可采用外科清创术或异物清除处理
	肺病	每日用药。药物组成包括克拉霉素加1种敏感药物,疗程至痰培养结果阴转后12个月	
偶发分枝杆菌	皮肤、软组织和骨病	每日用药。药物组成根据体外药敏试验结果,至少采用2种敏感药物,如氟喹诺酮类、利福平或利福布汀和克拉霉素或阿米卡星,疗程至少4个月;骨病患者的疗程至少6个月	病灶广泛、脓肿形成及药物疗效不佳者,可采用外科清创术或异物清除处理
	肺病	每日用药。药物组成包括克拉霉素加1种敏感药物,疗程至痰培养结果阴转后12个月	

麻风分枝杆菌感染

（一）治疗原则

1. 一旦确诊即给予治疗。及时治疗可消除麻风传染性,防止病情发展,减少畸残。

2. 正确对麻风临床分型,凡是皮肤查菌阳性,均归为多菌型麻风,采用多菌性方案治疗,对于皮损数目大于或等于6块,损伤神经数目大于等于2条也采用多菌型方案治疗。凡是皮肤查菌阴性,则归为少菌型,采用少菌型方案治疗。

3. 为了增强疗效,防止耐药,应采用世界卫生组织推荐的包含高效、速效杀菌药物利福平的联合化疗（MDT）。必须强调足量与规则治疗,疗程结束后,每年需要进行一次临床和细菌学检查,直到临床治愈。

4. 对患者同时存在的麻风反应要及时处理,减轻患者痛苦,避免发生新的畸残或原有畸残加重。

5. 加强麻风科普知识健康教育,做好患者的思想工作,帮助其树立治愈信心。

6. 注意观察药物治疗不良反应,特别是警惕氨苯砜引起的威胁生命的剥脱性皮炎。

（二）病原治疗

1. 成人少菌型患者治疗方案　利福平600mg,每月1次监服;氨苯砜100mg,每日1次自服;疗程6个月。

2. 成人多菌型患者治疗方案 利福平 600mg,每月 1 次监服;氨苯砜 100mg,每日 1 次自服;氯法齐明 300mg,每月 1 次监服和 50mg 每日 1 次自服,疗程 12 个月。

3. 14 岁以下儿童麻风病患者各种药物用量,见表 3-34。

表 3-34 各年龄组患者的药物剂量

药物	5 岁以下	5~9 岁	10~14 岁
利福平	150mg	300mg	450mg
氯法齐明(监服量)	50mg	100mg	200mg
氯法齐明	50mg(隔日)	50mg	50mg
氨苯砜	25mg(隔日)	25mg	50mg

4. 特殊情况下的抗麻风病原体治疗 因药物过敏或肝功能损害者不能服用利福平者:氯法齐明每日 50mg 加以下两种药物(氧氟沙星每日 400mg 或米诺环素每日 100mg 或克拉霉素每日 500mg)治疗 6 个月,然后以氯法齐明每日 50mg 加以下一种药物(米诺环素每日 100mg 或氧氟沙星每日 400mg),至少再治疗 18 个月。

因对氨苯砜过敏的患者,多菌型患者可直接将氨苯砜停掉,服用利福平和氯法齐明两个药即可,疗程 12 个月。对于少菌型患者,可将氧氟沙星每日 400mg 或米诺环素每日 100mg 替代氨苯砜治疗,疗程 6 个月。

因治疗后导致皮肤色素沉着而不接受氯法齐明者:可用米诺环素每日 100mg 或氧氟沙星每日 400mg 替代氯法齐明,疗程不变。

（三）麻风反应治疗

尽可能查明诱因,如并发感染、精神创伤、过度疲劳、手术、分娩等,并予以去除或适当处理,一般不必停用抗麻风药物。

Ⅰ型反应治疗:泼尼松初始剂量每日 40~60mg,控制病情后,应每 2~4 周减 5~10mg,在最后 2 周给予 5mg/d 维持量。界线类偏结核样型患者反应需要治疗 3~6 个月。在界线类偏瘤型患者疗程一般需要治疗至少 6 个月以上。对于轻、中度的麻风Ⅰ型反应或神经炎,可用世界卫生组织推荐的泼尼松标准治疗方案治疗。药物剂量和疗程如下:泼尼松 40mg,每日 1 次,服用 1 个月;第 2 个月泼尼松 30mg,每日 1 次,服用 1 个月;第 3 个月 20mg,每日 1 次,服用 1 个月;第 4 个月 15mg,每日 1 次,服用 1 个月;第 5 个月 10mg,每日 1 次,服用 1 个月;第 6 个月 5mg,每日 1 次,服用 1 个月。服药过程中注意皮质激素的不良反应。

Ⅱ型反应治疗:沙利度胺对Ⅱ型反应有特效。最初每次 100mg,每日 3~4 次,一般 1 周内可显著好转。每周减量 100mg,逐渐减量至每日 50mg 维持量,维持时间一般在半年以上甚至更长。该药能引起畸胎和中毒性神经炎。故对妊娠妇女禁用,育龄妇女慎用。在累计用药总量达 40~50g 时易发生中毒性神经炎。其他不良反应为口干、嗜睡、疲乏、白细胞下降、心率缓慢等。如无沙利度胺,可选泼尼松治疗,每日 20~40mg,或采用上述泼尼松标准方案治疗,特别是对伴发神经炎、睾丸炎、虹膜睫状体炎及严重结节红斑的患者,效果甚佳。以后根据病情减少剂量,也需要长期维持。对使用泼尼松有禁忌者可选用雷公藤多苷，每次20mg，每天3~4次。或者用氯法齐明，每次100mg，每天3次，该药起效比较缓慢，一般要服药1个月后才见效。

第八节　深部真菌病

深部真菌病（systemic mycosis，deep mycosis）是指除表皮、毛发、甲床以外，真菌侵犯内脏、皮下组织、皮肤角质层以下和黏膜所致的感染。深部真菌病中除皮肤黏膜真菌病外，深部器官、脏器及组织真菌病又称侵袭性真菌病（invasive fungal diseases）。根据病原菌的致病力，真菌可分为致病性真菌和条件致病性真菌。致病性真菌本身具有致病性，包括组织胞浆菌、粗球孢子菌、巴西副球孢子菌、皮炎芽生菌、暗色真菌、足分枝菌和孢子丝菌等，此类真菌所致感染多呈地区流行。条件致病性真菌有念珠菌属、隐球菌属、曲霉属、毛霉属，此类真菌致病性低，通常不感染正常人，但正常人大量接触后或免疫功能低下者易感染。由于条件致病性真菌，如念珠菌属等可寄居于人体肠道、口咽部、泌尿生殖道等部位，因此必须区分真菌感染和真菌寄殖状态，仅前者需进行抗真菌治疗。放线菌类介于细菌和真菌之间，并不属于真菌，但因其所致疾病的临床表现酷似真菌感染，故传统上一直将放线菌类感染如放线菌病和诺卡菌病归在医学真菌病中描述。

（一）治疗原则

对深部真菌病的抗真菌治疗原则是综合考虑罹患感染

部位（病种）、感染菌种、患者的基础病及危险因素和药物的抗真菌作用和药动学/药效学（PK/PD）特点进行抗真菌治疗并优化给药方案。治疗策略包括对确诊（proven）和拟诊（probable）病例，可进行针对病原菌的抗真菌治疗；对病原菌尚不明确的中性粒细胞减少和非中性粒细胞减少患者疑似侵袭性真菌病病例可予以经验治疗；对具有侵袭性真菌病（IFD）高危因素的患者，如有迹象提示IFD存在时，可予先发（pre-emptive）抗真菌治疗；对某些高危患者则有指征予以预防性抗真菌治疗。

（二）预防性治疗

实体器官移植受者、ICU患者、接受化疗的中性粒细胞减少患者和造血干细胞移植受者如果存在念珠菌感染危险因素需要预防性抗真菌治疗。对于实体器官移植受者，如肝移植术后、胰腺移植术后和小肠移植术后，可给予氟康唑每日200~400mg（3~6mg/kg）口服或静脉滴注，或两性霉素B含脂制剂（LFAmB）每日1~2mg/kg静脉滴注，疗程至少7~14天。对于侵袭性念珠菌病高发的ICU中的成人高危患者，给予氟康唑首日800mg（12mg/kg），以后每日400mg（6mg/kg）口服或静脉滴注。卡泊芬净等棘白菌素类可作为备选。化疗诱发中性粒细胞减少的患者，粒细胞减少期间可给予氟康唑每日400mg（6mg/kg）口服或静脉滴注，或泊沙康唑口服，每日3次，每次200mg，或卡泊芬净每日50mg静脉滴注。中性粒细胞减少的造血干细胞移植受者，粒细胞减少期可给予氟康唑每日400mg（6mg/kg）口服或静脉滴注，或泊沙康唑口服，每日3次，每次200mg，或米卡芬净每日 50mg 静脉滴注。

在具有侵袭性曲霉病高危因素的造血干细胞移植受者（同时发生移植物抗宿主病）、急性髓性白血病以及骨髓增生异常综合征患者中，推荐泊沙康唑预防应用，口服混悬液 200mg，每日 3 次；片剂首日 300mg，每日 2 次，随后 300mg，每日 1 次；静脉制剂首日 300mg，每日 2 次，随后 300mg，每日 1 次。亦可选用伏立康唑（200mg，每日 2 次口服），或米卡芬净（50~100mg/d）。伊曲康唑可能有效，但因耐受性差而应用受限。

在侵袭性念珠菌病发生率高（＞10%）的医疗机构，如果新生儿出生体重低于 1000g，可预防性静脉滴注或口服氟康唑 3~6mg/kg，每周 2 次。出生体重小于 1500g 的新生儿，如氟康唑无法获取或对之耐药，备选方案为口服制霉菌素 10 万 U，每日 3 次。疗程均为 6 周。

（三）经验治疗

对于存在侵袭性真菌病高危因素，但病原真菌尚不明确的危重患者，需要考虑抗真菌经验治疗。该类患者必须首先除外其他原因的发热，并且临床、血清学标志物和 / 或无菌部位培养结果提示侵袭性真菌病。非粒细胞减少患者疑为念珠菌病的经验治疗初始治疗推荐使用棘白菌素类 [卡泊芬净（首日 70mg，以后每日 50mg）或米卡芬净（每日 100mg）或阿尼芬净（首日 200mg，以后每日 100mg）]。近期无吡咯类应用且无氟康唑耐药菌株定植患者，氟康唑首日 800mg（12mg/kg），以后每日 400mg（6mg/kg），可作为备选方案。两性霉素 B 含脂制剂 LFAmB 每日 3~5mg/kg 可用于不能耐受其他抗真菌药物的患者。对疑似侵袭性念珠菌病经验治疗症状有改善的患者推荐疗程为 2 周，与念珠菌血症的疗程相同。对经验抗真菌治疗 4~5 天无临床应答的患者及抗真菌治疗后始终无侵袭性念珠菌感染证据，或具有很高阴性预测值的非培养试验检测结果阴性时，应考虑停止抗真菌治疗。

粒细胞减少患者疑似侵袭性念珠菌病的经验治疗使用 LFAmB（每日 3~5mg/kg）或卡泊芬净（首日 70mg，以后每日 50mg）或伏立康唑 [首日 2 次，每次 400mg（6mg/kg），以后每日 2 次，每次 200mg（3mg/kg）]。也可选用氟康唑首日 800mg（12mg/kg），以后每日 400mg（6mg/kg）或伊曲康唑每日 2 次，每次 200mg（3mg/kg）。两性霉素 B 去氧胆酸盐（AmB-d）虽有效，但是较 LFAmB 毒性更大。如果患者先前曾接受吡咯类治疗，建议经验治疗不再选用吡咯类。

长期中性粒细胞减少的高危患者，经广谱抗细菌药治疗仍持续发热，推荐经验性抗曲霉治疗，可选择 LFAmB（每日 3~5mg/kg）、卡泊芬净（首日 70mg，以后每日 50mg）、米卡芬净（每日 100mg）或伏立康唑（首日 6mg/kg 静脉输注 q12h，随后 4mg/kg 静脉输注 q12h；口服剂量为 200~300mg q12h，或者 3~4mg/kg q12h）。中性粒细胞减少 < 10 天的患者不推荐经验性抗真菌治疗，除非有证据提示侵袭性真菌感染。

（四）病原治疗

对病原菌已明确的真菌病可依据患者感染部位、感染严重程度、患者基础情况以及抗真菌药物在人体内分布特

点及其毒性大小，综合考虑选用不同的药物及治疗方案
（表3-35至表3-39）。

表3-35　念珠菌病的治疗

病情或治疗分组	首选	备选
念珠菌血症		
非中性粒细胞减少成人患者	棘白菌素类（卡泊芬净首日70mg，以后每日50mg；或米卡芬净每日100mg；或阿尼芬净首日200mg，以后每日100mg）	氟康唑首日800mg（12mg/kg），以后每日400mg（6mg/kg）静脉滴注；或LFAmB每日3~5mg/kg静脉滴注；或AmB-d每日0.7mg/kg静脉滴注；或伏立康唑首日2次，每次400mg（6mg/kg），继以每日2次，每次200mg（3mg/kg）静脉滴注
中性粒细胞减少成人患者	卡泊芬净（首日70mg，以后每日50mg，中度肝功能不全者35mg）；米卡芬净（每日100mg）；阿尼芬净（首日200mg，以后每日100mg）或LFAmB（每日3~5mg/kg）	氟康唑首日800mg（12mg/kg），以后每日400mg（6mg/kg）静脉滴注或口服；或伏立康唑首日2次，每次400mg（6mg/kg），以后每日2次，每次200mg（3mg/kg）静脉滴注
心血管系统念珠菌感染		
心内膜炎、心包炎或心肌炎	棘白菌素类[a]；LFAmB，每日3~5mg/kg，联合或不联合氟胞嘧啶，每日4次，每次25mg/kg，疗程至少6周	AmB-d每日0.6~1mg/kg，联合氟胞嘧啶每日4次，每次25mg/kg口服。若病情稳定且血培养阴性，分离的念珠菌对氟康唑敏感，可序贯给予氟康唑每日400~800mg（6~12mg/kg）

326

病情或 治疗分组	首选	备选
化脓性血栓性静脉炎	LFAmB，每日 3~5mg/kg；或氟康唑每日 400~800mg（6~12mg/kg），或棘白菌素类b，治疗至少持续到念珠菌血症清除后 2 周	病情稳定后，若念珠菌对氟康唑敏感，序贯给予氟康唑每日 400~800mg（6~12mg/kg）
起搏器，植入式心脏除颤装置或心室辅助装置感染	应移除植入装置。治疗同心内膜炎。对于累及导线的感染，电极取出后抗真菌治疗至少 6 周	植入装置未取出，如果分离菌株对氟康唑敏感，建议长期使用氟康唑抗真菌治疗
中枢神经系统念珠菌感染	LFAmB 每日 3~5mg/kg，联合或不联合氟胞嘧啶每日 4 次，每次 25mg/kg 口服，治疗数周，序贯氟康唑每日 400~800mg（6~12mg/kg），疗程数周，应持续到所有症状、体征、脑脊液异常和影像学异常恢复	病情稳定或无法耐受 LFAmB 患者，氟康唑每日 400~800mg（6~12mg/kg）可作为降阶梯治疗；建议取出感染的中枢神经系统内植入物
念珠菌眼内炎		
不伴玻璃体炎的念珠菌脉络膜视网膜炎	如氟康唑/伏立康唑敏感，氟康唑首日 800mg（12mg/kg），以后每日 400~800mg（6~12mg/kg）或伏立康唑首日每次 6mg/kg 每日 2 次静脉滴注，以后每次 4mg/kg，每日 2 次，静脉滴注或口服；如氟康唑/伏立康唑耐药，LFAmB 每日 3~5mg/kg 静脉滴注 ± 氟胞嘧啶 25mg/kg，每日 4 次；如黄斑	

病情或治疗分组	首选	备选
	受累,抗真菌治疗同上,并可予以玻璃体内注射 AmB-d 5~10μg/0.1ml 无菌注射用水,或伏立康唑 100μg/0.1ml 无菌注射用水或生理盐水,以保证迅速达到较高的抗真菌活性浓度;疗程至少 4~6 周,最终的疗程取决于通过反复的眼科检查确定病损是否治愈	
伴玻璃体炎的念珠菌脉络膜视网膜炎	抗真菌治疗同上,并予以玻璃体内注射 AmB-d 5~10μg/0.1ml 无菌注射用水或伏立康唑 100μg/0.1ml;疗程至少 4~6 周,最终的疗程取决于多次眼科检查以确定病损是否治愈;由于全身用抗真菌药难以在感染灶局部(真菌脓肿)达到有效浓度,为清除真菌应考虑行玻璃体切除术	
骨髓炎	氟康唑每日 400mg(6mg/kg),疗程 6~12 个月;或 LFAmB 每日 3~5mg/kg,数周,然后氟康唑每日 400mg,疗程 6~12 个月	棘白菌素类[a],或 AmB-d 每日 0.5~1mg/kg,治疗数周后,继续氟康唑每日 400mg,疗程 6~12 个月
化脓性关节炎	氟康唑每日 400mg(6mg/kg)治疗至少 6 周,或 LFAmB 每日 3~5mg/kg,数周后,改氟康唑每日 400mg;疗程至少 6 周;尽可能去除植入物,保留植入身者需终身治疗	棘白菌素类[a],或 AmB-d 每日 0.5~1mg/kg,治疗数周后,继续氟康唑每日 400mg,治疗至疗程结束
无症状性念珠菌菌尿症	通常不需抗真菌治疗,除非高危患者[中性粒细胞缺乏、极低体重新生儿(低于 1500g)]或将进行泌尿系统手术者;中性粒细胞缺乏患者和极低体重新生儿的治疗	

病情或治疗分组	首选	备选
	参照念珠菌血症的治疗；泌尿系手术者建议手术前后数天给予口服氟康唑 每日 400mg（6mg/kg），或 AmB-d 每日 0.3~0.6mg/kg	
症状性念珠菌膀胱炎	对氟康唑敏感者，氟康唑每日 200mg（3mg/kg）静脉滴注或口服，疗程 2 周；对氟康唑耐药的光滑念珠菌或克柔念珠菌感染者，AmB-d 每日 0.3~0.6mg/kg 静脉滴注，疗程 1~7 日，或者口服氟胞嘧啶每次 25mg/kg，每日 4 次，疗程 7~10 日；强烈建议拔除导尿管。针对氟康唑耐药念珠菌所致膀胱炎，可每日给予 AmB-d 50mg 用灭菌注射用水配成 1.0L，连续膀胱冲洗 5 日	
念珠菌肾盂肾炎	氟康唑 每日 200~400mg（3~6mg/kg）口服，疗程 2 周；强烈建议解除尿路梗阻；留置肾盂造瘘管或输尿管支架患者，如有可能应考虑取出或更换	氟康唑耐药的光滑念珠菌感染者，推荐 AmB-d 每日 0.3~0.6mg/kg ± 氟胞嘧啶（每次 25mg/kg，每日 4 次），疗程 1~7 日，疑有血行播散者疗程 2 周；亦可单用口服氟胞嘧啶每次 25mg/kg，每日 4 次，疗程 2 周
伴真菌球形成的念珠菌尿路感染	对于成人患者，强烈建议手术切除。抗真菌治疗同膀胱炎或肾盂肾炎	如果有肾盂造瘘管，建议 AmB-d 25~50mg 加入 200~500ml 灭菌注射用水中进行冲洗
慢性播散性（肝、脾）念珠菌病	LFAmB 每日 3~5mg/kg 或棘白菌素类[b] 治疗数周后改口服氟康唑 每日 400mg（6mg/kg），主要用于对氟康唑敏感的念珠菌感染患者。治疗应持	

病情或治疗分组	首选	备选
	续到影像学病变吸收,通常需要数月	
肺念珠菌病	自呼吸道分泌物分离的念珠菌通常为定植菌,很少需要抗真菌治疗;血行播散性念珠菌病继发的肺炎应按播散性念珠菌病予以抗真菌治疗	
新生儿念珠菌血症及中枢神经系统感染	AmB-d 每日 1mg/kg;或氟康唑每日 12mg/kg 静脉滴注	LFAmB 每日 3~5mg/kg 静脉滴注
口咽部念珠菌病	非 AIDS 轻症患者克霉唑锭剂每次 10mg,每日 5 次,或制霉菌素混悬液(100 000U/ml),4~6ml,每日 4 次,疗程 7~14 日;中、重度者口服氟康唑每日 100~200mg,疗程 7~14 日;对氟康唑治疗反应不佳者可予伊曲康唑口服液每日 200mg 口服,或泊沙康唑混悬剂每次 400mg 口服,每日 2 次,治疗 3 日后改为 400mg,每日 1 次,疗程 28 日。	对氟康唑治疗反应不佳者伏立康唑每日 200mg,每日 2 次,或 AmB-d 口服混悬液,100mg/ml,每日 4 次,或静脉滴注棘白菌素类[a]或静脉滴注 AmB-d,每日 0.3mg/kg;疗程均为 7~14 日。
	AIDS 患者氟康唑每日 100~200mg 口服,疗程 7~14 日	同非 AIDS 患者,疗程 7~14 日

330

病情或治疗分组	首选	备选
食管念珠菌病	通常需要全身抗真菌治疗。内镜检查前可予以诊断性抗真菌治疗。口服氟康唑每日200~400mg（3~6mg/kg），疗程14~21日	无法耐受口服治疗的患者，静脉滴注氟康唑每日400mg（6mg/kg），或棘白菌素类[米卡芬净每日150mg;或卡泊芬净首日70mg，以后每日50mg或阿尼芬净每日200mg]。无法耐受口服治疗的次选方案是静脉滴注 AmB-d 每日0.3~0.7mg/kg
外阴阴道念珠菌病		
单纯性念珠菌阴道炎	局部使用唑类抗真菌药物为最佳选择;2%布康唑霜剂(5g,睡前)×3日,或克霉唑阴道片100mg(2片,睡前)×3日,或咪康唑阴道栓(200mg,睡前)×3日	单剂氟康唑150mg口服,可作为单纯性念珠菌阴道炎的备选方案
严重的急性外阴阴道炎	氟康唑150mg,每72小时给药1次,共2~3次口服;光滑念珠菌感染者通常口服吡咯类药物无效,推荐将硼酸置于明胶胶囊内,经阴道局部给药,每日600mg,疗程14日	制霉菌素阴道栓剂每日10万U,疗程14日。针对光滑念珠菌感染的第三种方案是每日单用17%氟胞嘧啶霜或联合3%两性霉素 B 霜剂,疗程14日

病情或 治疗分组	首选	备选
复发性念珠菌 阴道炎	局部用或口服氟康唑治疗 10~14 日,然后氟康唑 150mg,每周 1 次,疗程 6 个月	

注:a 心内膜炎或其他心血管系统感染的患者,需要大剂量棘白菌素类(如卡泊芬净每日 50~150mg,米卡芬净每日 100~150mg,或阿尼芬净每日 100~200mg)。

b 成人棘白菌素类剂量:卡泊芬净(首日 70mg,以后每日 50mg);米卡芬净(每日 100mg);阿尼芬净(首日 200mg,以后每日 100mg)。

表 3-36 隐球菌病的治疗

病情或治疗分组	首选	备选[b]
HIV 感染患者隐球菌脑膜脑炎的抗真菌治疗		
诱导治疗	AmB-d(每日 0.7~1.0mg/kg)联合氟胞嘧啶(25mg/kg,q6h)至少 2 周;	AmB-d 联合氟康唑 氟康唑联合氟胞嘧啶
	两性霉素 B 脂质体(每日 3~4mg/kg)或 ABLC(每日 5mg/kg,注意肾功能)联合氟胞嘧啶(每日 100mg/kg)[a]×2 周;	氟康唑 伊曲康唑
	AmB-d(每日 0.7~1.0mg/kg)或两性霉素 B 脂质体(每日 3~4mg/kg)或 ABLC(每日 5mg/kg,用于氟胞嘧啶无法耐受者)×4~6 周	

病情或治疗分组	首选	备选 b
巩固治疗	氟康唑（400~800mg/d）×8周	
维持治疗	氟康唑（200mg/d）× ≥ 1 年 e	伊曲康唑（400mg/d）d × ≥ 1 年 AmB-d（每周 1mg/kg）d × ≥ 1 年

器官移植受者隐球菌脑膜脑炎的治疗

诱导治疗	两性霉素B脂质体（每日 3~4mg/kg）或 ABLC（每日 5mg/kg）联合氟胞嘧啶（每日 100mg/kg）×2 周	两性霉素B脂质体（每日 6mg/kg）或 ABLC（每日 5mg/kg）×4~6 周；AmB-d（每日 0.7mg/kg）×4~6 周
巩固治疗	氟康唑（400mg/d）×8周	
维持治疗	氟康唑（200~400mg/d）×6~12 个月	

非 HIV 感染、非器官移植受者隐球菌脑膜脑炎治疗方案

| 诱导治疗 | AmB-d（每日 0.7~1.0mg/kg）联合氟胞嘧啶（每日 100mg/kg）× ≥ 4 周 e,f；
AmB-d（每日 0.7~1.0mg/kg）g × ≥ 6 周 e,f；
两性霉素B脂质体（每日 3~4mg/kg）或 ABLC（每日 5mg/kg）联合氟胞嘧啶 h × ≥ 4 周 e,f；
AmB-d（每日 0.7~1.0mg/kg）联合氟胞嘧啶（每日 100mg/kg）i ×2 周 | |

病情或治疗分组	首选	备选 [b]
巩固治疗	氟康唑（400mg/d）×8 周 [j]	
维持治疗	氟康唑（200~400mg/d）×0.5~1 年 [g]	
非中枢神经系统隐球菌病治疗方案		
免疫抑制患者及免疫正常轻至中度隐球菌肺炎患者	氟康唑（400mg/d）×6~12 个月	
免疫抑制患者 [k] 及免疫正常重症隐球菌肺炎患者	与中枢感染治疗相同 ×12 个月	无法获取氟康唑，或氟康唑禁忌的患者，可用伊曲康唑（200mg bid 口服）、伏立康唑（200mg bid 口服）或泊沙康唑（400mg bid 口服）治疗
非中枢非肺部隐球菌病		
隐球菌血症	与中枢感染治疗相同 ×12 个月	
除外中枢神经系统感染，无真菌血症，感染部位局限，无免疫抑制状态	氟康唑（400mg/d）×6~12 个月	

注：a 抗真菌治疗后 2~10 周开始高效抗逆转录病毒治疗（HAART）治疗。

b 在无法获得首选药治疗的情况下，可以考虑备选，但不推荐。

c HAART 治疗有效的患者，CD4 细胞计数 ≥ 100/μl，并且连续 3 个月 HIV-RNA 低于检测下限或非常低，可以停止维持治疗（抗真菌疗程至少 12 个月）。

d 次于首选方案。

e 没有神经系统并发症的脑膜炎患者,无其他疾病且无免疫抑制,并且治疗 2 周后脑脊液培养阴性,诱导治疗疗程可以 4 周;在后 2 周的治疗中 LFAmB 可以替代 AmB-d。

f 诱导治疗结束后,氟康唑 200mg/d,用于预防复发,需要给予巩固治疗。

g 用于氟胞嘧啶无法耐受的患者。

h 用于 AmB-d 无法耐受的患者。

i 用于几乎不会治疗失败的患者。这些患者的特征:早期诊断,没有无法控制的基础疾病或免疫抑制状态,初始 2 周的联合抗真菌治疗疗效很好。

j 如果诱导治疗仅 2 周,且患者肾功能正常,建议使用大剂量氟康唑(800mg/d)。

k 需通过腰椎穿刺除外中枢神经系统感染。

表 3-37　曲霉病的治疗

感染类型	首选	备选	备注
侵袭性肺曲霉病	伏立康唑(第 1 天 6mg/kg iv q12h,随后 4mg/kg iv q12h;口服剂量为 200~300mg q12h 或按体重 mg/kg 给药)	初始治疗:LFAmB(每日 3~5mg/kg iv),或艾沙康唑 200mg q8h 给药 6 剂,继以 200mg qd iv/po。 补救治疗:ABLC(每日 5mg/kg iv);卡泊芬净(首日 70mg iv,继以 50mg/d iv);米卡芬净(100~150mg/d iv);泊沙康唑(初始剂量 200mg qid,病情稳定后改为 400mg bid po);	不常规推荐初始联合治疗。 应个体化考虑是否增加药物或者更换为另一种类药物进行补救治疗。 伏立康唑和卡泊芬净在儿童患者中的使用剂量不同于成人;阿尼芬净的临床应用经验报道少;泊

335

感染类型	首选	备选	备注
		伊曲康唑混悬液200mg q12h po（其他制剂剂量依不同剂型而定）	沙康唑在儿童患者中的剂量尚未确定
支气管曲霉病	与侵袭性肺曲霉病相似	与侵袭性肺曲霉病相似	处于真菌定植状态时，无须进行抗真菌治疗
侵袭性鼻窦曲霉病	与侵袭性肺曲霉病相似	与侵袭性肺曲霉病相似	必要时应采用手术治疗
曲霉眼部感染（眼内炎和角膜炎）	曲霉感染性眼内炎患者予伏立康唑口服或静脉给药＋玻璃体内伏立康唑或两性霉素B去氧胆酸盐局部给药，同时行部分玻璃体切除术；曲霉角膜炎患者推荐使用5%那他霉素眼用混悬液或伏立康唑局部用药治疗	与侵袭性肺曲霉病相似；棘白菌素在眼部渗透作用甚微，且治疗眼部感染的资料极少	全身治疗可能对曲霉眼内炎有利；对所有类型眼部感染均推荐眼科干预；对角膜炎推荐局部治疗
中枢神经系统曲霉病	与侵袭性肺曲霉病相似，伏立康唑为首选治疗用药	与侵袭性肺曲霉病相似；外科切除可能对某些病例有益	中枢神经系统曲霉病的病死率在各种类型的侵袭性曲霉病中位居首位；注意和抗惊厥药物的相互作用

感染类型	首选	备选	备注
心脏曲霉感染（心内膜炎、心包炎和心肌炎）	与侵袭性肺曲霉病相似	与侵袭性肺曲霉病相似	曲霉引起的心内膜炎需要外科切除；瓣膜置换术后应考虑终身抗真菌治疗；曲霉心包炎通常需要心包切除
曲霉骨髓炎和关节炎	与侵袭性肺曲霉病相似	与侵袭性肺曲霉病相似	外科切除死骨和软骨对治疗非常重要
皮肤曲霉病	与侵袭性肺曲霉病相似	与侵袭性肺曲霉病相似	若可行，推荐外科切除
曲霉腹膜炎	与侵袭性肺曲霉病相似	与侵袭性肺曲霉病相似	必须拔除腹膜透析管
曲霉球	不治疗或外科切除	伊曲康唑或伏立康唑；与侵袭性肺曲霉病相似	曲霉球的药物治疗作用尚无定论；两性霉素 B 对于空洞的穿透力甚微
慢性空洞型肺曲霉病	与侵袭性肺曲霉病相似	与侵袭性肺曲霉病相似	大多数患者罹患先天性免疫缺陷；可能需要长期治疗；外科切除可能导致严重并发症；对 IFN-γ 治疗有反应；氨甲环酸治疗对咯血可能有用

感染类型	首选	备选	备注
过敏性曲霉病			
过敏性支气管肺曲霉病	伊曲康唑（200mg bid po）	伏立康唑（200mg bid po）或泊沙康唑（剂量根据不同制剂而定）	糖皮质激素治疗是急性加重治疗的基石；伊曲康唑有减少激素剂量的效果
曲霉所致的过敏性鼻窦炎	息肉切除、鼻窦冲洗和鼻内局部应用皮质激素	抗真菌治疗保留用于难治性和复发病例	

注:ABLC,两性霉素 B 脂质复合体;AMB,两性霉素 B 脂质体。

表 3-38　其他真菌病的治疗

病情或治疗分组	首选	可选
孢子丝菌病		
皮肤、淋巴孢子丝菌病	伊曲康唑口服液 200mg qd，至皮损消失后 2~4 周，总疗程通常需 3~6 个月	无治疗反应者可增加伊曲康唑剂量至 200mg bid，或特比萘芬 500mg bid，或饱和碘化钾溶液初始 5 滴 tid 并逐渐增加至 40~50 滴 tid，仍无治疗反应者可予氟康唑每日 400~800mg；局部热疗可用于妊娠期和哺乳期患者
骨关节孢子丝菌病	伊曲康唑口服液 200mg bid,疗程至少 12 个月	LFAmB 每日 3~5mg/kg 静脉注射或 ABLC 每日 5mg/kg 静脉注射或 AmB-d 每日

病情或治疗分组	首选	可选
		0.7~1mg/kg 静脉注射,症状显著改善后改伊曲康唑口服液 200mg bid,疗程至少 12 个月
肺孢子丝菌病	重症及危及生命者 LFAmB 3~5mg/kg 或 AmB-d 0.7~1mg/kg,症状显著改善后改为口服伊曲康唑 200mg bid,疗程至少 12 个月	轻症者口服伊曲康唑 200mg bid,疗程 12 个月
脑膜孢子丝菌病或播散性孢子丝菌病	LFAmB 每日 5mg/kg 4~6 周后或症状显著改善后改为口服伊曲康唑 200mg bid,疗程至少 12 个月	AIDS 及其他免疫抑制患者需口服伊曲康唑 200mg qd 长期治疗
孕妇孢子丝菌病	重症者:LFAmB 3~5mg/kg,避免用伊曲康唑	局部热疗
儿童皮肤及淋巴结孢子丝菌病	伊曲康唑每日 6~10mg/kg(最大剂量每日 400mg)	饱和碘化钾溶液,初始 1 滴 tid,逐渐增加至最大剂量每千克体重 1 滴,或 40~50 滴,tid
儿童播散性孢子丝菌病	初始 AmB-d 0.7mg/kg,继以伊曲康唑每日 6~10mg/kg(最大剂量每日 400mg)	
毛霉病	LFAmB 每日 5~10mg/kg 或 AmB-d 快速增至每日 0.8~1.5mg/kg,起效后改为 qod;总量 2.5~3g	泊沙康唑 400mg bid 进餐时口服,不与食物同服者 200mg qid 口服或艾沙康唑 200mg q8h×1 日,继以 200mg qd 静脉滴注或口服

病情或治疗分组	首选	可选
副球孢子菌病	轻、中症患者伊曲康唑每日 200mg 口服,轻症者疗程 6~9 个月,中症者疗程 12~18 个月;重症者每日 AmB-d 0.7~1mg/kg 静脉滴注至总量达 30mg/kg,继以伊曲康唑 200mg bid,疗程至少 12 个月	两性霉素 B 总量 > 30mg/kg,或 SMZ-TMP(800mg/160mg)/kg,每日 2~3 次 × 30 日,继以每日(400mg/80mg)/kg × 3~5 年
尖端赛多孢菌病(博伊德假性阿利舍利菌)	伏立康唑 6mg/kg 静脉滴注 q12h×1 日,继以 4mg/kg 静脉滴注 q12h 或 200mg 口服 q12h,如体重 < 40kg 则 100mg 口服 q12h	泊沙康唑 400mg bid 进时服用,多数病例需外科处理
镰孢霉病	LFAmB 每日 5~10mg/kg 静脉滴注或 AmB-d 每日 1~1.5mg/kg 静脉滴注	泊沙康唑 400mg bid 进餐时服(不与食物同服者 200mg qid 口服),或伏立康唑 6mg/kg 静脉滴注 q12h×1 日,继以 4mg/kg 静脉滴注 q12h 或 400mg 口服 q12h,继以 200mg 口服 q12h
皮炎芽生菌病		
中、重度肺芽生菌病	LFAmB 3~5mg/kg 或两性霉素 B 0.7~1mg/kg × 1~2 周或症状改善后改为口服伊曲康唑 200mg tid × 3 日,继以 200mg bid × 6~12 个月	

病情或治疗分组	首选	可选
中、重度播散性肺外芽生菌病	LFAmB 3~5mg/kg 或两性霉素 B 0.7~1mg/kg×1~2周或症状改善后改为口服伊曲康唑 200mg tid×3 日,而后 200mg bid×12 个月	
轻、中度患者	口服伊曲康唑 200mg tid×3 日,而后 200mg bid×6~12 个月。	
中枢神经系统芽生菌病	LFAmB 5mg/kg×4~6 周后改为氟康唑 800mg qd,或伊曲康唑 200mg bid 或 tid,或伏立康唑 200~400mg bid 口服,疗程至少 12 个月或至脑脊液恢复正常	
青霉病(马尔尼菲青霉)	两性霉素 B 每日 0.5~1mg/kg×2 周,继以伊曲康唑每日 400mg×10 周,然后每日 200mg 口服,AIDS 患者长期治疗	病情较轻患者伊曲康唑口服液 200mg tid×3 日,继以 200mg 口服 bid×12 周,而后 200mg 口服 qd,不能口服者予静脉给药
球孢子菌病		
原发性肺部感染	一般不推荐抗真菌治疗,但需定期观察,如患者出现发热、体重下降、乏力并持续 4~8 周者,需进行治疗	
原发性肺部感染具危险因素或播散性		
治疗指征:免疫缺陷、器官移植、血液系统		轻、中度:伊曲康唑口服液 200mg/d 口服或静脉滴注 bid×3~12 个月或氟康唑 400mg po qd×3~12 个月。

病情或治疗分组	首选	可选
恶性疾病、接受糖皮质激素或TNF抑制剂治疗者。妊娠后 3 个月或产后。糖尿病、先前心肺疾患。补体结合（CF）抗体 > 1∶16 肺部渗出增多。播散性（自溃疡、关节渗出液、脓液或骨活检标本检出孢囊或培养阳性）		重度或播散性：静脉滴注 AmB-d 0.6~1mg/kg qd × 7 日，而后 0.8mg/kg qod 或 LFAmB 每日 3~5mg/kg 或 ABLC 每日 5mg/kg 用药至临床症状改善；继以伊曲康唑或氟康唑治疗至少 1 年
脑膜炎	成人：氟康唑 400~1000mg qd 长期口服；小儿：氟康唑 6mg/kg qd po，小儿剂量未建立	两性霉素 B 静脉滴注同肺部感染 +AmB-d 0.1~0.3mg/d 鞘内或脑室内（经贮液囊装置）；或伊曲康唑 400~800mg qd；或伏立康唑
着色真菌病	病灶较小或较少者，外科切除或液氮冷冻。如为慢性或广泛损害，予以伊曲康唑	伊曲康唑口服液 200~400mg 口服 qd 或胶囊 400mg 口服 qd 每月服药 1 周，疗程 6~12 个月
组织胞浆菌病	治疗指征为急性肺部组织胞浆菌病伴低氧血症、急性肺部组织胞浆菌病持续 > 1 个月、慢性肺部组织	

病情或治疗分组	首选	可选
	胞浆菌病、中枢神经系统组织胞浆菌病、组织织胞浆菌肉芽肿性纵隔炎伴阻塞或(和)组织侵袭、播散性组织胞浆菌病	
轻、中度患者肺组织胞浆菌病	可不予治疗,但症状持续 1 个月以上的患者可应用伊曲康唑 200mg 口服 tid × 3 日,继以 200mg bid × 6~12 周	
中、重度急性肺组织胞浆菌病	LFAmB 每日 3~5mg/kg 或 ABLC 每日 5mg/kg 或 AmB-d 每日 0.7~1mg/kg 应用 1~2 周后改为口服伊曲康唑 200mg tid × 3 日,继以 200mg bid × 12 周	
慢性空洞性肺组织胞浆菌病	伊曲康唑 200mg tid × 3 日,继以 200mg qd 或 bid 治疗至少 1 年,如有复发危险则需用药 18~24 个月	
中枢神经系统组织胞浆菌病	LFAmB(每日 5mg/kg,总量 175mg/kg)× 4~6 周,继以口服伊曲康唑 200mg,每日 2~3 次,疗程 1 年或至脑脊液正常,包括组织胞浆菌抗原检测;伊曲康唑治疗失败者伏立康唑治疗可能有效	
暗色丝孢霉病(鼻窦、皮肤、脑脓肿)	外科处理 + 伊曲康唑每日 400mg po × 6 月	伏立康唑 6mg/kg po bid × 1 日 继 以 4mg/kg po bid 或泊沙康唑 400mg po bid

表 3-39 细菌样真菌感染的治疗

病情或治疗分组	首选	备选
放线菌病		
	青霉素每日 10~20mU 静脉滴注,4~6 周后改为青霉素 V 口服连用 6~12 个月;或氨苄西林每日 200mg/kg 分 3~4 次 静脉	多西环素、头孢曲松或克林霉素等,疗程 10~12 个月。对青霉素过敏患者的中枢神经系统感染可

病情或治疗分组	首选	备选
	滴注,4~6 周后改为阿莫西林口服,连用 6 个月	选用氯霉素
肺孢子菌病		
非急性病变:可口服用药、PaO₂ > 70mmHg	SMZ-TMP(75~100mg/kg)/(15~20mg/kg)分 3~4 次口服 × 21 日;或氨苯砜 100mg 口服 qd 联合甲氧苄啶 5mg/kg 口服 tid × 21 日	克林霉素 300~450mg 口服 q6h 联合伯氨喹碱基质 15mg 口服 qd × 21 日;或阿托伐醌混悬剂 750mg 口服 bid 与食物同服 × 21 日
急性病变:不能口服药物、PaO₂ < 70mmHg	SMZ-TMP(75~100mg/kg)/(15~20mg/kg)静脉滴注 × 21 日;静脉滴注 SMZ-TMP 前 15~30 分钟口服泼尼松 40mg 口服 bid × 5 日,然后口服泼尼松 40mg 口服 qd × 5 日,继以 20mg 口服 qd × 11 日	克林霉素 600mg q8h 静脉滴注联合伯氨喹碱基质 30mg 口服 qd × 21 日;或喷他脒每日 4mg/kg 静脉滴注 × 21 日;静脉滴注前应用泼尼松,用法同首选方案
诺卡菌病		
诺卡菌脑脓肿	SMZ-TMP(每日 SMZ 75mg/kg-TMP 15mg/kg 静脉滴注或口服,分 2~4 次给药)联合亚胺培南 500mg q6h,如多脏器受累则加用阿米卡星 7.5mg/kg q12h	利奈唑胺静脉滴注或口服联合美罗培南 2.0g q8h。静脉给药 3~6 周后改为口服给药。免疫功能正常者选用 SMZ-TMP、米诺环素或阿莫西林 / 克拉维酸,疗程至少 3 个月。免疫功能缺陷者上述两药联合,疗程至少 1 年

病情或治疗分组	首选	备选
诺卡菌肺炎	SMZ-TMP 静脉滴注或口服（以 TMP 计每日 15mg/kg，分 2~4 次给药）联合亚胺培南 500mg q6h，3~4 周后改为 SMZ-TMP 每日 10mg/kg，分 2~4 次给药，疗程 3~6 个月	亚胺培南 500mg 静脉注射 q6h 联合阿米卡星 7.5mg/kg 静脉注射 q12h×3~4 周后改为 SMZ-TMP 口服；免疫功能正常者疗程 3 个月，免疫功能缺陷者 6 个月
诺卡菌淋巴结炎或皮肤脓肿	SMZ-TMP 静脉滴注或口服，以 TMP 计每日 5~10mg/kg，分 2~4 次给药。疗程免疫功能正常者 3 个月，免疫功能缺陷者 6 个月	磺胺异噁唑 2g qid 口服或米诺环素 0.1~0.2 bid 口服。疗程免疫功能正常者 3 个月，免疫功能缺陷者 6 个月

第九节 原 虫 病

疟 疾

（一）治疗原则

1. 疟疾的病原治疗需先应用一种杀灭红细胞内裂殖体的药物，如氯喹或青蒿琥酯，然后再用另一种杀灭红细胞内配子体和迟发型子孢子药物，如伯氨喹（还可清除肝脏内潜伏的疟原虫），防止复燃或复发。

2. 妊娠期和红细胞内 G-6-PD 缺陷的患者忌用伯氨喹，因可能引起变性血红蛋白血症或溶血反应。

3. 妊娠期患者不能用伯氨喹治疗,如出现疟疾复发,应再用杀灭裂殖体药物。

(二)病原治疗

疟疾的病原治疗间表3-40。

表3-40 疟疾的病原治疗

感染种类	宜选药物	可选药物	备注
间日疟、三日疟、卵形疟	氯喹:成人首剂口服(基质)600mg,第2、3天各服300mg;小儿首剂(基质)10mg/kg,第2、3天各服1次,每次5mg/kg。联合伯氨喹成人总剂量180mg(基质),22.5mg qd 口服×8日;小儿0.58mg/kg(基质)qd×8日	青蒿素衍生物、磷酸咯萘啶。磷酸咯萘啶总量1.2g(基质),首日每次300mg服2次,间隔8小时,第2、3天各300mg顿服	三日疟和恶性疟可不必联合伯氨喹。为防止妊娠期产生变性血红蛋白症或溶血反应,伯氨喹可在产后服用
恶性疟	选用以青蒿素为基础的复方或联合用药(ACT) 1. 青蒿琥酯片+阿莫地喹片,每日各服3片×3日。 2. 双氢青蒿素哌喹片,首剂2片,以后6~8、24、32小时各服2片。 3. 复方磷酸萘酚喹片,一次口服		青蒿琥酯每片50mg,阿莫地喹每片150mg 每片含双氢青蒿素40mg+磷酸哌喹32mg 每片含萘酚喹50mg+青蒿素125mg

感染种类	宜选药物	可选药物	备注
	4. 复方青蒿素片,首剂 2 片,24 小时后再服 2 片		每片含青蒿素 62.5mg,哌喹 375mg
重型疟疾	选用以下任一种方案 1. 蒿甲醚注射剂,80mg qd 肌内注射 ×7 日,首剂加倍。病情严重者首剂后 4~6 小时再肌内注射 80mg。 2. 青蒿琥酯:60mg qd 静脉注射 ×7 日首剂加倍。病情严重者首剂后 4~6 小时再给 60mg 静脉注射。 3. 咯萘啶注射剂,肌内注射或静脉滴注 160mg qd×3 日,总量不超过 640mg	采用蒿甲醚或青蒿琥酯注射剂后病情缓解,可口服时改用口服剂型再进行 1 个疗程	重型患者具有以下一项或几项:意识障碍、严重贫血、肾衰竭、肺水肿、急性呼吸窘迫综合征(ARDS)、DIC、黄疸、酸中毒、癫痫发作、寄生原虫血症 ≥5%,几乎均为恶性疟
妊娠期疟疾 　间日疟 　恶性疟	间日疟用氯喹,剂量同上孕期 < 3 个月用磷酸哌喹;>3 个月用 Artemisinin-based Combination Therapy 组合素型综合疗法(ACT),即以青蒿素为基础的综合治疗		

感染种类	宜选药物	可选药物	备注
预防 服药	选用以下任一种方案 1. 磷酸哌喹片，每月 1 次，睡前服 600mg； 2. 氯喹，每 7~10 日服 300mg		

注：1. 表中未注明儿童剂量者均为成人剂量。儿童剂量按体重或年龄递减。

2. 氯喹、磷酸哌喹、伯氨喹和咯萘啶的剂量均以基质计。

3. 阿莫地喹可引起粒细胞缺乏，萘酚喹可引起血尿，服用时如出现不良反应，应立即停药。

4. 使用青蒿琥酯注射剂静脉注射时，需先将 5% 碳酸氢钠注射液 1ml 注入青蒿琥酯粉剂中，反复振摇 2~3 分钟，待充分溶解澄清后，再注入 5ml 等渗葡萄糖水或生理盐水，混匀后缓慢静脉注射（不宜滴注）。配制后的溶液如发生混浊，则不能使用。

5. 用咯萘啶注射剂静脉滴注时，需将 160mg 咯萘啶药液注入 500ml 的等渗葡萄糖或生理盐水中，滴速不超过 60 滴 / 分。

6. 磷酸哌喹有肝脏积累作用，采用磷酸哌喹片进行预防服药时，连续服药时间不宜超过 4 个月（需要时应停药 2~3 个月后再次进行预防服药）。

7. 孕妇、1 岁以下婴儿、有溶血史者或家属溶血史者禁用伯氨喹；葡萄糖 -6- 磷酸脱氢酶（G-6-PD）缺乏人群应在医务人员的监护下服用伯氨喹。

利 什 曼 病

（一）治疗原则

及早明确病原（骨髓涂片与血清 RK39 阳性），针对利什曼原虫感染进行治疗。

（二）病原治疗

利什曼病的病原治疗见表 3-41。

表 3-41　利什曼病的病原治疗

感染种类	宜选药物	可选药物	备注
内脏利什曼病（黑热病）	1. 葡萄糖酸锑钠静脉缓慢注射或肌内注射，总量：成人 90~130mg/kg（以 50kg 为限），等分 6~10 次，每日 1 次。儿童剂量 20mg/kg qd×28 日肌内注射或静脉滴注 ×3~4 周。按体重折算。 2. 两性霉素 B 去氧胆酸钠，剂量自 0.1mg/kg 开始，渐增至每次 0.5mg/kg，每日或间日 1 次，溶于 5% 葡萄糖液，缓慢静脉滴注，总剂量成人 1.5~2.0g。为减轻毒性反应，可合用小剂量肾上腺皮质激素。 国外推荐用两性霉素 B 脂质体（AmBisome），总剂量为 20~60mg/kg，均分 7~10 次，每日 1 次静脉滴注，疗效肯定，不良反应少，缺点是价昂贵，现仅用于抗药性黑热病患者，其他含脂两性霉素 B 制剂亦有效，但临床资料较少	米替福新 50mg bid（30~44kg）或 tid（45kg 以上）×28 日	锑剂注射可引起关节痛、胃肠道症状、肝酶增高等，治疗结束后消失。亦可引起白细胞数突然减少，治疗后期可出现心电图 T 波改变和 QT 延长。治疗时需随访胰酶情况，有胰腺炎表现或淀粉酶增高 5 倍、脂肪酶增高 15 倍者应停药，待上述指标恢复后再用。妊娠期患者不宜使用。HIV/AIDS 患者可能需要终身用药

注：* 表中未注明儿童剂量者均为成人剂量。

阿 米 巴 病

（一）治疗原则

1. 急性肠阿米巴病的疗程应持续至粪检连续 3 次（隔日 1 次）找不到包囊为止。肠道隔离到临床症状消失。

2. 对溶组织内阿米巴引起的感染，无论有无症状，均应接受病原治疗。

3. 对暂时难以鉴定虫种者，如病情较典型或较重者，可进行试验性治疗。

4. 对阿米巴肝脓肿宜选用组织内杀阿米巴药为主，辅以肠道杀阿米巴药，有时需配合肝穿刺引流或外科治疗。

5. 原发性阿米巴性脑膜炎病例，国内报道很少，但需警惕。

（二）病原治疗

阿米巴病的病原治疗见表 3-42。

表 3-42　阿米巴病的病原治疗

感染种类	宜选药物	可选药物	备注
溶组织内阿米巴腹泻/痢疾患者，轻、中度感染可以口服药物治疗者	甲硝唑 500~750mg tid 口服 ×10 日，或替硝唑 2g qd×3 日，以后改为巴龙霉素 500mg tid 口服 ×7 日	奥硝唑 500mg q12h×5 日，以后改为巴龙霉素 500mg tid 口服 ×7 日；或硝唑沙奈 500mg tid×10 日	

感染种类	宜选药物	可选药物	备注
溶组织内阿米巴重症肠道感染或肝脓肿等肠外感染	甲硝唑 750mg tid 静脉滴注序贯口服 ×10 日,或替硝唑 2g qd×5 日;以后改为巴龙霉素 500mg tid 口服 ×5~10 日	双碘喹啉 650mg 口服 tid×20 日;阿米巴肝脓肿可选氯喹,第 1、2 日每日 300mg(基质)bid 口服,以后每日 150mg,bid口服,疗程 2~3 周	
阿米巴脑膜脑炎	棘阿米巴:静脉治疗:喷他脒+氟康唑+米替福新 50mg 口服 tid,可加用 SMZ-TMP、甲硝唑、一种大坏内酯类,角膜炎用伏立康唑或米替福新	狒狒巴拉姆西阿米巴:喷他脒+阿苯达唑+氟康唑、伊曲康唑+米替福新;福氏耐格里阿米巴:两性霉素 B 1.5mg/(kg·d)+利福平 10mg/(kg·d)+氟康唑 10mg/(kg·d)+米替福新	
溶组织内阿米巴无症状携带包囊者	巴龙霉素 500mg tid 口服 ×7 日;或双碘喹啉650mg 口服 tid×20 日	硝唑沙奈 500mg 口服 tid×10 日	甲硝唑对包囊无效

注:* 表中未注明儿童剂量者均为成人剂量。

弓 形 虫 病

(一)治疗原则

1. 先天性感染不论有无临床症状,均应治疗。

2. 免疫功能正常者获得性感染多不需治疗,但如症状长期不愈或损害重要器官,或直接接种(如输血或实验意外)而感染者均需治疗。

3. 免疫力差的急性感染患者与免疫缺陷、器官移植患者或正在使用糖皮质激素者均应治疗，疗程宜适当延长。

4. 弓形虫脑膜炎以及视网膜脉络膜炎患者，加用泼尼松成人每日 80~120mg/kg，分次口服直到脑脊液内蛋白下降，或危及视力的炎症消退。

5. 孕妇避免用乙胺嘧啶，可选用螺旋霉素。

（二）病原治疗

1. 宜选药物　SMZ-TMP（25mg/50mg）/（kg·d）po bid×30 日；或乙胺嘧啶＋磺胺嘧啶，应同时服用亚叶酸。成人：起始剂量乙胺嘧啶首剂 200mg 口服，继以每日 50~75mg，磺胺嘧啶每次 1~1.5g，每日 4 次，根据患者治疗后反应及耐受性，持续 1~3 周，然后两种药物剂量均减半，再应用 4~5 周。疗程中同时口服亚叶酸，每次 10mg，每周 3 次，至乙胺嘧啶停用后持续服用 1 周。小儿：起始量乙胺嘧啶每日 1mg/kg 分 2 次，磺胺嘧啶每日 100~200mg/kg，分 4 次，2~4 日后剂量减半，再持续应用 1 个月。同时服用亚叶酸。

2. 螺旋霉素　成人每日 10~15mg/kg 静脉滴注 q8h，适用于磺胺高度过敏者、孕妇和眼部弓形虫病患者。孕妇患者可用至妊娠 18 周，若羊水穿刺液 PCR 未提示胎儿感染，可停药，若孕期已经超过 18 周，或孕 18 周羊水 PCR 提示胎儿感染，可改为乙胺嘧啶联合磺胺嘧啶治疗至少 4 周或至分娩。

3. 克林霉素　成人 0.6g，静脉滴注或口服 qid 10~15 天为一疗程。小儿每日 10~25mg/kg，分 3~4 次服用，适用于脑、眼弓形虫病，据病情缓解与否酌情延长疗程，脑弓形虫病酌情给予抑制治疗。肝、肾功能不全者慎用。

4. 阿托伐醌　750mg po qid 4~6 周以上，用于脑弓形虫病治疗。

主要参考文献

[1] 曹慧,李国庆. 青蒿素类药物的生物学活性应用研究进展. 微生物学免疫学进展,2016,44（2）:84-88.

[2] 李洪军,汪伟,梁幼生. 双氢青蒿素抗寄生虫作用研究进展. 中国血吸虫病防治杂志,2011,23（4）:460-464.

[3] 闻俊娜,张博全,沈丽,等. 奥硝唑配伍禁忌文献分析. 中国医药,2013,8（8）:1179-1180.

[4] 成骢,魏洪霞,池云. 经验性治疗弓形虫脑病一例并文献复习. 现代医学,2013,41（5）:156-157.

[5] ASHLEY E A,PHYO A P. Drugs in Development for Malaria. Drugs,2018,78（9）:861-879.

[6] SAITO M,GILDER M E,NOSTEN F,McGready R,Guérin PJ. Systematic literature review and meta-analysis of the efficacy of artemisinin-based and quinine-based treatments for uncomplicated falciparum malaria in pregnancy: methodological challenges. Malar J,2017,16（1）:488-491.

第十节　性传播疾病

（一）治疗原则

1. 对就诊患者应尽力做到早发现、早诊断、早治疗。

2. 确诊后应按治疗方案及时、规则、足量进行规范化治疗。

3. 治疗时应根据本地区病原体的耐药情况,选择有效药物。

4. 治疗一种性病时应注意有无合并其他性病病原体

感染,如有应同时治疗。

5. 治疗结束后应定期随访复查,以判定治疗效果和预后。

6. 对患者的性接触者应动员其同时进行检查和治疗。

(二)病原治疗

性传播疾病的病原治疗见表 3-43。

表 3-43　性传播疾病的病原治疗

病名	病原体	首选药物	可选药物
梅毒	梅毒螺旋体		
早期梅毒(一期、二期、早期潜伏梅毒)		普鲁卡因青霉素,每日 80 万 U 肌内注射 ×15 日或苄星青霉素 240 万 U 肌内注射,每周 1 次,共 2 次	多西环素 100mg bid 口服 ×15 日;或头孢曲松钠 1g 肌内注射或静脉滴注 ×10 日
晚期梅毒(三期、晚期潜伏)不能确定病期的潜伏梅毒和二期复发梅毒		普鲁卡因青霉素,每日 80 万 U 肌内注射 ×20 日,停药 2 周后重复一疗程;或苄星青霉素 240 万 U 肌内注射,每周 1 次,共 3 次	多西环素 100mg bid 口服 ×30 日;或头孢曲松钠 1g 肌内注射或静脉滴注 ×20 日,停药 2 周后重复一疗程
神经梅毒		青霉素水剂 300~400 万 U qid 静脉滴注 ×14 日;或普鲁卡因青霉素 240 万 U qd 肌内	头孢曲松 2g 每日肌内注射或静脉滴注 ×14 日,继以苄星青霉素 240 万 U 肌内注射,每

病名	病原体	首选药物	可选药物
		注射加丙磺舒 500mg qid 口服×14 日,继以苄星青霉素 240 万 U 肌内注射,每周 1 次,共 3 次	周 1 次,共 3 次;青霉素过敏者用多西环素 100mg bid×30 日,但疗效较差
心血管梅毒		普鲁卡因青霉素肌内注射 10 万 U qd×2 日 后 20 万 U bid×1 日 再 后 80 万 U qd×15 日,停药 2 周后再重复治疗 1~2 个疗程	青霉素过敏者用多西环素 100mg bid 口服×30 日
妊娠期梅毒		普鲁卡因青霉素 80 万 U qd 肌内注射×15 日;妊娠初 3 个月内和末 3 个月内各用一疗程	青霉素过敏者用头孢曲松钠 1g,每日肌内注射×10 日;妊娠初 3 个月内和末 3 个月内各用一疗程
先天性梅毒		青霉素水剂 10 万 U/kg q8~12h 静脉滴注 10~14 日;或普鲁卡因青霉素 5 万 U/kg qd 肌内注射 10~14 日	头 孢 曲 松 100mg/kg 肌内注射或静脉滴注 10~14 日
淋病	淋病奈瑟菌		
尿道炎、宫颈炎、直肠炎		头孢曲松 250mg 单剂肌内注射	大观霉素,男 2g,女 4g,单剂肌内注射
咽炎		头孢曲松 250mg 单剂肌内注射	大观霉素对咽炎疗效不佳
眼炎 新生儿		头孢曲松 50mg/kg qd 静脉滴注×3 日	需用生理盐水冲洗眼部,每日多次

病名	病原体	首选药物	可选药物
成人眼炎		头孢曲松 1g 单剂肌内注射或静脉滴注	需用生理盐水冲洗眼部,每日多次
前列腺炎、附睾炎		头孢曲松 1g qd 肌内注射 × 10 日	大观霉素 2g qd 肌内注射 10 日
盆腔炎		头孢曲松 1g qd 肌内注射 × 10 日	大观霉素 2g qd 肌内注射 × 10 日;加甲硝唑 500mg bid 口服 × 10 日
播散性淋病		头孢曲松 1g qd 肌内注射或静脉滴注 × 10 日以上	大观霉素 2g bid × 10 日以上
心内膜炎、脑膜炎		头孢曲松 1~2g q12h 静脉滴注。心内膜炎 4 周以上,脑膜炎 2 周以上	
泌尿生殖道衣原体感染	沙眼衣原体 D~K 型	多西环素 100mg bid 口服 × 10 日;或米诺环素 100mg bid 口服 × 10 日	阿奇霉素 1g 单剂口服;或红霉素 500mg qid × 10 日
软下疳	杜克雷嗜血杆菌	头孢曲松 250mg 单剂肌内注射;或阿奇霉素 1g 单剂口服	红霉素 500mg qid × 7 日
性病性淋巴肉芽肿	沙眼衣原体 $L_1 L_2 L_3$ 型	多西环素 100mg bid 口服 × 21 日以上	红霉素 500mg qid 口服 × 21 日以上;米诺环素 100mg bid × 21 日以上
生殖器疱疹	单纯疱疹病毒	阿昔洛韦 200mg 每日 5 次口服 × 5~7 日;3% 阿昔洛韦软膏外涂,每日 2~3 次	伐昔洛韦 300~500mg bid 口服 × 5~7 日;或泛昔洛韦 250mg tid 口服 × 5~7 日;1% 喷昔洛韦软膏外涂,每日 2~3 次

第十一节 艾 滋 病

（一）治疗原则

1. 掌握开始抗逆转录病毒治疗的指征和时机　美国健康与人类服务部（DHHS）在2014年5月发布了新版成人与青少年AIDS抗病毒治疗指南，指南中推荐所有艾滋病患者目前均应尽早接受抗病毒治疗，不论其CD4$^+$T淋巴细胞计数高还是低。在开始高效抗逆转录病毒治疗（HAART）前，一定要取得患者的配合和同意，教育患者服药的依从性；如患者存在严重机会感染和既往慢性疾病急性发作期，应待病情稳定后开始抗HIV病毒治疗。

我国在2015年艾滋病诊疗指南中给出的抗病毒治疗时机见表3-44。

表3-44　成人及青少年开始抗反转录病毒治疗的时机

临床及实验室指标	推荐意见
急性期	建议治疗
有症状	建议治疗
无症状	
CD4$^+$T淋巴细胞＜350/µl	建议治疗
CD4$^+$T淋巴细胞350~500/µl	建议治疗
CD4$^+$T淋巴细胞＞500/µl	考虑治疗。存在以下情况时建议治疗：高病毒载量（＞10^{5}copies/ml）、CD4$^+$T淋巴细胞数下降较快（每年降低＞100/µl）、心血管疾病高风险、合并活动性HBV/HCV感染、HIV相关肾脏疾病、妊娠

2. 治疗目的 抗 HIV 病毒治疗（ART）的长期目标是降低 HIV 相关并发症的发病率和病死率（包括感染和非感染原因），使患者获得正常的期望寿命，改善生活质量，并预防 HIV 传染给他人，预防母婴传播。因此，ART 应该最大程度地抑制 HIV RNA，将血中 HIV 病毒血症抑制到目前可检测水平以下，并且预防选择出耐药突变株，重建或维持免疫功能；减少免疫重建炎性反应综合征。

3. 如患者存在严重的机会感染，应控制感染后开始病原治疗。

4. 艾滋病的治疗必须联合治疗，即高效抗逆转录病毒治疗（HAART）。给药方案见下表。

5. 抗 HIV 病毒治疗应是终身的，因为药物无法作用于潜伏于细胞内的病毒，因而不能最终消灭病毒。多数学者以 HIV RNA 达到 < 50copies/ml 为治疗的目的。通常有效的给药方案在开始治疗后 24 周左右约 40% 的患者血中病毒载量 < 50copies/ml，达到这一水平后应继续终身治疗，并每 3~4 个月测定血中 HIV RNA 水平，每 3~6 个月测定 CD4 细胞数。

（二）病原治疗

药物治疗的选择，全球和我国均有各种指南给予指导。2014 年 DHHS 发布的新版指南重点更新了初治 AIDS 患者的起始抗病毒治疗方案选择，将 3 种含有 INSTI（整合酶链转移抑制剂）的治疗方案纳入推荐方案：多替拉韦 + 阿巴卡韦 + 拉米夫定（仅可用于 *HLA-B*5701* 基因阴性的患者）、多替拉韦 + 替诺福韦 + 恩曲他滨和艾维雷韦 / 可比司他（elvitegravir/cobicistat）+ 替诺福韦 + 恩曲他滨（仅可用于治疗前肌酐清除率 ≥ 70ml/min 的患者)(均不需考虑患者治疗前的病毒载量)。此外,如患者治疗前的病毒载量< 10^5copies/ml,以下 3 种治疗方案也被列为起始抗病毒治疗的"推荐方案":①依非韦伦 + 阿巴卡韦 + 拉米夫定(仅可用于 *HLA-B*5701* 基因阴性的患者);②利匹韦林 + 替诺福韦 + 恩曲他滨(仅可用于治疗前 CD4+T 淋巴细胞计数>200/μl 的患者);③阿扎那韦 / 利托那韦 + 阿巴卡韦 + 拉米夫定(仅可用于 *HLA-B*5701* 基因阴性的患者)。

艾滋病的治疗方案见表 3-45。

表 3-45　艾滋病的治疗方案

治疗方案
美国 DHHS 推荐方案(2016 年)

推荐方案	1. INSTI+2NRTI
	DTG/ABC/3TC[a](如果 HLA-B*5701 阴性)
	● DTG+TDF/FTC[a] 或 TAF/FTC[b]
	● EVG/cobicistat/TAF/FTC
	● EVG/cobicistat/TDF/FTC
	● RAL+TDF/FTC[a] 或 TAF/FTC[b]
	2. Boosted PI+2NRTIs
	● DRV/r+TDF/FTC[a] 或 TAF/FTC[b]
替代方案	1. NNRTI+2NRTIs
	● EFV/TDF/FTC[a]
	● EFV+TAF/FTC[b]
	● RPV/TDF/FTC[a] 或 RPV/TAF/FTC[b]—若 HIV RNA < 100 000copies/ml 和 CD4 > 200cells/μl
	2. Boosted PI+2NRTIs
	● (ATV/cobicistat 或 ATV/Ritonavir)+TDF/FTC[a] 或 TAF/FTC[b]
	● DRV/cobicistat 或 DRV/Ritonavir+ABC/3TC[a]—若

治疗方案

       HLA-B*5701 阴性

       ● DRV/c+TDF/FTC[a]+TAF/FTC[b]

我国 2015 年艾滋病治疗指南中推荐方案

一线治疗	TDF（ABC）+3TC（FTC）
推荐方案	● + 基于 NNRTI：EFV
	● 或基于 PI：LPV/Ritonavir 或 ATV
	● 或其他：RAL
替代方案	AZT+3TC
	● +EFV 或 NVP 或 RPV

注：NRTI：核苷类（和核苷酸类）逆转录酶抑制剂；TDF：替诺福韦；TAF：替诺福韦艾拉酚胺富马酸；ABC：阿巴卡韦；3TC：拉米夫定；FTC：恩曲他滨；AZT：齐多夫定；NNRTI：非核苷类逆转录酶抑制剂；EFV：依非韦伦；NVP：奈韦拉平；RPV：利匹林林；PI：蛋白酶抑制剂；LPV/Ritonavir：洛匹那韦 / 利托那韦；ATV：阿扎那韦；DRV：达芦那韦；DRV/cobicistat：达芦那韦 / 可比司他；DRV/Ritonavir：达芦那韦 / 利托那韦；Boosted PI：增效蛋白酶抑制剂；INSTI：整合酶链转移抑制剂；DTG：多替拉韦；RAL：拉替拉韦；EVG：艾维雷韦。

a：3TC 可以替代 FTC，反之亦然；b：TAF（替诺福韦艾拉酚胺富马酸，tenofoviralafenamidefumarate，一种新型核苷类逆转录酶抑制剂，低于替诺福韦酯十分之一剂量时，就具有非常高的抗病毒效果，同时可改善肾功能和骨骼方面参数，国内未上市）。TAF/FTC 可相互替代 TDF/FTC。

    对于基线 $CD4^+T$ 淋巴细胞 > 250/μl 的患者要尽量避免使用含 NVP 的治疗方案，合并 HCV 感染的避免使用含 NVP 的方案。RPV 仅用于病毒载量小于 10^5copies/ml 的患者。

第十二节　皮肤软组织感染

（一）治疗原则

1. 皮肤软组织感染病灶小而表浅、数量少者以局部用药为主。如病损广泛，并伴发热等全身症状时宜全身应用抗菌药。轻症感染者可口服给药，重症感染者可静脉给药。

2. 局部用药以消毒防腐剂为主，少数情况下亦可应用某些供局部应用的抗菌药物，如莫匹罗星软膏。

3. 针对常见病原菌进行经验治疗；全身症状明显者，在进行经验治疗前应作创面脓液培养，并同时作血培养，获知病原菌后进行药敏试验，必要时根据药敏结果调整用药。

4. 有脓肿形成时须及时切开引流。

（二）经验治疗

皮肤软组织感染的经验治疗见表 3-46。

表 3-46　皮肤软组织感染的经验治疗

感染及相伴情况	可能的病原菌	宜选药物	可选药物
痤疮继发感染	痤疮丙酸杆菌	通常只需局部用药	
毛囊炎	金葡菌多见	常为自限性，通常只需局部用药	
脓疱病	金葡菌、A 群溶血性链球菌	通常只需局部用药，如皮损多发，伴发热等全身症状时需全身用药，青霉素 V 或氯唑西林口服	头孢氨苄、头孢拉定、阿莫西林 / 克拉维酸、红霉素、克林霉素、复方磺胺甲噁唑口服

感染及相伴情况	可能的病原菌	宜选药物	可选药物
疖、痈	金葡菌	脓肿未破溃前局部用药,有全身症状时用苯唑西林或氯唑西林	头孢唑林、红霉素、克林霉素、氟喹诺酮类
急性蜂窝织炎、淋巴管炎(丹毒)	A群溶血性链球菌,偶为B、C、G群链球菌,金葡菌(少见,多继发于疖、痈等)	青霉素V或阿莫西林口服,或青霉素、氨苄西林,如考虑为金葡菌感染,苯唑西林或头孢唑林。疗程用至症状消失后5~7日	红霉素、克林霉素、阿莫西林/克拉维酸
褥疮感染	常为复数菌感染:化脓性链球菌、金葡菌、肠球菌属、厌氧链球菌、肠	创面小,无毒血症状:局部用药	
	杆菌科细菌、假单胞菌属、拟杆菌属	创面大,毒血症状明显者:静脉用药,阿莫西林/克拉维酸或氨苄西林/舒巴坦	第二代或第三代头孢菌素,克林霉素,氟喹诺酮类联合甲硝唑,哌拉西林/他唑巴坦厄他培南
动物咬伤后感染	常为复数菌感染,包括巴斯德菌属、金葡菌、拟杆菌、梭杆菌属	阿莫西林/克拉维酸口服或氨苄西林/舒巴坦	
人咬伤后感染	链球菌属、金葡菌、啮蚀艾肯菌、厌氧菌如梭形杆菌属、消化链球菌属等	氨苄西林/舒巴坦	头孢西丁

感染及相伴情况	可能的病原菌	宜选药物	可选药物
手术后切口感染	金葡菌、肠杆菌科细菌、A群溶血性链球菌等		
创面小,无毒血症状		局部用药	
创面大,毒血症状明显者			
手术与肠道或泌尿道无关		头孢唑林静脉用药	头孢西丁、氨苄西林/舒巴坦
手术与肠道或泌尿道有关		阿莫西林/克拉维酸或氨苄西林/舒巴坦、头孢西丁均静脉用药	氟喹诺酮类,第二代或第三代头孢菌素+甲硝唑,哌拉西林/他唑巴坦,头孢哌酮/舒巴坦,亚胺培南,美罗培南
早期烧伤创面护理			
未感染		不需用抗菌药物	
烧伤创面感染伴脓毒症	金葡菌、铜绿假单胞菌、化脓性链球菌、鲍曼不动杆菌、肠杆菌科细菌、粪肠球菌、真菌等	万古(去甲万古)霉素、哌拉西林/他唑巴坦	达托霉素、头孢他啶、头孢哌酮/舒巴坦、阿米卡星、碳青霉烯类

感染及相伴情况	可能的病原菌	宜选药物	可选药物
糖尿病足感染	局限性蜂窝织炎：金葡菌为主，少数B群链球菌、化脓性链球菌	氯唑西林口服疗程1~2周	克林霉素、头孢氨苄、头孢拉定、阿莫西林/克拉维酸、复方磺胺甲噁唑口服
	蜂窝织炎范围大、伴溃疡缺血者大多为混合感染：金葡菌、化脓性链球菌、肠球菌、革兰氏阴性杆菌、厌氧菌	阿莫西林/克拉维酸联合SMZ-TMP口服。万古霉素联合氨苄西林/舒巴坦或哌拉西林/他唑巴坦或美罗培南或亚胺培南，静脉滴注，疗程2~4周	达托霉素或利奈唑胺替代万古霉素用于联合治疗，如利奈唑胺联合环丙沙星或左氧氟沙星或莫西沙星口服

（三）病原治疗

皮肤软组织感染的病原治疗见表3-47。

表3-47 皮肤软组织感染的病原治疗

病原菌	宜选药物	可选药物
金葡菌和凝固酶阴性葡萄球菌		
甲氧（或苯唑）西林敏感	苯唑西林或氯唑西林	头孢唑林、头孢呋辛、克林霉素、磷霉素
甲氧（或苯唑）西林耐药	万古（或去甲万古）霉素	替考拉宁、利奈唑胺、达托霉素、夫西地酸、磷霉素、SMZ-TMP、根据病情可加用阿米卡

病原菌	宜选药物	可选药物
		星或异帕米星或奈替米星
溶血性链球菌	青霉素或氨苄西林或阿莫西林	头孢唑林、头孢呋辛、克林霉素
肠球菌属		
氨苄西林敏感	氨苄西林（或青霉素）	
氨苄西林耐药、万古霉素敏感	万古（或去甲万古）霉素	利奈唑胺、达托霉素
大肠埃希菌、肺炎克雷伯菌等克雷伯菌属		
非产超广谱 β-内酰胺酶株	第二代或第三代头孢菌素	氨苄西林 / 舒巴坦或阿莫西林 / 克拉维酸、氟喹诺酮类（大肠埃希菌感染前宜参考药敏试验结果）、氨基糖苷类
产超广谱 β-内酰胺酶株	哌拉西林 / 他唑巴坦、头孢哌酮 / 舒巴坦	碳青霉烯类
肠杆菌属、枸橼酸菌属	头孢吡肟、氟喹诺酮类	头孢哌酮 / 舒巴坦、哌拉西林 / 他唑巴坦、碳青霉烯类
铜绿假单胞菌	哌拉西林、头孢他啶、头孢哌酮、头孢吡肟	环丙沙星、哌拉西林 / 他唑巴坦、头孢哌酮 / 舒巴坦、碳青霉烯类 ± 氨基糖苷类（严重患者联合用药）
脆弱拟杆菌	甲硝唑	克林霉素、碳青霉烯类

主要参考文献

[1] GILBERT D N, CHAMBERS H F, ELIOPOULOS G M, et al. The Sanford Guide to Antimicrobial Therapy. 46th ed. Sperryville: Antimicrobial Therapy Inc., 2016.

[2] BENNETT J E, DOLIN R, BLASER M J. Mandell, Douglas, and Bennett's Principles and Practice of Infectious Diseases. 8th ed. Philadelphia: Elsevier Saunders, 2015.

[3] ESPOSITO S, BASSETTI M, BORRE S, et al. Diagnosis and management of skin and soft-tissue infections (SSTI): a literature review and consensus statement on behalf of the Italian Society of Infectious Diseases and International Society of Chemotherapy. J Chemother, 2011, 23(5): 251-262.

第十三节　腹　腔　感　染

本组疾病包括急性胆囊炎及胆道感染、细菌性肝脓肿、急性腹膜炎，以及急性胰腺炎继发细菌感染等。病原菌通常为肠杆菌科细菌和拟杆菌属等厌氧菌的混合感染。

治疗原则：

1. 在给予抗菌药物治疗之前应尽可能留取相关标本送培养，获病原菌后进行药敏试验，作为调整用药的依据。

2. 尽早开始抗菌药物的经验治疗。经验治疗需选用能覆盖肠道革兰氏阴性杆菌等需氧菌和脆弱拟杆菌等厌氧菌的药物。

3. 急性胰腺炎本身为化学性炎症，并无应用抗菌药物的指征，但对重症患者多主张早期应用抗菌药，继发细菌感染时则需给予抗菌治疗。

4. 必须保持病灶部位引流通畅。有手术指征者应进行外科处理,并于手术过程中采集病变部位标本做细菌培养及药敏试验。

5. 初始治疗时需静脉给药,病情好转后可改为口服或肌内注射。

腹腔感染的经验治疗见表 3-48。

表 3-48　腹腔感染的经验治疗

感染及相伴情况	可能的病原菌	宜选药物	可选药物
急性阑尾炎	大肠埃希菌等肠杆菌科细菌和脆弱拟杆菌、产黑色素普雷沃菌、沃氏嗜胆菌、厌氧革兰氏阳性球菌等	非穿孔性阑尾炎病程早期,如手术操作未污染手术野,只需预防性用药1~2次,术后不需给予抗菌药物。疑有穿孔者用头孢噻肟或头孢曲松或头孢吡肟等+甲硝唑	第三代头孢菌素+甲硝唑、环丙沙星[1]+甲硝唑、莫西沙星[1]
胆道感染(胆囊炎、化脓性胆管炎)	大肠埃希菌等肠杆菌科细菌、肠球菌属、拟杆菌属、铜绿假单胞菌、梭菌属	哌拉西林/他唑巴坦、头孢哌酮/舒巴坦、替卡西林/克拉维酸、氨苄西林/舒巴坦或厄他培南	
		危及生命患者:亚胺培南、美罗培南等碳青霉烯类	
肝脓肿[2]	肠杆菌科细菌、金葡菌、厌氧链球菌、肠球菌属、拟杆菌属、溶组织内阿米巴	怀疑胆源性:第三代或第四代头孢菌素+甲硝唑、头孢哌酮/舒巴坦或哌拉西林/他唑巴坦	甲硝唑+氟喹诺酮类[1]、亚胺培南等碳青霉烯类(怀疑阿米巴+甲硝唑)

感染及相伴情况	可能的病原菌	宜选药物	可选药物
		怀疑血源性:万古霉素+甲硝唑+第三代头孢菌素。 怀疑阿米巴:甲硝唑+氨苄西林/舒巴坦、甲硝唑+哌拉西林	
脾脓肿	血流感染等血源播散所致者,通常由金葡菌或链球菌属所致。邻近组织感染播散者则多见肠杆菌科细菌和厌氧菌。真菌性脾脓肿通常为播散性念珠菌病	心内膜炎并发脾脓肿的患者首选耐酶半合成青霉素,必要时亦可选用万古霉素。发生于腹腔感染基础上的患者常为复数菌感染,治疗参见继发性腹膜炎。免疫缺陷患者的病原菌亦可为念珠菌属,宜选用两性霉素 B,亦可选用氟康唑或棘白菌素类药物	
腹膜炎			
原发性 (自发性细菌性腹膜炎)[3]	肠杆菌科细菌、肺炎链球菌、肠球菌属,偶有厌氧菌	头孢噻肟、头孢唑肟或头孢曲松	哌拉西林/他唑巴坦、头孢哌酮/舒巴坦、厄他培南、氟喹诺酮类[1]
继发性 (肠穿孔、阑尾穿孔、憩室穿孔)	肠杆菌科细菌、拟杆菌属、肠球菌属、铜绿假单胞菌	轻、中度:哌拉西林/他唑巴坦、头孢哌酮/舒巴坦、替卡西林/克拉维酸、厄他培南或莫西沙星[1]。 重度:亚胺培南或美	轻、中度:氟喹诺酮类[1]+甲硝唑、头孢吡肟+甲硝唑、替加环素。 重度:第三代或第四代头孢菌素

感染及相伴情况	可能的病原菌	宜选药物	可选药物
		罗培南或多立培南	联合甲硝唑或酶抑制剂复方
持续性非卧床腹膜透析相关性腹膜炎	金葡菌（最常见）、表葡菌、肠杆菌科等细菌、铜绿假单胞菌，偶有非结核分枝杆菌	万古（去甲万古）霉素＋哌拉西林、万古（去甲万古）霉素＋抗假单胞菌第三代头孢菌素。如为中度感染可仅在腹膜透析液中加入抗菌药。重度感染患者应同时全身用药（剂量需根据肾功能调整）并在腹膜透析液中加入抗菌药	
急性坏死性胰腺炎继发感染、胰腺脓肿	肠杆菌科细菌、肠球菌属、金葡菌、表葡菌、厌氧菌、铜绿假单胞菌、念珠菌	需行脓液或感染渗出液培养以指导用药。可选用药：替卡西林／克拉维酸、哌拉西林／他唑巴坦、头孢哌酮／舒巴坦、亚胺培南、美罗培南等碳青霉烯类、氟喹诺酮类[1]＋甲硝唑。疗程1~4周	

注：[1] 国内大肠埃希菌对氟喹诺酮类耐药者达50%以上，选用该类药时应在用药前留取标本送细菌培养，并根据药敏试验结果和治疗反应必要时调整用药。

[2] 必须同时进行脓液引流。在不能除外阿米巴肝脓肿时方需联合使用甲硝唑。

[3] 肝硬化腹水伴发原发性腹膜炎血培养阳性者，疗程至少2周。

主要参考文献

[1] SOLOMKIN J S, MAZUSKI J E, BRADLEY J S, et al. Diagnosis and Management of Complicated Intra-abdominal Infection in Adults and

Children：Guidelines by the Surgical Infection Society and the Infectious Diseases Society of America. Clini Infect Dis，2010，50（2）：133-164.

[2] PIRAINO B，BAILIE G R，BERNARDINI J，et al. Peritoneal dialysis-related infections recommendations：2005 update. Perit Dial Int，2005，25：107-131.

第十四节　骨、关节感染

骨　髓　炎

治疗原则：

1. 根据病原进行治疗极为重要，对急性骨髓炎患者应先进行血培养及药物敏感试验后应用有效抗生素治疗，慢性骨髓炎患者应采集病灶标本送培养及药物敏感试验。

2. 病原菌以葡萄球菌属为多见，在检出病原菌前的经验治疗应针对葡萄球菌属选用抗菌药。

3. 抗菌药应选用骨组织内药物浓度高、细菌对该药物不易产生耐药性者。

4. 疗程宜较长，急性化脓性骨髓炎疗程 4~6 周，急性期静脉给药，待炎症控制后可改为口服给药。慢性骨髓炎疗程一般需 3 个月以上。

5. 慢性骨髓炎的治疗，外科清创、去除死骨极为重要；手术前后宜全身应用抗菌药，以免感染播散。骨髓炎如合并骨折，禁用内固定，宜采用外固定支架复位固定。

骨髓炎的经验治疗见表 3-49，病原治疗见表 3-50。

表 3-49　骨髓炎的经验治疗

疾病或相伴情况	可能的病原菌	宜选药物	可选药物
血源性骨髓炎			
新生儿	金葡菌、革兰氏阴性杆菌、B群溶血性链球菌、金氏金杆菌	MRSA 感染的可能大且不除外革兰氏阴性杆菌:万古霉素 + 头孢他啶或头孢吡肟	MRSA 感染的可能性小:苯唑西林 + 头孢他啶或头孢吡肟
儿童	金葡菌、A群链球菌、革兰氏阴性杆菌	MRSA 感染的可能大:万古霉素,如涂片见革兰氏阴性杆菌加用头孢他啶或头孢吡肟	MRSA 感染的可能性小:苯唑西林,如涂片见革兰氏阴性杆菌加用头孢他啶或头孢吡肟
成人	病原菌种类多样,但金葡菌最常见	MRSA 感染的可能大且不除外革兰氏阴性杆菌:万古霉素 + 头孢曲松或头孢吡肟或左氧氟沙星	MRSA 感染的可能性小:苯唑西林 + 头孢曲松或头孢吡肟或左氧氟沙星
地中海贫血	沙门菌属、其他革兰氏阴性杆菌	环丙沙星	左氧氟沙星
继发于局灶感染			
足部骨骼被网球鞋钉刺伤	铜绿假单胞菌	环丙沙星或左氧氟沙星	头孢他啶或头孢吡肟
长骨骨折内固定术后	金葡菌、革兰氏阴性杆菌、铜绿假单胞菌	万古霉素 + 头孢他啶或头孢吡肟	利奈唑胺 + 头孢他啶或头孢吡肟

疾病或相伴情况	可能的病原菌	宜选药物	可选药物
脊柱植入术后感染	金葡菌、凝固酶阴性葡萄球菌、革兰氏阴性杆菌	万古霉素＋头孢他啶或头孢吡肟	利奈唑胺＋头孢他啶或头孢吡肟
胸骨手术后	金葡菌、表皮葡萄球菌	万古霉素	利奈唑胺
伴有血供不足的邻近部位骨髓炎			
神经系统损害和褥疮、外周血管病、糖尿病神经病变	革兰氏阳性需氧/厌氧球菌、革兰氏阴性需氧/厌氧杆菌	轻症：门诊治疗：阿莫西林/克拉维酸；重症：住院治疗，清创，改善血液循环，根据培养及药敏试验结果选用抗菌药	
慢性骨髓炎	金葡菌、肠球菌、肠杆菌科细菌、铜绿假单胞菌	不宜进行经验治疗，根据细菌培养及药敏试验结果全身用药。如为慢性骨髓炎急性发作，治疗与血源性骨髓炎治疗相同	

注：内固定术后感染者通常需取出植入物，改用外固定支架、支具或石膏外固定。

表 3-50　骨髓炎的病原治疗

病原菌	首选药物 [1]	替代选用药物 [1]
葡萄球菌属		
甲氧西林敏感株	苯唑西林 1.5~2g 静脉滴注 q4h，或头孢唑林 1~2g 静脉滴注 q8h	万古霉素 15mg/kg 静脉滴注 q12h＋利福平 600mg 口服 qd

病原菌	首选药物[1]	替代选用药物[1]
甲氧西林耐药株	万古霉素 15mg/kg 静脉滴注 q12h，或达托霉素 6mg/kg 静脉滴注 qd	利奈唑胺[2] 600mg 口服或静脉滴注 q12h 或左氧氟沙星 500~750mg 口服或静脉滴注 qd+ 利福平 600~900mg 口服 qd
万古霉素耐药株	利奈唑胺[2] 600mg 口服或静脉滴注 q12h	达托霉素 6mg/kg 静脉滴注 qd
青霉素敏感链球菌	青霉素 2000 万 U/24h 持续或分次静脉滴注，或头孢曲松 1~2g 静脉滴注或肌内注射，或头孢唑林 1~2g 静脉滴注 q8h	万古霉素 15mg/kg 静脉注射 q12h
肠球菌或链球菌（青霉素 MIC ≥ 0.5mg/L）或乏养菌属	青霉素 2000 万 U/24h 持续或分次静脉滴注，或氨苄西林 12g/24h 持续或分次静脉滴注；可加用庆大霉素 1mg/kg 静脉滴注或肌内注射[4] q8h	万古霉素 15mg/kg 静脉滴注 q12h；可加用庆大霉素 1mg/kg 静脉滴注或肌内注射 q8h[4]
大肠埃希菌、克雷伯菌属[3]		
非产超广谱 β-内酰胺酶株	头孢曲松 1~2g 静脉滴注 q24h，或厄他培南 1g 静脉滴注	环丙沙星 500~750mg q12h 口服，或左氧氟沙星 500~750mg qd 口服
产超广谱 β-内酰胺酶株	哌拉西林 / 他唑巴坦 4.5g 静脉滴注 q8h 或头孢哌酮 / 舒巴坦 3g 静脉滴注 q8h	美罗培南 1g 静脉滴注 q8h，或亚胺培南 500mg 静脉滴注 q6h；可联用氨基糖苷类[4]

病原菌	首选药物[1]	替代选用药物[1]
肠杆菌属、枸橼酸菌属[3]	头孢吡肟 2g 静脉滴注 q12h，或环丙沙星 500~750mg q12h 口服，或左氧氟沙星 500~750mg qd 口服	头孢他啶 2g 静脉滴注 q8h，或头孢哌酮/舒巴坦 3g 静脉滴注 q8h，或哌拉西林/他唑巴坦 4.5g 静脉滴注 q8h，或美罗培南 1g 静脉滴注 q8h，或亚胺培南 500mg 静脉滴注 q6h；可联用氨基糖苷类[4]
铜绿假单胞菌	头孢吡肟 2g 静脉滴注 q12h，或美罗培南 1g 静脉滴注 q8h，或亚胺培南 500mg 静脉滴注 q6h	环丙沙星 500~750mg q12h 口服，或头孢他啶 2g 静脉滴注 q8h
脆弱拟杆菌	甲硝唑 每日 1.0~1.5g，分 2~3 次静脉滴注或口服	克林霉素每日 0.6~1.2g，分 2~3 次静脉滴注，或美罗培南 1g 静脉滴注 q8h，或亚胺培南 500mg 静脉滴注 q6h

注：[1] 表中均为成人剂量。

[2] 长疗程使用利奈唑胺可能发生骨髓抑制、外周神经病变、视神经炎及乳酸酸中毒等不良反应。

[3] 菌株间药敏情况相差很大，需根据药敏结果选用抗菌药。

[4] 氨基糖苷类宜用于联合治疗，疗程不宜超过 2 周。

化脓性关节炎

治疗原则：

1. 儿童、成人及人工关节置换术后关节感染的病原菌有所不同，但均以葡萄球菌属多见。自身关节感染者在留取血、感染骨或关节腔液进行病原学检查后开始经验治疗，经验治疗应针对葡萄球菌属选用抗菌药。

2. 选用抗菌药应考虑以下几点：应选用骨、关节腔内药物浓度高，细菌对药物不易产生耐药性者；慢性患者应与其他抗菌药合用，疗程需较长；用药期间应注意可能发生的不良反应；不宜将抗菌药做关节腔内局部注射。

3. 全身应用抗菌药物并予关节引流，或关节腔持续冲洗，若人工关节感染未能控制应取出假体彻底清创。自身关节感染者应用抗菌药物的疗程为 2~4 周，人工关节感染者，疗程 4~6 周。

化脓性关节炎的经验治疗见表 3-51，病原治疗参见骨髓炎章节。

表 3-51 化脓性关节炎的经验治疗

感染及相伴情况	可能的病原菌	宜选药物	可选药物
自身关节感染性关节炎			
新生儿及 < 3 个月婴儿	金葡菌、肠杆菌科细菌、B 群链球菌	苯唑西林或氯唑西林＋第三代头孢菌素	万古霉素＋第三代头孢菌素

感染及相伴情况	可能的病原菌	宜选药物	可选药物
儿童(3 个月~14 岁)	金葡菌、化脓性链球菌及肺炎链球菌、流感嗜血杆菌、革兰氏阴性杆菌、其他(淋病奈瑟菌、脑膜炎奈瑟菌)	苯唑西林或氯唑西林+第三代头孢菌素	万古霉素+第三代头孢菌素
成人	金葡菌、链球菌属、革兰氏阴性杆菌,有性传播疾病风险者淋病奈瑟菌常见	苯唑西林或氯唑西林+第三代头孢菌素	苯唑西林+环丙沙星或氨基糖苷类,疑为MRSA 感染者,用万古霉素
人工关节感染(矫形植入物伴感染)			
	甲氧西林耐药或敏感表葡菌或金葡菌、肠杆菌科细菌、假单胞菌属	无经验治疗方案,需尽早采集标本送培养及药敏试验,根据药敏试验结果选用抗菌药	

主要参考文献

[1] BENNETT J E,DOLIN R,BLASER M J. Mandell,Douglas,and Bennett's Principles and Practice of Infectious Diseases. 8th ed. Philadelphia:Elsevier Saunders,2015.1328-1340.

[2] HOWELL W R,GOULSTON C. Osteomyelitis:an update for hospitalists. Hosp Pract,2011,39(1):153-160.

[3] GILBERT D N,CHAMBERS H F,ELIOPOULOS G M,et al. The Sanford Guide to Antimicrobial Therapy. 46th ed. Sperryville:Antimicrobial Therapy Inc.,2016.

第十五节 妇科感染

外生殖器感染

外生殖器感染的经验治疗见表 3-52。

表 3-52　外生殖器感染的经验治疗

感染及相伴情况	可能的病原菌	宜选药物	可选药物
外阴炎	真菌、滴虫及其他性传播疾病的病原体	局部用 1∶1000 醋酸或硼酸溶液清洗。细菌性感染可选用抗菌药物软膏等，有全身症状者根据细菌培养和药敏结果可全身应用抗菌药物。 真菌性外阴炎局部用 3% 克霉唑软膏或 2% 咪康唑软膏涂搽，亦可予以氟康唑口服。 糖尿病患者以及尿、粪瘘刺激引起的外阴炎，针对病因治疗	
前庭大腺炎、脓肿	脆弱拟杆菌、普雷沃氏菌属、消化链球菌等，淋病奈瑟菌、金葡菌、大肠埃希菌、变形杆菌属和链球菌属	局部可热敷或用高锰酸钾 1∶5000 溶液坐浴，脓肿形成后外科切开引流。 严重软组织感染者，需选用针对厌氧菌（如克林霉素）和革兰氏阴性菌（如氨基糖苷类或头孢菌素类）的抗生素。 伴淋病奈瑟菌感染可按急性淋病治疗	

阴 道 炎

治疗原则：

1. 诊断外阴阴道念珠菌病、滴虫性阴道炎时，一般取阴道分泌物做病原体检查，进行显微镜检即可诊断，必要时再做培养。外阴阴道念珠菌病一般在显微镜下检查有假菌丝或芽生孢子即可诊断，不必做培养。对复发性外阴阴道念珠菌病则应做真菌培养和药敏试验。如为2种病原体感染，即外阴阴道念珠菌病和滴虫性阴道炎时，可同时抗真菌、抗滴虫治疗，如局部用药治疗外阴阴道念珠菌病，同时口服抗滴虫药治疗滴虫性阴道炎。细菌性阴道病的常见病原为普雷沃菌、弯曲菌属和消化链球菌等厌氧菌、阴道加德纳菌及人型支原体等，需针对以上病原选用抗菌药。

2. 有诱发因素者，应同时去除病因，如停用广谱抗菌药，控制糖尿病等。

3. 治疗期间避免性生活。

4. 抗菌药使用必须按规范疗程完成，否则容易复发。

5. 妊娠期应选择阴道局部用药，妊娠期禁用可能对胎儿有影响的药物。

6. 单纯性外阴阴道念珠菌病患者选用局部用药或口服药物单剂治疗；严重或多次复发性患者应加大全身给药剂量，延长疗程；复发性患者诱导治疗继以6个月维持治疗。

7. 滴虫性阴道炎和复发性念珠菌阴道炎需治疗性伴侣。

阴道感染的病原治疗见表3-53。

表 3-53　阴道感染的病原治疗

病名	宜选药物	可选药物
外阴阴道念珠菌病	局部治疗:制霉菌素栓10万U qn×14日;咪康唑栓400mg qn×3日或200mg qn×7日或1200mg单剂;克霉唑阴道片500mg单剂,或100mg qn×7日。 热带念珠菌:制霉菌素栓剂14日,或氟胞嘧啶霜联合两性霉素霜14日。 复发性念珠菌阴道炎:口服唑类药物14日,继以口服氟康唑 qw× 至少6个月	全身治疗:氟康唑150mg单剂口服,重症感染150mg q72h×2~3次。 孕妇:克霉唑阴道片500mg单剂或咪康唑栓400mg qn×3日
滴虫阴道炎[1]	甲硝唑或替硝唑2g单剂口服	甲硝唑片0.4g bid ×7日口服
细菌性阴道病	甲硝唑片400mg bid 口服 ×7日或甲硝唑阴道栓500mg qn×5日,阴道内	克林霉素0.3g bid 口服 ×7日或2%克林霉素阴道霜剂5g qn×7日

注:[1]同时治疗性伴侣(甲硝唑2g单剂)。反复发作者:甲硝唑2g qd po×5日,甲硝唑耐药滴虫患者予以替硝唑500mg qid+阴道内500mg bid×14日。

急性宫颈炎

治疗原则:

1. 急性宫颈炎常见的病原是淋病奈瑟菌和沙眼衣原体,少数亦可由葡萄球菌属、链球菌属和肠球菌属细菌引起。

2. 急性或慢性宫颈炎怀疑为淋病奈瑟菌或衣原体感染者，应取宫颈分泌物做显微镜检、细菌培养以及核酸检测。涂片找到细胞内革兰氏阴性双球菌时，可诊断为淋菌性宫颈炎。沙眼衣原体感染可50%以上可无症状，故应进一步做病原检查。沙眼衣原体检测阳性的患者可确认为沙眼衣原体宫颈炎。

3. 治疗期间避免性生活。

4. 抗菌药的剂量和疗程必须足够，以减少复发。

5. 约50%的淋菌性宫颈炎合并沙眼衣原体感染，应同时应用对这两种病原体有效的抗菌药。

6. 病原为淋病奈瑟菌和沙眼衣原体者，应同时治疗性伴侣。

宫颈炎的病原治疗见表3-54。

表3-54 宫颈炎的病原治疗

病原	宜选药物	可选药物
淋病奈瑟菌感染者中，50%患者合并沙眼衣原体感染，应同时治疗后者	头孢曲松250mg im 单剂，或头孢克肟400mg po 单剂，以上药物中的一种联合阿奇霉素1g po 单剂，或多西环素100mg bid po×7日	淋病奈瑟菌宫颈炎的其他治疗有：大观霉素4g 单剂（分两侧肌内注射）；其他头孢菌素单剂疗法：头孢唑肟500mg im，或头孢噻肟500mg im
沙眼衣原体	多西环素100mg bid po×7日；或阿奇霉素1g po 单剂	红霉素500mg po qid×7日
	孕妇：阿奇霉素1g po 单剂	孕妇：红霉素500mg po qid×7日，或阿莫西林500mg po tid×7日

盆 腔 感 染

治疗原则：

1. 盆腔感染常系需氧菌、厌氧菌和不典型病原体的混合感染，需氧菌中常见者为溶血性链球菌、葡萄球菌属、肠球菌属、大肠埃希菌及其他肠杆菌科细菌；厌氧菌中以脆弱拟杆菌（盆腔感染）较为多见，其他尚可有消化链球菌和消化球菌等。选用药物的抗菌谱应覆盖需氧菌和厌氧菌，必要时可联合用药。此外，尚有淋病奈瑟菌和衣原体上行感染等。

2. 盆腔炎性疾病（pelvic inflammatory disease）是指自子宫颈至子宫内膜、输卵管及邻近盆腔结构的持续炎症所致的临床综合征：即宫颈炎、子宫内膜炎、输卵管炎、盆腔腹膜炎、输卵管 - 卵巢脓肿。淋病奈瑟菌及沙眼衣原体为最重要的病原体，其他病原体包括阴道菌群（肠道革兰氏阴性杆菌、无乳链球菌、厌氧菌、阴道加德纳菌）、巨细胞病毒、人型支原体及解脲支原体。这一概念与盆腔感染有较大重叠，但更侧重性传播性疾病。

3. 妊娠期抗感染药的选用需兼顾母体和胎儿，尽量选用对母体和胎儿损害小的抗菌药。妊娠期间可安全应用的抗菌药有青霉素类、头孢菌素类以及其他 β- 内酰胺类、大环内酯类（酯化物除外）、林可霉素、克林霉素及磷霉素。

4. 产褥期应用抗感染药时应暂停哺乳。

5. 应加强局部感染病灶坏死组织的清除，保持引流通畅，消除厌氧环境等。

6. 盆腔感染病原菌为革兰氏阴性杆菌时,菌株间药敏结果相差很大,宜根据药敏结果选用抗菌药。

盆腔感染的经验治疗见表 3-55。

表 3-55 盆腔感染的经验治疗

感染性疾病	可能的病原菌	治疗方案	
急性子宫内膜炎	通常为生殖道需氧菌(大肠埃希菌、B群链球菌、阴道加德纳菌)、厌氧菌(拟杆菌属、普雷沃菌属和消化链球菌)、沙眼衣原体、解脲支原体	多西环素联合以下药物:头孢西丁、头孢美唑等头霉素类;厄他培南、亚胺培南-西司他丁、美罗培南等碳青霉烯类;氨苄西林/舒巴坦、哌拉西林/他唑巴坦;克林霉素+庆大霉素	如属流产或产后宫内残存胎盘组织和坏死组织,需清除,同时用抗生素。需用至热退后至少72小时
急性输卵管炎	链球菌属、葡萄球菌属、肠杆菌科细菌、厌氧菌、淋病奈瑟菌、衣原体等	阿莫西林/克拉维酸;氨苄西林/舒巴坦;克林霉素+庆大霉素;头孢噻肟、头孢曲松+甲硝唑	部分患者可能合并沙眼衣原体感染,故宜联合多西环素或阿奇霉素1g顿服。孕妇、乳妇不宜用多西环素,宜用阿奇霉素、罗红霉素等
盆腔脓肿	B群链球菌、肠杆菌科细菌、肠球菌属以及拟杆菌属、普雷沃菌属等厌氧菌	头孢曲松、头孢噻肟;头孢西丁;氨苄西林/舒巴坦、哌拉西林/他唑巴坦;厄他培南、亚胺培南-西司他丁、美罗培南等碳青霉烯类;左氧氟沙星+甲硝唑	盆腔脓肿经足量抗菌药物治疗48~72小时,体温持续不降,患者中毒症状明显者,应考虑手术

感染性疾病	可能的病原菌	治疗方案	
盆腔炎性疾病	淋病奈瑟菌、沙眼衣原体、拟杆菌属、肠杆菌科、无乳链球菌、阴道加德纳菌、巨细胞病毒、人型支原体及解脲支原体	头孢曲松＋多西环素±甲硝唑，或头孢西丁＋多西环素＋甲硝唑	克林霉素＋庆大霉素，继以多西环素

主要参考文献

[1] BENNETT J E,DOLIN R,BLASER M J. Mandell,Douglas,and Bennett's Principles and Practice of Infectious Diseases. 8th ed. Philadelphia:Elsevier Saunders,2015.

[2] GILBERT D N,CHAMBERS H F,ELIOPOULOS G M,et al. The Sanford Guide to Antimicrobial Therapy. 46th ed. Sperryville:Antimicrobial Therapy Inc.,2016.

[3] PAPPAS P G, KAUFFMAN C A, ANDES D,et al. Clinical Practice Guidelines for the Management of Candidiasis:2016 Update by the Infectious Diseases Society of America.Clin Infect Dis,2016,62（4）:e1-e50.

[4] 中华医学会妇产科分会感染协作组,刘朝晖,廖秦平. 外阴阴道假丝酵母菌病（VVC）诊治规范修订稿.中国实用妇科与产科杂志,2012,28（6）:401-402.

[5] 中华医学会妇产科学分会感染性疾病协作组. 盆腔炎症性疾病诊治规范（修订版）.中华妇产科杂志,2014,49（6）:401-403.

第十六节 眼 科 感 染

结 膜 炎

结膜炎分感染性和非感染性两大类。微生物感染最为常见，包括细菌、病毒、衣原体、真菌和寄生虫等。常见的病原菌为淋病奈瑟菌、脑膜炎奈瑟菌、流感嗜血杆菌、肺炎链球菌、金黄色葡萄球菌、摩-阿双杆菌等。

（一）治疗原则

1. 应尽早应用能覆盖常见病原的抗微生物药物进行经验治疗，以局部给药为主，必要时可配合全身用药。

2. 局部用药，可日间滴用抗微生物滴眼液，睡前涂用抗微生物眼膏。

3. 患眼分泌物较多时，可应用生理盐水、3%硼酸水或1：10000高锰酸钾溶液冲洗结膜囊。切忌包扎患眼。

4. 淋病奈瑟菌感染者应全身及时使用足量抗菌药物。并同时治疗家属中淋病奈瑟菌感染患者。

5. 经验治疗效果不佳者，应进行分泌物涂片、结膜刮片检查及培养，获病原菌后进行药敏试验，据此调整用药。

6. 对于传染性结膜炎，应注意切断传播途径，包括自体反复感染和公共传染途径。

（二）经验治疗

结膜炎的经验治疗见表3-56。

384

表 3-56　结膜炎的经验治疗

相伴情况	可能的病原体	宜选药物	可选药物
新生儿结膜炎			
第 1 天起病	硝酸银滴眼液的化学刺激	无	
第 2~4 天起病	淋病奈瑟菌	头孢曲松 25~50mg/kg 单剂静脉给药,最高剂量不超过 125mg	
第 3~10 天起病	沙眼衣原体	红霉素或琥乙红霉素糖浆 50mg/kg 分 4 次口服 ×14 日。不需局部用药	
第 2~16 天起病	单纯疱疹病毒 1、2 型	参见角膜炎	
病毒性结膜炎(红眼病),常为单侧	腺病毒(儿童 3、7 型,成人 8、11、19 型)	无有效药物冰人工泪液可缓解症状	
包涵体结膜炎(成人):常为单侧	沙眼衣原体	阿奇霉素 1g 单剂口服	多西环素 100mg bid 口服,持续 1~3 周
沙眼	沙眼衣原体	儿童阿奇霉素 20mg/kg 单剂口服,成人 1g 单剂口服;可辅以四环素、红霉素局部治疗,每个月给药 5 天,每天给药 2 次,连续 6 个月	多西环素 100mg bid 口服持续 3 周,或四环素 250mg qid 口服,持续 2 周

相伴情况	可能的病原体	宜选药物	可选药物
化脓性结膜炎 非淋菌性、非衣原体	金葡菌、肺炎链球菌、流感嗜血杆菌	喹诺酮类眼用制剂，环丙沙星、左氧氟沙星或莫西沙星。醒时1滴/次 q2h×2日，继以 q4~8h 至7日	
淋菌性	淋病奈瑟菌	头孢曲松儿童25~50mg/kg（最大剂量不超过 125mg），成人1g，单剂，静脉给药或肌内注射	同时治疗家属中淋病患者

角 膜 炎

感染性角膜炎的病原体包括细菌、真菌、病毒、衣原体、棘阿米巴和分枝杆菌等，其中细菌性感染居首位，主要病原菌有表皮葡萄球菌、金黄色葡萄球菌、链球菌属、肺炎链球菌、铜绿假单胞菌和大肠埃希菌等。真菌以镰孢霉为主，病毒性感染仍以单纯疱疹病毒为主，棘阿米巴感染发病率不高。

（一）治疗原则

1. 应用有效抗菌药控制感染，促进溃疡愈合和减少瘢痕形成。

2. 尽早进行病原学检查,在给予抗菌药物前,应进行角膜病变区刮片镜检、培养和药敏试验。

3. 尽早开始抗菌药的经验治疗。对初次治疗的急性期患者,在病原菌尚未查明前应首选广谱抗菌药物。

4. 真菌性角膜炎早期明确诊断尤为重要,局部应用抗真菌药滴眼液频繁滴眼。

5. 给药途径有眼部滴药、结膜下注射。伴有大量前房积脓者,应同时静脉给药。

6. 确定病原菌后,如果经验治疗效果不满意,应根据药敏试验的结果调整用药。

（二）经验治疗

角膜炎的经验治疗见表 3-57。

表 3-57　角膜炎的经验治疗

相伴情况	可能的病原菌	宜选药物	可选药物
病毒性			
单纯疱疹病毒	单纯疱疹病毒 1、2 型	曲氟尿苷每 2 小时 1 滴,每日 9 次,至角膜上皮再生,然后每 4 小时 1 滴至 5 次 /d,总疗程不超过 21 日	0. 15% 更昔洛韦滴眼液,1 滴 / 次,每天 5 次,直至角膜溃疡愈合,然后 1 滴 / 次,每天 3 次,共 7 天;阿糖腺苷眼膏 5 次 /d×21 日
水痘带状疱疹病毒	水痘带状疱疹病毒	泛昔洛韦 500mg tid 口服,或伐昔洛韦 1g tid 口服,持续 10 日	阿昔洛韦 800mg 口服,5 次 /d,持续 10 日

相伴情况	可能的病原菌	宜选药物	可选药物
细菌性	下列细菌、真菌、原虫的治疗均为局部用药		
急性：无并发症	金葡菌、肺炎链球菌、化脓性链球菌、嗜血杆菌属	0.5% 莫西沙星滴眼液 1 滴 / 次，每小时 1 次，2 天后根据疗效减量	0.3% 环丙沙星或 0.5% 左氧氟沙星滴眼液，醒时每小时 1~2 滴，1~3 天后减量
佩戴角膜接触镜	铜绿假单胞菌	0.3% 环丙沙星或 0.5% 左氧氟沙星滴眼液 1~2 滴 / 次，每小时 1 次，持续 24~72 小时后逐渐减量	0.3% 妥布霉素或庆大霉素滴眼液，1~2 滴 / 次，每小时 1 次，持续 24 小时后逐渐减量
角膜干燥、糖尿病、免疫功能抑制	金葡菌、表皮葡萄球菌、肺炎链球菌、化脓性链球菌、肠杆菌科细菌、李斯特菌	0.3% 环丙沙星滴眼液 1~2 滴 / 次，每小时 1 次，持续 24~72 小时后逐渐减量	万古霉素（50mg/ml）+头孢他啶（50mg/ml），给药方法均为 1~2 滴 / 次，每小时 1 次，持续 24~72 小时之后逐渐减量
真菌性	曲霉、镰孢霉、念珠菌属	5% 那他霉素滴眼液 1 滴 / 次，每 1~2 小时 1 次，后逐渐减量	次选 0.15% 两性霉素 B 滴眼液 1 滴 / 次，每 1~2 小时 1 次，后逐渐减量
分枝杆菌：Lasik 术后	龟分枝杆菌	莫西沙星滴眼液 1 滴 / 次 qid	

相伴情况	可能的病原菌	宜选药物	可选药物
原虫 应用软性角膜接触镜(过夜佩戴危险性增加 10~15 倍)	棘阿米巴	(0.02% 氯己定滴眼 或 0.02% 聚双胍乙二醇酯)+0.1% 羟乙磺酸丙氧苯脒滴眼液,每小时 1 滴,2 天后减量至醒时 qh 滴眼 ×3 天,再减量至醒时每 2 小时 1 滴,持续 3~4 周,再根据临床反应逐渐减量	

眼眶蜂窝织炎

本病多由邻近组织的感染引起,不仅严重影响视力,而且可向颅内蔓延引起化脓性脑膜炎或血流感染而危及生命。原发病灶以鼻窦炎、牙科感染最为常见,其次为面部疖肿、睑腺炎,血源性感染少见。也可发生于眼外伤和眼科术后感染。常见病原菌为肺炎链球菌、流感嗜血杆菌、卡他莫拉菌、金葡菌、厌氧菌、化脓性链球菌,外伤感染的病原菌则大多为革兰氏阴性杆菌。

(一)治疗原则

1. 尽早进行病原学检查及药敏试验;

2. 经验治疗采用足量抗菌药静脉给药以覆盖最可能的病原菌,并根据病情配合应用糖皮质激素;

3. 当脓肿出现在结膜或皮肤表面时,行切开排脓术,并置入橡皮条引流;

4. 眼眶毗邻组织的炎症,应进行相应处理。

(二)经验治疗

眼眶蜂窝织炎的经验治疗见表3-58。

表3-58 眼眶蜂窝织炎的经验治疗

相伴情况	可能病原菌	宜选药物	可选药物
鼻窦炎	肺炎链球菌、流感嗜血杆菌、卡他莫拉菌	阿莫西林/克拉维酸、头孢呋辛、头孢噻肟或头孢曲松静脉给药	左氧氟沙星、加替沙星、莫西沙星
牙科感染	口腔寄殖菌群	青霉素或克林霉素静脉给药	
面部疖肿	金葡菌(包括MRSA)、化脓性链球菌、肺炎链球菌	万古霉素或去甲万古霉素静脉给药	苯唑西林、头孢唑林静脉给药
睑腺炎	金葡菌	苯唑西林静脉给药	头孢唑林
血源性	革兰氏阳性菌或革兰氏阴性菌	根据培养及药敏结果选药	
眼外伤和眼科术后感染	革兰氏阴性杆菌	氨苄西林/舒巴坦、头孢噻肟或头孢曲松静脉给药	替卡西林/克拉维酸、哌拉西林/他唑巴坦

细菌性眼内炎

细菌性眼内炎大多发生于眼外伤或眼内手术（包括玻璃体腔内注射）后，前者大多为社区感染，后者大多为医院感染。主要病原菌有金黄色葡萄球菌或肺炎链球菌，多数为内源性感染；此外，尚可为表皮葡萄球菌、肠杆菌属、铜绿假单胞菌、克雷伯菌属等。

（一）治疗原则

1. 尽早进行病原学检查，在给予抗菌药物前，自前房或玻璃体腔采集标本，做涂片、微生物培养和药物敏感试验，以明确诊断和指导治疗。

2. 在病原尚未明确前，可参考患者发病时情况及处所，估计其最可能的病原菌，给予经验治疗。

3. 细菌性眼内炎可能存在多种细菌混合感染，因此应当选用可能覆盖病原菌抗菌药物，必要时联合用药。在明确病原后，如原治疗用药疗效不满意时，根据细菌药敏试验结果调整用药。

4. 给药途径有结膜下注射、静脉给药、玻璃体腔注射给药。玻璃体腔内注射抗菌药物是治疗重症细菌性眼内炎的有效方式。玻璃体腔内给药浓度和剂量的选择十分重要，应达到有效治疗浓度又不伤害视网膜。如感染不能控制，应施行玻璃体切除联合玻璃体腔内给予抗菌药物。

5. 应用糖皮质激素有助于减轻炎症反应和眼组织的破坏，但应在局部或全身应用有效抗生素后 24 小时加用。

（二）经验治疗

细菌性眼内炎的经验治疗见表3-59。

表 3-59　细菌性眼内炎的经验治疗

相伴情况	可能病原菌	宜选药物	可选药物
眼科术后（白内障）早期，急性起病	表皮葡萄球菌60%，金葡菌、链球菌、肠球菌各5%~10%；革兰氏阴性杆菌6%	立即请眼科专科医师会诊。早期切除玻璃体，眼内注入万古霉素1mg和头孢他啶2.25mg，可能需要2~3日后重复注射。全身注射抗生素疗效不确定，但如为内源性感染推荐使用	
轻度，慢性	痤疮丙酸杆菌、表葡菌、金葡菌（罕见）	可能需摘除晶状体，眼内注射万古霉素±玻璃体切除术	
青光眼滤过术后	链球菌属（草绿色链球菌及其他链球菌）、流感嗜血杆菌	玻璃体内注射抗菌药（如万古霉素1mg和头孢他啶2.25mg）及局部制剂。全身应用阿莫西林/克拉维酸，或氨苄西林/舒巴坦或头孢呋辛，如疑有MRSA感染加用万古霉素	
眼穿通伤后	杆菌属、表皮葡萄球菌	玻璃体内给药同上＋全身克林霉素600~900mg q12h或万古霉素1g q12h iv。术后局部应用妥布霉素或头孢唑林滴眼	
不明原因，疑为血源性	肺炎链球菌、脑膜炎奈瑟菌、金葡菌、B群链球菌、肺炎克雷伯菌	头孢噻肟2g q4h iv或头孢曲松2g qd iv＋万古霉素1g q12h iv，而后依据培养结果调整用药。局部用药同术后早期	
静脉药瘾者	蜡状芽孢杆菌、念珠菌属	玻璃体内给药＋全身用药	

相伴情况	可能病原菌	宜选药物	可选药物
广谱抗生素、糖皮质激素、静脉留置导管	念珠菌属、曲霉	玻璃体内注射两性霉素 B 0.005~0.01mg/0.1ml。中、重度玻璃体炎予以全身用两性霉素 B+ 玻璃体切除 + 玻璃体内注射两性霉素 B	

第十七节 口腔感染

口腔感染多为牙源性。牙源性口腔感染包括龋齿感染、牙髓炎、根周炎、牙龈炎、牙周病以及深筋膜间隙感染。非牙源性口腔感染包括溃疡性黏膜炎、坏疽性口炎以及唾液腺感染。化脓性口腔感染也可源于口腔和鼻咽区域、中耳和乳突、鼻窦感染。

（一）治疗原则

1. 以局部处理为主,如清除牙石、菌斑,冲洗局部,切开引流清除感染的牙髓等,并注意口腔卫生,抗菌治疗为辅助治疗。

2. 伴有发热等全身症状者或患有糖尿病等基础疾病的患者在进行牙周病、牙体病治疗前后可短期口服抗菌药物 3~7 天。

3. 必要时可局部使用抗菌制剂。

（二）经验治疗

口腔感染的经验治疗见表 3-60。

表 3-60　口腔感染的经验治疗

口腔感染	可能病原菌	宜选药物	可选药物
牙源性感染			
急性单纯性牙龈炎	链球菌属、放线菌属和口腔螺旋菌	青霉素 200 万~400 万 U q4~6h 静脉滴注（或青霉素 V 500mg q8h 口服）联合甲硝唑 500mg q8h 口服或静脉滴注	阿莫西林 / 克拉维酸 500mg q8h 口服，或氨苄西林 / 舒巴坦 1.5~3g q6~8h 静脉滴注，或克林霉素 300~450mg 口服 q6h 或 600mg q6~8h 静脉给药
急性坏死性溃疡性牙龈炎	中间普雷沃菌、梭杆菌属、福塞斯坦纳菌、齿垢密螺旋体及其他口腔螺旋体	甲硝唑 500mg q8h 口服或静脉滴注	阿莫西林 / 克拉维酸 500mg q8h 口服，或氨苄西林 / 舒巴坦 1.5~3g q6~8h 静脉滴注，或克林霉素 300~450mg 口服 q6h 或 600mg q6~8h 静脉给药
早发性侵袭性或局限于青少年牙周炎	伴放线菌、牙龈卟啉单胞菌、齿垢密螺旋体或中间普雷沃菌	多西环素 100mg q12h 口服或静脉滴注，每 12 小时 1 次（≥ 8 岁）	甲硝唑 500mg q8h 口服或静脉滴注
成人牙周炎	齿垢密螺旋体、其他口腔螺旋体、黑色素拟杆菌属和福塞斯坦纳菌	局部使用米诺环素微球体或海克酸米诺环素牙周缓释液	
牙槽脓肿、冠周炎或根管感染	消化球菌、消化链球菌、梭杆菌属、韦容菌属、拟杆菌属及其	抗菌药物治疗适用于中度以上感染患者，首选青霉素 V 500mg q6h 口服，或	甲硝唑或阿莫西林 / 克拉维酸口服。青霉素过敏者选用红霉素或罗红霉素口服

口腔感染	可能病原菌	宜选药物	可选药物
	杆菌属等	阿莫西林 250~500mg q6~8h 口服	
非牙源性感染			
坏疽性口炎	病因不清楚,创面培养常可获梭菌或螺旋体如樊尚螺旋体和具核梭杆菌,也可为产黑色素普雷沃菌及其他厌氧菌	青霉素 200 万~400 万 U q4~6h 联合甲硝唑 500mg q8h 静脉滴注	或氨苄西林/舒巴坦 1.5~3g q6~8h 静脉滴注,或克林霉素 600mg q6~8h 静脉给药
唾液腺炎和化脓性腮腺炎	金葡菌、草绿色链球菌、其他链球菌属、拟杆菌属、消化链球菌属和其他口腔厌氧菌	萘夫西林 2g q4h 静脉滴注	万古霉素 1g q12h+甲硝唑 0.5g q6h 或克林霉素 0.6g q6h,静脉滴注。
疱疹性口炎	单纯疱疹病毒 1 型和 2 型	伐昔洛韦口服 2g q12h×1 日;或泛昔洛韦口服 500mg bid×7 日,或阿昔洛韦口服 400mg 每日 5 次(醒时每 4 小时)×5 日,联合局部应用 1% 喷昔洛韦霜 q2h(白天)×4 天日或 5% 阿昔洛韦霜 q3h×7 日	
颌面部放线菌	以色列放线菌	氨苄西林 50mg/(kg·d),分 3~4 次静脉滴注,疗程 4~6 周,继以青霉素 V 每日 2~4g,分 3~4 次口服,疗程 3~6 个月	多西环素、头孢曲松、克林霉素或红霉素

附录 1

常用抗感染药的汉英名词对照
（以汉语拼音为序）

α 干扰素	interferons α

A

阿苯达唑	albendazole
阿洛西林	azlocillin
阿米卡星	amikacin
阿莫西林	amoxicillin
阿尼芬净	anidulafungin
阿奇霉素	azithromycin
阿托伐醌	atovaquone
阿昔洛韦	acyclovir
阿扎那韦	atazanavir
氨苯砜	dapsone
氨苄西林	ampicillin
氨基青霉素	aminopenicillins
氨基糖苷类	aminoglycoside
氨硫脲	thioacetazone
氨曲南	aztreonam
奥司他韦	oseltamivir

奥他凡星	oritavancin
奥硝唑	ornidazole

B

巴龙霉素	paromomycin
苯氧青霉素	phenoxylpenicillin
苯唑西林	oxacillin
比阿培南	biapenem
吡咯类	pyrroles
吡喹酮	praziquantel
吡嗪酰胺	pyrazinamide
苄星青霉素	benzathine benzylpenicillin
丙硫异烟胺	prothionamide
伯氨喹	primaquine

D

达巴凡星	dalbavancin
达芦那韦	darunavir
达托霉素	daptomycin
大观霉素	spectinomycin
大环内酯类	macrolides
地美环素	demeclocycline
对氨水杨酸	aminosalicylic acid
多立培南	doripenem
多黏菌素类	polymyxins
多肽类抗生素	polypeptide antibiotics
多西环素	doxycycline

厄他培南	ertapenem
噁唑烷酮类	oxazolidinone
恩夫韦肽	enfuvirtide
恩曲他滨	emtricitabine

伐昔洛韦	valaciclovir
法罗培南	faropenem
法罗培南酯	faropenem daloxate
泛昔洛韦	famciclovir
非核苷类逆转录酶抑制剂	non-nucleoside reverse transcriptase inhibitors
夫西地酸	fusidicacid
呋喃妥因	nitrofurantoin
呋喃唑酮	furazolidone
呋山那韦	fosamprenavir
伏立康唑	voriconazole
氟胞嘧啶	flucytosine
氟康唑	fluconazole
氟喹诺酮类	fluoroquinolones
氟罗沙星	fleroxacin
氟氯西林	flucloxacillin
氟氧头孢	flomoxef
福米韦生	fomivirsen

| 复方磺胺甲噁唑 | cotrimoxazole |
| 富马酸替诺福韦酯 | tenofovir disoproxil fumarate |

G

甘氨酰环素类	glycylcyclines
杆菌肽	bacitracin
更昔洛韦	ganciclovir

H

核苷类逆转录酶抑制剂	nucleoside reverse transcriptase inhibitors
红霉素	erythromycin
琥珀氯霉素	chloramphenicol succinate
环丝氨酸	cycloserine
环脂肽类	cyclic lipopeptides
磺胺醋酰钠	sulfacetamide sodium
磺胺多辛	sulfadoxine
磺胺甲噁唑	sulfamethoxazole
磺胺类药	sulfonamides
磺胺嘧啶	sulfadiazine
磺胺嘧啶银	sulfadiazine silver
磺胺异噁唑	sulfafurazole
灰黄霉素	griseofulvin

J

| 棘白菌素类 | echinocandins |
| 加诺沙星 | garenoxacin |

加替沙星	gatifloxacin
甲苯咪唑	mebendazole
甲砜霉素	thiamphenicol
甲硝唑	metronidazole
甲氧苄啶	trimethoprim
甲氧西林	methicillin
交沙霉素	josamycin
金刚烷胺	amantadine
金刚乙胺	rimantadine
卷曲霉素	capreomycin

K

卡那霉素	kanamycin
抗病毒药	antiviral agents
抗寄生虫药	antiparasitic agents
抗结核药	antitubercular agents
抗麻风药	antileprotic agents
抗真菌药	antifungal agents
克拉霉素	clarithromycin
克拉维酸	clavulanic acid
克林霉素	clindamycin
奎宁	quinine
奎奴普丁 - 达福普汀	quinupristin-dalfopristin
喹诺酮类	quinolones

L

拉替拉韦	raltegravir
拉氧头孢	latamoxef
利巴韦林	ribavirin
利福布汀	rifabutin
利福霉素	rifamycins
利福喷汀	rifapentine
利福平	rifampicin
利奈唑胺	linezolid
链霉素	streptomycin
两性霉素 B	amphotericin B
两性霉素 B 胶质分散体	amphotericin B colloidal dispersion
两性霉素 B 脂质复合体	amphotericin B lipid complex
两性霉素 B 脂质体	liposome amphotericin B
林可霉素	lincomycin
磷霉素	fosfomycin
磷酸咯萘啶	pyronaridine phosphate
磷酸哌喹	piperaquine phosphate
膦甲酸,膦酰甲酸盐	foscarnet,phosphonoformate
硫氯酚	bithionol
柳氮磺吡啶	sulfasalazine
罗红霉素	roxithromycin
螺旋霉素	spiramycin
洛美沙星	lomefloxacin
氯法齐明	clofazimine

氯喹	chloroquine
氯霉素	chloramphenicol
氯碳头孢	loracarbef
氯唑西林	cloxacillin

M

马拉韦罗	maraviroc
麦迪霉素	midecamycin
美罗培南	meropenem
美他环素	metacycline
咪唑类	imidazoles
米卡芬净	micafungin
米诺环素	minocycline
莫匹罗星	mupirocin
莫西沙星	moxifloxacin

N

奈替米星	netilmicin
萘夫西林	nafcillin
黏菌素	colistin
诺氟沙星	norfloxacin

P

帕尼培南	panipenem
帕珠沙星	pazufloxacin
哌拉西林	piperacillin

培氟沙星	pefloxacin
喷他脒	pentamidine
喷昔洛韦	penciclovir
普鲁卡因青霉素	procaine penicillin

Q

羟氯喹	hydroxychloroquine
青蒿素	artemisinin
青霉素 V	phenoxymethylpenicillin
青霉素类	penicillins
青霉烯类	penems
庆大霉素	gentamicin
曲氟尿苷	trifluridine
去甲万古霉素	norvancomycin

S

噻苯唑	tiabendazole
三唑类	triazoles
沙利度胺	thalidomide
舒巴坦	sulbactam
双氯西林	dicloxacillin
司帕沙星	sparfloxacin
四环素	tetracycline
四环素类	tetracyclines

他唑巴坦	tazobactam
碳青霉烯类	carbapenems
替比夫定	telbivudine
替加环素	tigecycline
替卡西林	ticarcillin
替考拉宁	teicoplanin
替拉那韦	tipranavir
替诺福韦	tenofovir
替诺福韦酯	tenofovir disoprox
替硝唑	tinidazole
酮康唑	ketoconazole
头孢氨苄	cefalexin
头孢比罗	ceftobiprole
头孢吡肟	cefepime
头孢丙烯	cefprozil
头孢泊肟酯	cefpodoxime proxetil
头孢地尼	cefdinir
头孢呋辛	cefuroxime
头孢呋辛酯	cefuroxime axetil
头孢菌素类	cephalosporins
头孢克洛	cefaclor
头孢克肟	cefixime
头孢拉定	cefradine
头孢硫脒	cefathiamidine

头孢美唑	cefmetazole
头孢孟多	cefamandole
头孢米诺	cefminox
头孢尼西	cefonicid
头孢哌酮	cefoperazone
头孢匹胺	cefpiramide
头孢匹罗	cefpirome
头孢羟氨苄	cefadroxil
头孢曲松	ceftriaxone
头孢噻吩	cefalothin
头孢噻利	cefoselis
头孢噻肟	cefotaxime
头孢他啶	ceftazidime
头孢他美酯	cefetamet pivoxil
头孢特仑新戊酯	cefteram pivoxil
头孢替安	cefotiam
头孢替坦	cefotetan
头孢妥仑匹酯	cefditoren pivoxil
头孢西丁	cefoxitin
头孢唑林	cefazolin
头孢唑肟	ceftizoxime
头霉素类	cephamycins
土霉素	oxytetracycline
妥布霉素	tobramycin

W

万古霉素	vancomycin

X

西多福韦	cidofovir
西他沙星	sitafloxacin
硝基呋喃类	nitrofurans
硝基咪唑类	nitromidazoles
缬更昔洛韦	valganciclovir
新霉素	neomycin
溴莫普林	brodimoprim

Y

亚胺培南	imipenem
氧头孢烯类	oxacephems
伊曲康唑	itraconazole
伊维菌素	ivermectin
依诺沙星	enoxacin
依曲韦林	etravirine
依替米星	etimicin
乙胺丁醇	ethambutol
乙胺嘧啶	pyrimethamine
乙胺嗪	diethylcarbamazine
乙硫异烟胺	ethionamide
乙酰螺旋霉素	acetylspiramycin

异帕米星	isepamicin
异烟肼	isoniazid

Z

扎那米韦	zanamivir
脂糖肽类	lipoglycopeptide
制霉菌素	nystatin
棕榈氯霉素	chloramphenicol palmitate
左氧氟沙星	levofloxacin

附录 2

常用抗感染药的英汉名词对照

A

acetylspiramycin	乙酰螺旋霉素
acyclovir	阿昔洛韦
albendazole	阿苯达唑
amantadine	金刚烷胺
amikacin	阿米卡星
aminoglycoside	氨基糖酐苷类
aminopenicillins	氨基青霉素
amoxicillin	阿莫西林
amphotericin B	两性霉素 B
amphotericin B colloidal dispersion	两性霉素 B 胶质分散体（ABCD）
amphotericin B lipid complex	两性霉素 B 脂质复合体（ABLC）
ampicillin	氨苄西林
anidulafungin	阿尼芬净
antifungal agents	抗真菌药
antileprotic agents	抗麻风药
antiparasitic agents	抗寄生虫药

antituberculous agents	抗结核药
artemisinin	青蒿素
atazanavir	阿扎那韦
atovaquone	阿托伐醌
azithromycin	阿奇霉素
azlocillin	阿洛西林
aztreonam	氨曲南

B

bacitracin	杆菌肽
benzathine penicillin	苄星青霉素
benzylpenicillin	青霉素
biapenem	比阿培南
bithionol	硫氯酚
brodimoprim	溴莫普林

C

capreomycin	卷曲霉素
carbapenems	碳青霉烯类
cefaclor	头孢克洛
cefadroxil	头孢羟氨苄
cefalexin	头孢氨苄
cefalothin	头孢噻吩
cefamandole	头孢孟多
cefathiamidine	头孢硫脒
cefazolin	头孢唑林

cefdinir	头孢地尼
cefditoren pivoxil	头孢妥仑匹酯
cefepime	头孢吡肟
cefetamet pivoxil	头孢他美酯
cefixime	头孢克肟
cefmetazole	头孢美唑
cefminox	头孢米诺
cefoperazone	头孢哌酮
cefoselis	头孢噻利
cefotaxime	头孢噻肟
cefotetan	头孢替坦
cefotiam	头孢替安
cefoxitin	头孢西丁
cefpiramide	头孢匹胺
cefpirome	头孢匹罗
cefpodoxime proxetil	头孢泊肟酯
cefprozil	头孢丙烯
cefradine	头孢拉定
ceftazidime	头孢他啶
cefteram pivoxil	头孢特仑新戊酯
ceftizoxime	头孢唑肟
ceftobiprote	头孢比罗
ceftriaxone	头孢曲松
cefuroxime	头孢呋辛
cefuroxime axetil	头孢呋辛酯
chloramphenicol	**氯霉素**

chloroquine	氯喹
chlortetracycline	金霉素
cidofovir	西多福韦
clarithromycin	克拉霉素
clavulanic acid	克拉维酸
clindamycin	克林霉素
clofazimine	氯法齐明
cloxacillin	氯唑西林
colistin	黏菌素
cotrimoxazole	复方磺胺甲噁唑
cyclic lipopeptides	环脂肽类
cycloserine	环丝氨酸

D

dalbavancin	达巴凡星
dapsone	氨苯砜
daptomycin	达托霉素
darunavir	达芦那韦
demeclocycline	地美环素
dicloxacillin	双氯西林
diethylcarbamazine	乙胺嗪
dirithromycin	地红霉素
doripenem	多立培南
doxycycline	多西环素

E

echinocandins	棘白菌素类
emtricitabine	恩曲他滨
enfuvirtide	恩夫韦肽
enoxacin	依诺沙星
ertapenem	厄他培南
erythromycin	红霉素
ethambutol	乙胺丁醇
ethionamide	乙硫异烟胺
etimicin	依替米星
etravirine	依曲韦林

F

famciclovir	泛昔洛韦
faropenem	法罗培南
fleroxacin	氟罗沙星
flomoxef	氟氧头孢
flucloxacillin	氟氯西林
fluconazole	氟康唑
flucytosine	氟胞嘧啶
fluoroquinolones	氟喹诺酮类
fomivirsen	福米韦生
fosamprenavir	呋山那韦
foscarnet, phosphonoformate	膦甲酸, 膦酰甲酸盐
fosfomycin	磷霉素

| furazolidone | 呋喃唑酮 |
| fusidic acid | 夫西地酸 |

G

ganciclovir	更昔洛韦
garenoxacin	加诺沙星
gatifloxacin	加替沙星
gentamicin	庆大霉素
glycylcyclines	甘胺酰环素类
grepafloxacin	格帕沙星
griseofulvin	灰黄霉素

H

| hydroxychloroquine | 羟氯喹 |

I

imidazoles	咪唑类
imipenem	亚胺培南
integrase inhibitor	整合酶抑制剂
interferons α	α 干扰素
isepamicin	异帕米星
isoniazid	异烟肼
isoxazolyl penicillins	异噁唑类青霉素
itraconazole	伊曲康唑
ivermectin	伊维菌素

J

| josamycin | 交沙霉素 |

K

kanamycin	卡那霉素
ketoconazole	酮康唑
kitasamycin	吉他霉素

L

latamoxef	拉氧头孢
levofloxacin	左氧氟沙星
lincomycin	林可霉素
linezolid	利奈唑胺
lipoglycopeptide	脂糖肽类
liposome amphotericin B	两性霉素 B 脂质体
lomefloxacin	洛美沙星
loracarbef	氯碳头孢

M

macrolides	大环内酯类
mafenide	磺胺米隆
maraviroc	马拉韦罗
mebendazole	甲苯达唑
meropenem	美罗培南
methicillin	甲氧西林

metronidazole	甲硝唑
micafungin	米卡芬净
micronomicin	小诺米星
midecamycin	麦迪霉素
minocycline	米诺环素
moxifloxacin	莫西沙星
mupirocin	莫匹罗星

N

nafcillin	萘夫西林
neomycin	新霉素
netilmicin	奈替米星
nitrofurans	硝基呋喃类
nitrofurantoin	呋喃妥因
nitromidazoles	硝基咪唑类
non-nucleoside reverse transcriptase inhibitors	非核苷类逆转录酶抑制剂
norfloxacin	诺氟沙星
norvancomycin	去甲万古霉素
nucleoside reverse transcriptase inhibitors	核苷类逆转录酶抑制剂
nystatin	制霉菌素

O

oritavancin	奥他凡星
ornidazole	奥硝唑

oseltamivir	奥司他韦
oxacephems	氧头孢烯类
oxacillin	苯唑西林
oxazolidinone	噁唑烷酮类
oxytetracycline	土霉素

P

panipenem	帕尼培南
para-aminosalicylic acid	对氨水杨酸
paromomycin	巴龙霉素
pazufloxacin	帕珠沙星
pefloxacin	培氟沙星
penciclovir	喷昔洛韦
penems	青霉烯类
pentamidine	喷他脒
phenoxylpenicillins	苯氧青霉素
phenoxymethylpenicillin	青霉素 V
piperacillin	哌拉西林
polymyxin B	多黏菌素 B
polymyxins	多黏菌素类
polypeptide antibiotic	多肽类抗生素
praziquantel	吡喹酮
primaquine	伯氨喹
procaine penicillin	普鲁卡因青霉素
protease inhibitors	蛋白酶抑制剂
pyrazinamide	吡嗪酰胺

pyrimethamine	乙胺嘧啶
pyrrotes	吡咯类

Q

quinine	奎宁
quinolones	喹诺酮类
quinupristin-dalfopristin	奎奴普丁 - 达福普汀

R

raltegravir	拉替拉韦
ribavirin	利巴韦林
rifabutin	利福布汀
rifampicin	利福平
rifamycins	利福霉素
rifapentine	利福喷汀
rimantadine	金刚乙胺
roxithromycin	罗红霉素

S

sitafloxacin	西他沙星
sparfloxacin	司帕沙星
spectinomycin	大观霉素
spiramycin	螺旋霉素
streptomycin	链霉素
sulbactam	舒巴坦
sulfacetamide sodium	磺胺醋酰钠

sulfadiazine	磺胺嘧啶
sulfadiazine and trimethoprim	复方磺胺嘧啶
sulfadiazine silver	磺胺嘧啶银
sulfadoxine	磺胺多辛
sulfafurazole	磺胺异噁唑
sulfamethoxazole	磺胺甲噁唑
sulfasalazine	柳氮磺吡啶
sulfonamides	磺胺类药

T

tazobactam	他唑巴坦
teicoplanin	替考拉宁
telbivudine	替比夫定
tenofovir	替诺福韦
tenofovir disoproxil fumarate	富马酸替诺福韦二吡呋酯
tetracycline	四环素
thalidomide	沙利度胺
thiabendazole	噻苯唑
thiamphenicol	甲砜霉素
thioacetazone	氨硫脲
ticarcillin	替卡西林
tigecycline	替加环素
tinidazole	替硝唑
tipranavir	替拉那韦
tobramycin	妥布霉素
triazoles	三唑类

trimethoprim 甲氧苄啶

V

valaciclovir 伐昔洛韦
valganciclovir 缬更昔洛韦
vancomycin 万古霉素
voriconazole 伏立康唑

Z

zanamivir 扎那米韦

附录 3

常见病原菌的汉英名词对照
（以汉语拼音为序）

A

| 埃希菌属 | *Escherichia* |

B

巴尔通体属	*Bartonella*
白喉棒状杆菌	*Corynebaeterium diphtheriae*
百日咳鲍特菌	*Bordetella pertussis*
斑疹伤寒立克次体	*Rickettsia typhi*
阪崎肠杆菌	*Enterobacter sakazakii*
棒状杆菌属	*Corynebacterium*
鲍曼不动杆菌	*Acinetobacter baumannii*
鲍氏志贺菌	*Shigella boydii*
鲍特菌属	*Bordetella*
鼻疽伯克霍尔德菌	*Burkholderia mallei*
变形杆菌属	*Proteus*
表皮葡萄球菌	*Staphylococcus epidermidis*

丙酸杆菌属	*Propionibacterium*
伯克霍尔德菌属	*Burkholderia*
伯氏疏螺旋体	*Borrelia burgdorferi*

C

苍白密螺旋体	*Treponema pallidum*
产碱杆菌属	*Alcaligenes*
产气肠杆菌	*Enterobacter aerogenes*
产气荚膜梭菌	*Clostridium perfringens*
产酸克雷伯菌	*Klebsiella oxytoca*
肠杆菌科	*Enterobacteriaceae*
肠杆菌属	*Enterobacter*
肠球菌属	*Enterococcus*
脆弱拟杆菌	*Bacteroides fragilis*
痤疮丙酸杆菌	*Propionibacterium acnes*

D

大肠埃希菌	*Escherichia coli*
单核细胞增多性李斯特菌	*Listeria monocytogenes*
杜克雷嗜血杆菌	*Haemophilus ducreyi*

F

放线菌属	*Actinomyces*

肺炎克雷伯菌	*Klebsiella pneumoniae*
肺炎链球菌	*Streptococcus pneumoniae*
肺炎衣原体	*Chlamydia pneumoniae*
分枝杆菌属	*Mycobacterium*
粪产碱杆菌	*Alcaligenes faecalis*
粪肠球菌	*Enterococcus faecalis*
弗劳地枸橼酸菌	*Citrobacter freundii*
副溶血弧菌	*Vibrio parahaemolyticus*

G

钩端螺旋体属	*Leptospira*

H

弧菌属	*Vibrio*
化脓性链球菌	*Streptococcus pyogenes*
黄杆菌属	*Flavobacterium*
霍乱弧菌	*Vibrio cholerae*

J

假单胞菌属	*Pseudomonas*
艰难梭菌	*Clostridium difficile*
金黄色葡萄球菌	*Staphylococcus aureus*
枸橼酸菌属	*Citrobacter*

军团菌属	*Legionella*

K

卡他莫拉菌	*Moraxella catarrhalis*
克雷伯菌属	*Klebsiella*
空肠弯曲菌	*Campylobacter jejuni*

L

雷氏普罗威登斯菌	*Providencia rettgeri*
类鼻疽伯克霍尔德菌	*Burkholderia pseudomallei*
李斯特菌属	*Listeria*
立克次体属	*Rickettsia*
痢疾志贺菌	*Shigella dysenteriae*
链球菌属	*Streptococcus*
邻单胞菌属	*Plesiomonas*
淋病奈瑟菌	*Neisseria gonorrhoeae*
流感嗜血杆菌	*Haemophilus influenzae*
螺杆菌属	*Helicobacter*
洛菲不动杆菌	*Acinetobacter lwoffii*

M

麻风分枝杆菌	*Mycobacterium leprae*
密螺旋体属	*Treponema*
摩根菌属	*Morganella*

摩根摩根菌	*Morganella morganii*
莫拉菌属	*Moraxella*

N

奈瑟菌属	*Neisseria*
脑膜炎奈瑟菌	*Neisseria meningitidis*
拟杆菌属	*Bacteroides*
黏质沙雷菌	*Serratia macrescens*
脲原体	*Ureaplasma*
诺卡菌属	*Nocardia*

P

破伤风梭菌	*Clostridium tetani*
葡萄球菌属	*Staphylococcus*
普雷沃菌属	*Prevotella*
普罗威登斯菌属	*Providencia*
普通变形杆菌	*Proteus vulgaris*

Q

奇异变形杆菌	*Proteus mirabilis*
气单胞菌属	*Aeromonas*

R

肉毒梭菌	*Clostridium botulinum*

乳杆菌科	*Lactobacillaceae*

S

沙雷菌属	*Serratia*
沙门菌属	*Salmonella*
沙眼衣原体	*Chlamydia trachomatis*
伤寒沙门菌	*Salmonella typhi*
屎肠球菌	*Enterococcus faecium*
嗜肺军团菌	*Legionella pneumophila*
嗜麦芽窄食单胞菌	*Stenotrophomonas maltophilia*
嗜水气单胞菌	*Aeromonas hydrophila*
嗜血杆菌属	*Haemophilus*
疏螺旋体属	*Borrelia*
鼠疫耶尔森菌	*Yersinia pestis*
双歧杆菌属	*Bifidobacterium*
梭杆菌属	*Fusobacterium*
梭菌属	*Clostridium*

T

炭疽芽孢杆菌	*Bacillus anthracis*
铜绿假单胞菌	*Pseudomonas aeruginosa*

W

弯曲菌属	*Campylobacter*

| 韦荣菌属 | *Veillonella* |
| 无乳链球菌 | *Streptococcus agalactiae* |

X

消化链球菌属	*Peptostreptococcus*
消化球菌属	*Peptococcus*
小肠结肠炎耶尔森菌	*Yersinia enterocolitica*
小韦荣菌	*Veillonella parvula*
血链球菌组	*Streptococcus sanguis group*

Y

芽孢杆菌属	*Bacillus*
洋葱伯克霍尔德菌	*Burkholderia cepacia*
耶尔森菌属	*Yersinia*
衣原体属	*Chlamydia*
阴道加德纳菌	*Gardnerella vaginalis*
阴沟肠杆菌	*Enterobacter cloacae*
幽门螺杆菌	*Helicobacter pylori*

Z

| 窄食单胞菌属 | *Stenotrophomonas* |
| 真杆菌属 | *Eubacterium* |

支气管败血博德特菌	*Bordetella bronchiseptica*
支原体属	*Mycoplasma*
志贺菌属	*Shigella*

附录 4

常见病原菌的英汉名词对照

A

Acinetobacter baumannii	鲍曼不动杆菌
Acinetobacter lwoffii	洛菲不动杆菌
Actinomyces	放线菌属
Aeromonas	气单胞菌属
Aeromonas hydrophila	嗜水气单胞菌
Alcaligenes	产碱杆菌属
Alcaligenes faecalis	粪产碱杆菌

B

Bacillus	芽孢杆菌属
Bacillus anthracis	炭疽芽孢杆菌
Bacteroides	拟杆菌属
Bacteroides fragilis	脆弱拟杆菌
Bacteroides thetaiotaomicron	
	多形拟杆菌
Bordetella	鲍特菌属
Bordetella pertussis	百日咳鲍特菌

Borrelia	疏螺旋体属
Brucella suis	猪布鲁氏菌
Burkholderia	伯克霍德尔菌属
Burkholderia cepacia	洋葱伯克霍尔德菌

C

Campylobacter	弯曲菌属
Campylobacter fetus	胎儿弯曲菌
Campylobacter jejuni	空肠弯曲菌
Chlamydia	衣原体属
Chlamydia pneumoniae	肺炎衣原体
Chlamydia trachomatis	沙眼衣原体
Citrobacter	枸橼酸菌属
Citrobacter freundii	弗劳地枸橼酸菌
Clostridium	梭菌属
Clostridium difficile	艰难梭菌
Clostridium perfringens	产气荚膜梭菌
Clostridium tetani	破伤风梭菌
Corynebacterium	棒状杆菌属
Corynebaeterium diphtheriae	
	白喉棒状杆菌

E

| *Enterobacter* | 肠杆菌属 |

Enterobacter aerogenes	产气肠杆菌
Enterobacter cloacae	阴沟肠杆菌
Enterobacteriaceae	肠杆菌科
Enterococcus	肠球菌属
Enterococcus faecium	屎肠球菌
Enterocoecus faecalis	粪肠球菌
Escherichia	埃希菌属
Escherichia coli	大肠埃希菌

F

| *Flavobacterium* | 黄杆菌属 |
| *Fusobacterium* | 梭杆菌属 |

G

| *Gardnerella vaginalis* | 阴道加德纳菌 |

H

Haemophilus	嗜血杆菌属
Haemophilus influenzae	流感嗜血杆菌
Hafnia	哈夫尼亚菌属
Helicobacter	螺杆菌属
Helicobacter pylori	幽门螺杆菌

K

| *Klebsiella* | 克雷伯菌属 |

| *Klebsiella oxytoca* | 产酸克雷伯菌 |
| *Klebsiella pneumoniae* | 肺炎克雷伯菌 |

L

Lactobacillus	乳杆菌属
Legionella	军团菌属
Legionella pneumophila	嗜肺军团菌
Leptospira	钩端螺旋体属
Leuconostoc	明串珠菌属
Listeria	李斯特菌属
Listeria monocytogenes	单核细胞增多性李斯特菌

M

Moraxella	莫拉菌属
Moraxella catarrhalis	卡他莫拉菌
Morganella	摩根菌属
Morganella morganii	摩根摩根菌
Mycobacterium leprae	麻风分枝杆菌
Mycobacterium species	分枝杆菌属
Mycobacterium tuberculosis	结核分枝杆菌
Mycoplasma	支原体属

N

| *Neisseria* | 奈瑟菌属 |

Neisseria gonorrhoeae	淋病奈瑟菌
Neisseria meningitidis	脑膜炎奈瑟菌
Nocardia	诺卡菌属

P

Pasteurella	巴斯德菌属
Pasteurella multocida	多杀巴斯德菌
Peptococcus	消化球菌属
Peptostreptococcus	消化链球菌属
Prevotella	普雷沃菌属
Propionibacterium	丙酸杆菌属
Propionibacterium acnes	痤疮丙酸杆菌
Proteus	变形杆菌属
Proteus mirabilis	奇异变形杆菌
Proteus vulgaris	普通变形杆菌
Providencia	普罗威登斯菌属
Providencia rettgeri	雷氏普罗威登斯菌
Providencia stuartii	司徒普罗威登斯菌
Pseudomonas	假单胞菌属
Pseudomonas aeruginosa	铜绿假单胞菌

R

| *Rickettsia* | 立克次体属 |

S

| *Salmonella* | 沙门菌属 |

Salmonella choleraesuis	猪霍乱沙门菌
Salmonella typhi	伤寒沙门菌
Serratia	沙雷菌属
Serratia marcescens	黏质沙雷菌
Shigella	志贺菌属
Staphylococcus	葡萄球菌属
Staphylococcus aureus	金黄色葡萄球菌
Stenotrophomonas maltophilia	嗜麦芽窄食单胞菌
Streptococcus	链球菌属
Streptococcus agalactiae	无乳链球菌
Streptococcus pneumoniae	肺炎链球菌
Streptococcus pyogenes	化脓性链球菌

T

Treponema	密螺旋体属

U

Ureaplasma	脲原体属

V

Vibrio	弧菌属
Vibrio cholerae	霍乱弧菌
Vibrio parahaemolyticus	副溶血弧菌

Y

Yersinia	耶尔森菌属
Yersinia pestis	鼠疫耶尔森菌

抗菌药物的每日常用剂量

抗菌药物	口服		肌内注射		静脉注射或滴注		备注
	成人	儿童	成人	儿童	成人	儿童	
青霉素 Benzylpenicillin			80万~200万U 分3~4次	2.5万~5万U/kg 分3~4次	200万~1000万U 分3~4次	5万~20万U/kg 分3~4次	青霉素钾盐不宜快速静脉注射
普鲁卡因青霉素 Procaine Benzylpenicillin			40万~160万U 分1~2次	40万~80万U 分1~2次			
苄星青霉素 Benzathine Benzylpenicillin			60万~120万U 每月1~2次	30万~60万U 每月1~2次			

435

抗菌药物	口服		肌内注射		静脉注射或滴注		备注
	成人	儿童	成人	儿童	成人	儿童	
青霉素 V Phenoxymethylpenicillin	1~2g 分3~4次	25~50mg/kg 分3~4次					
苯唑西林 Oxacillin			4~6g 分3~4次	50~100mg/kg 分3~4次	4~8g 分3~4次	50~150mg/kg 分3~4次	
氯唑西林 Cloxacillin	1~2g 分4次	20~50mg/kg 分4次	4~6g 分3~4次	50~100mg/kg 分3~4次	4~8g 分3~4次	50~150mg/kg 分3~4次	
双氯西林 Dicloxacillin	2~3g 分3~4次	40~60mg/kg 分3~4次					
氟氯西林 Flucloxacillin	1.0g 分3~4次	0.25~0.5g 分3~4次			1.0g 分3~4次	0.25~1.0g 分4次	
氨苄西林 Ampicillin	2~4g 分3~4次	50~100mg/kg 分3~4次	4~6g 分3~4次	100~150mg/kg 分3~4次	4~12g 分3~4次	100~200mg/kg 分3~4次	严重感染成人每日最高剂量 8.0g

抗菌药物	口服		肌内注射		静脉注射或滴注		备注
	成人	儿童	成人	儿童	成人	儿童	
阿莫西林 Amoxicillin	1.5~4g 分 3~4 次	25~50mg/kg 分 3~4 次					
羧苄西林 Carbenicillin					4~8g 分 4 次	50~200mg/kg 分 4 次	铜绿假单胞菌所致重症感染, 成人每日 20~30g, 儿童 400~500mg/kg, 分 4~6 次静脉给药
替卡西林 Ticarcillin			50~100mg/kg 分 2~4 次		12~24g 分 4~6 次	200~300mg/kg 分 3~4 次	
哌拉西林 Piperacillin			4~8g 分 4 次	100mg/kg 分 4 次	4~16g 分 3~4 次	100~300mg/kg 分 3~4 次	
阿洛西林,美洛西林 Azlocillin, Mezlocillin					4~16g 分 3~4 次	100~300mg/kg 分 3~4 次	

抗菌药物	口服		肌内注射		静脉注射或滴注		备注
	成人	儿童	成人	儿童	成人	儿童	
头孢噻吩 Cefalothin			1~4g 分 4 次	25~10mg/kg 分 4 次	4~6g 分 4 次	50~100mg/kg 分 4 次	与氨基糖苷类合用，应注意监测肾功能
头孢唑林 Cefazolin			1~4g 分 3~4 次	20~80mg/kg 分 3~4 次	2~4g 分 3~4 次	50~80mg/kg 分 3~4 次	与氨基糖苷类合用，应注意监测肾功能
头孢拉定 Cefradine	1~2g 分 3~4 次	20~40mg/kg 分 3~4 次	2~4g 分 3~4 次		4~6g 分 3~4 次	50~150mg/kg 分 3~4 次	
头孢硫脒 Cefathiami- dine			2~8g 分 2~4 次	50~150mg/ kg 分 2~4 次	2~8g 分 2~4 次	50~150mg/kg 分 2~4 次	体外对肠球菌有抗菌活性
头孢呋辛 Cefuroxime			2.25g 分 3 次	50mg/kg 分 3~4 次	3~6g 分 2~4 次	50~100mg/kg 分 3~4 次	
头孢尼西 Cefonicid			1.0g qd		1.0g qd		

抗菌药物	口服		肌肉注射		静脉注射或滴注		备注
	成人	儿童	成人	儿童	成人	儿童	
头孢孟多 Cefamandole			2~4g 分 3~4 次	50~100mg/kg 分 3~4 次	4~8g 分 3~4 次	100~150mg/kg 分 3~4 次	
头孢替安 Cefotiam			1~2g 分 2~3 次	20~40mg/kg 分 3~4 次	4~6g 分 3~4 次	50~100mg/kg 分 3~4 次	有供肌内、静脉注射的两种制剂，不能混用
头孢噻肟 Cefotaxime			2~4g 分 3~4 次	50~100mg/kg 分 3~4 次	2~8g 分 3~4 次	50~150mg/kg 分 3~4 次	
头孢唑肟 Ceftizoxime			2~4g 分 2~3 次	50~100mg/kg 分 3~4 次	2~8g 分 4 次	50~150mg/kg 分 4 次	肌内注射少用
头孢曲松 Ceftriaxone			1~2g 分 1~2 次	50mg/kg 分 1~2 次	1~4g 分 1~2 次	50~75mg/kg 分 1~2 次	肌内注射一般加用 1% 利多卡因 0.5ml。单纯性淋病成人单剂 250mg 肌内注射
头孢他啶 Ceftazidime			1.5~3g 分 3 次	30~60mg/kg 分 3 次	2~6g 分 2~3 次	50~150mg/kg 分 2~3 次	肌内注射一般加用 1% 利多卡因 0.5ml

抗菌药物	口服		肌肉注射		静脉注射或滴注		备注
	成人	儿童	成人	儿童	成人	儿童	
头孢哌酮 Cefoperazone			2~4g 分2次	50~100mg/kg 分2次	3~9g 分3次	100~150mg/kg 分3次	肌内注射时可加用利多卡因
头孢匹胺 Cefpiramide					1~4g 分2~3次	30~80mg/kg 分2~3次	
头孢吡肟 Cefepime					2~4g 分2次		
头孢匹罗 Cefpirome			2~4g 分2次		2~4g 分2次		
头孢噻利 Cefoselis					1~2g 分2次		
头孢罗膦 Ceftaroline Fosamil					600mg q12h		
头孢比罗 Ceftobiprole					500mg q8h		

抗菌药物	口服		肌内注射		静脉注射或滴注		备注
	成人	儿童	成人	儿童	成人	儿童	
头孢西丁 Cefoxitin			3g 分 3 次		3~8g 分 3~4 次	50~150mg/kg 分 3~4 次	宜静脉给药
头孢美唑 Cefmetazole			1~4g 分 2 次		3~8g 分 2~4 次	50~150mg/kg 分 3~4 次	肌内注射剂含利多卡因,不宜用于儿童
头孢替坦 Cefotetan			1~2g q12h		2~6g 分 2~3 次	40~100mg/kg 分 2~3 次	
头孢拉宗 Cefbupera- zone					1~2g q12h	40~80mg/kg 分 2~3 次	
头孢米诺 Cefminox					1g q12h	20mg q6~8h	
头孢氨苄 Cefalexin	1~2g 分 4 次	20~40mg/kg 分 3~4 次					

抗菌药物	口服		肌内注射		静脉注射或滴注		备注
	成人	儿童	成人	儿童	成人	儿童	
头孢羟氨苄 Cefadroxil	1~2g 分 2 次	20~40mg/kg 分 2 次					
头孢呋辛酯 Cefuroxime Axetil	0.5~1g 分 2 次	0.25~0.5g 分 2 次					不能吞服药片的幼 儿不宜服用
头孢克洛 Cefaclor	1~2g 分 3~4 次	20~40mg/kg 分 3~4 次					
头孢丙烯 Cefprozil	0.5~1g 分 2 次	15~30mg/kg 分 2 次					
头孢克肟 Cefixime	0.4g 分 2 次	8mg/kg 分 2 次					
头孢特仑新 戊酯 Cefteram Pivoxil	0.3~0.6g 分 3 次						

抗菌药物	口服		肌内注射		静脉注射或滴注		备注
	成人	儿童	成人	儿童	成人	儿童	
头孢他美酯 Cefetamet Pivoxil	0.5~1g 分 2 次	16~24mg/kg 分 2 次					
头孢地尼 Cefdinir	0.3~0.6g 分 1~3 次	7~14mg/kg 分 1~2 次					
头孢泊肟酯 Cefpodoxime Proxetil	0.2~0.4g 分 2 次	10mg/kg 分 1~2 次					儿童剂量每日不超过 400mg
头孢妥仑匹酯 Cefditoren Pivoxil	0.4~0.8g 分 2 次						暂不推荐用于 12 岁以下儿童
亚胺培南 Imipenem			1~3g 分 2 次		2~3g 分 3~4 次	30~60mg/kg 分 3 次	一般用静脉滴注给药,肌内注射少用,癫痫发生率约 1%

443

抗菌药物	口服		肌内注射		静脉注射或滴注		备注
	成人	儿童	成人	儿童	成人	儿童	
帕尼培南 Panipenem					1~2g 分2~4次	30~40mg/kg 分2~4次	癫痫发生率<0.1%
美罗培南 Meropenem					2~3g 分3次	40~60mg/kg 分2~3次	癫痫发生率<0.1% 革兰氏阴性杆菌脑膜炎成人可用至6g/d
厄他培南 Ertapenem					1g 每日1次		
多立培南 Doripenem					1.5g 分3次		
比阿培南 Biapenem					0.6g 分2次		
法罗培南 Faropenem	0.6~0.9g 分3次						

抗菌药物	口服		肌内注射		静脉注射或滴注		备注
	成人	儿童	成人	儿童	成人	儿童	
氨曲南 Aztreonam			2~4g 分2~3次	40~80mg/kg 分3~4次	3~6g 分3~4次	60~120mg/kg 分3~4次	
拉氧头孢 Latamoxel					2~8g 分2~3次	100~150mg/kg 分2~4次	
氟氧头孢 Flomoxef					1~4g 分2~4次	40~80mg/kg 分2~4次	
阿莫西林/克拉维酸 Amoxicillin-Clavulanic Acid	625mg 每日2次	25mg/kg q8h 阿莫西林与克拉维酸按4:1计算			1.2g q8h	30mg/kg q8h	口服制剂每片625mg含阿莫西林500mg,克拉维酸125mg,注射剂每瓶含阿莫西林和克拉维酸0.5g和0.1g或1.0g和0.2g

抗菌药物	口服		肌内注射		静脉注射或滴注		备注
	成人	儿童	成人	儿童	成人	儿童	
替卡西林/克拉维酸 Ticarcillin-Clavulanic Acid					9.3~12.4g 分3~4次	200mg/kg 分4次	每瓶含替卡西林3g,克拉维酸100mg
氨苄西林/舒巴坦 Ampicillin-Sulbactam			1.5~6g 分2~3次	30~100mg/kg 分2~3次	6~12g 分3~4次	150mg/kg 分3~4次	每瓶含氨苄西林0.5g,舒巴坦0.25g,后者每日量不超过4g
舒他西林 Sultamicillin	750~1500mg 分2次	体重<30kg者50mg/kg,分2次 体重≥30kg者按成人量					每片总量375mg,口服水解后成氨苄西林220mg,舒巴坦147mg

抗菌药物	口服		肌内注射		静脉注射或滴注		备注
	成人	儿童	成人	儿童	成人	儿童	
哌拉西林/他唑巴坦 Piperacillin-Tazobactam					4.5g q8h 或 3.375g q6h	80/10mg/kg q8h	每瓶含哌拉西林和他唑巴坦4g和0.5g或3g和0.375g
头孢哌酮/舒巴坦 Cefopera-zone-Sulbactam					4~8g (1:1) 3~12g (2:1) 分3~4次	80~160mg/kg (1:1) 60~240mg/kg (2:1) 分3~4次	每瓶含头孢哌酮及舒巴坦各1g, 或头孢哌酮1g、舒巴坦0.5g。舒巴坦的每日量不超过4g
头孢洛扎/他唑巴坦 Ceftolozane-Tazobactam					1.5g q8h		头孢洛扎/他唑巴坦制剂为2:1

抗菌药物	口服		肌内注射		静脉注射或滴注		备注
	成人	儿童	成人	儿童	成人	儿童	
头孢他啶/阿维巴坦 Ceftazidime-Avibactam					2.5g q8h		头孢他啶/阿维巴坦制剂为4∶1。治疗复杂性腹腔内感染,需要常合应用甲硝唑
链霉素 Streptomycin	2~4g 分4次	50~80mg/kg 分4次	0.75~1.5g 分1~2次	15~30mg/kg 分2次			口服给药现已少用
卡那霉素 Kanamycin	2~4g 分4次	40~80mg/kg 分4次	1~1.5g 分2~3次	20mg/kg 分2次	1~1.5g 分2次	20mg/kg 分2次	口服给药现已少用
庆大霉素 Gentamicin	240~640mg 分4次	5~10mg/kg 分4次	3~5mg/kg 分1~3次	同成人	3~5mg/kg 分1~3次	同成人	
妥布霉素 Tobramycin			3~5mg/kg 分1~3次	同成人	3~5mg/kg 分1~3次	3~6mg/kg 分1~3次	

続表

抗菌药物	口服		肌内注射		静脉注射或滴注		备注
	成人	儿童	成人	儿童	成人	儿童	
阿米卡星 Amikacin			15mg/kg 分1~2次	15mg/kg 分1~2次	0.8~1.2g 分1~2次	15mg/kg 分1~2次	
奈替米星 Netilmicin			4~6mg/kg 分1~3次	4~6mg/kg 分1~3次	4~6mg/kg 分1~3次	4~6mg/kg 分1~3次	
异帕米星 Isepamicin					8~15mg/kg 分1~3次		
小诺米星 Micronomicin			120~ 240mg/kg 分2次		120~ 240mg 分2次		
依替米星 Etimicin					200~ 300mg 分2次		
新霉素 Neomycin	1~4g 分4次	25~80mg/kg 分4次					

抗菌药物	口服		肌内注射		静脉注射或静滴注		备注
	成人	儿童	成人	儿童	成人	儿童	
巴龙霉素 Paromomycin	30~50mg/kg 分4次	30~50mg/kg 分4次					
大观霉素 Spectinomycin			2g 单次给药				只用于单纯性淋病
四环素、土霉素 Tetracycline、Oxytetracycline	1~2g 分4次	20~40mg/kg 分4次			1~1.5g 分2次	15~30mg/kg 分2次	静脉用药仅限四环素盐酸盐,四环素类药物8岁以下儿童、孕妇及乳妇避免应用
美他环素 Methacycline	600mg 分3~4次	10mg/kg 分2次					同四环素类
多西环素 Doxycycline	100~200mg 分1~2次	2~4mg/kg 分2次					同四环素类

抗菌药物	口服		肌内注射		静脉注射或滴注		备注
	成人	儿童	成人	儿童	成人	儿童	
米诺环素 Minocycline	同多西环素	同多西环素					同四环素类
氯霉素 Chloramphenicol	1.5~3g 分4次	25~50mg/kg 分4次	1.5~3g 分4次	25~50mg/kg 分4次	2~3g 分2次	25~50mg/kg 分2次	早产儿新生儿避免应用;注射剂宜选用氯霉素琥珀酸酯
甲砜霉素 Thiamphenicol	1.5~3g 分4次	25~50mg/kg 分4次					妊娠后期及新生儿慎用
红霉素 Erythromycin	0.75~1.5g 分3~4次	20~40mg/kg 分3~4次			20~30mg/kg 分2次	20~30mg/kg 分2次	红霉素酯化物不用于肝病患者及孕妇
琥乙红霉素 Erythromycin Ethylsuccinate	1.6~4g 分2~4次	30~50mg/kg 分2~4次					

抗菌药物	口服		肌内注射		静脉注射或滴注		备注
	成人	儿童	成人	儿童	成人	儿童	
依托红霉素 Erythromycin estolate	750~2000mg 分3~4次	30~50mg/kg 分3~4次					
麦迪霉素 Midecamycin	0.8~1.2g 分3~4次	20~30mg/kg 分3~4次					
乙酰螺旋霉素 Acetylspiramycin	0.8~1.2g 分4次	20~30mg/kg 分4次					
交沙霉素 Josamycin	800~1200mg 分3~4次	30mg/kg 分3~4次					
罗红霉素 Roxithromycin	300mg 分2次	2.5~5mg/kg 分2次					

抗菌药物	口服		肌内注射		静脉注射或滴注		备注
	成人	儿童	成人	儿童	成人	儿童	
克拉霉素 Clarithromycin	0.5~1g 分2次	7.5~15mg/kg 分2次					
阿奇霉素 Azithromycin	首剂500mg顿服,第2~5日250mg顿服,或顿服500mg qd×3日	首剂10mg/kg顿服,第2~5日5mg/kg顿服			500mg qd		
地红霉素 Dirithromycin	500mg 每日1次						
非达霉素 Fidaxomicin	200mg 每日2次						
林可霉素 Lincomycin	1.5~2g 分3~4次	30~60mg/kg 分3~4次	1.2~1.8g 分2~3次	15~30mg/kg 分2~3次	1.2~2.4g 分2~3次	15~40mg/kg 分2~3次	静脉给药只做静脉滴注,不可快速静脉注射

抗菌药物	口服		肌内注射		静脉注射或滴注		备注
	成人	儿童	成人	儿童	成人	儿童	
克林霉素 Clindamycin	0.6~1.8g 分3~4次	10~20mg/kg 分3~4次	0.6~1.2g 分2~4次	20mg/kg 分3~4次	0.6~1.8g 分2~4次	20~30mg/kg 分3~4次	
硫酸多黏菌素B Polymyxin B Sulfate					1.5~2.5mg/kg 分2次	1.5~2.5mg/kg 分2次(>2岁)	1mg相当于1万U,每日剂量不>2.5mg/kg。为Coly-Mycin(US)剂量,以基质计
黏菌素 Colistin			甲磺酸盐2.5~5mg/kg,分2~4次	甲磺酸盐2.5~5mg/kg 分2~4次	甲磺酸盐每日2.5~5mg/kg,分2~4次	甲磺酸盐每日2.5~5mg/kg,分2~4次	
万古霉素 Vancomycin	0.5~2g 分3~4次				1~2g 分2~4次	20~40mg/kg 分2~4次	缓慢静脉滴注至少1小时
去甲万古霉素 Norvancomycin					0.8~1.6g 分2~4次	16~32mg/kg 分2~4次	缓慢静脉滴注至少1小时

抗菌药物	口服		肌内注射		静脉注射或滴注		备注
	成人	儿童	成人	儿童	成人	儿童	
替考拉宁 Teicoplanin					6mg/kg 每日1次	10mg/kg 每日1次	
达托霉素 Daptomycin					4~6mg/kg 每日1次		注意监测 CPK
替拉凡星 Televancin					10mg/kg 每日1次		滴注时间不少于 60 分钟
达巴凡星 Dalbavancin					首剂 1000mg, 1周后 500mg, 也可用 1500mg 单剂给药		每次静脉滴注 30 分钟
奥他凡星 Oritavancin					单剂 1200mg 静脉滴注		每次静脉滴注时间 不少于 3 小时

抗菌药物	口服		肌内注射		静脉注射或滴注		备注
	成人	儿童	成人	儿童	成人	儿童	
利福平 Rifampicin	450~900mg 分1~2次	10~20mg/kg 分1~2次					成人每日量不超过1200mg;空腹服用
利福霉素 SV Rifamycin SV			每日10~20mg/kg		每日10~20mg/kg		肌内注射制剂含有局麻药不可静脉注射
利福喷汀 Rifapentine	每次600mg 每周2次						空腹服用
利福布汀 Rifabutin	150~600mg 每日1次						
利福昔明 Rifaximin	200mg 一日3~4次(或一日10~15mg/kg,分3~4次)						

抗菌药物	口服		肌内注射		静脉注射或滴注		备注
	成人	儿童	成人	儿童	成人	儿童	
异烟肼 Isoniazid	300mg 顿服	5~10mg/kg 顿服			5~10mg/kg 每日 1 次	同成人	结核性脑膜炎、粟粒性结核采用静脉给药，儿童及成人每日 10~20mg/kg，成人日用量不超过 900mg，儿童日用量不超过 600mg
乙胺丁醇 Ethambutol	15~25mg/kg 顿服						成人每日剂量不超过 0.9g
对氨水杨酸 Paraaminosa-licylic Acid	150~200mg/kg 分 3~4 次	200mg/kg 分 3~4 次			12g 溶于葡萄糖水中避光静脉滴注		静脉给药现已少用
吡嗪酰胺 Pyrazinamide	25mg/kg 分 3~4 次						成人每日剂量不超过 2.5g

抗菌药物	口服		肌内注射		静脉注射或滴注		备注
	成人	儿童	成人	儿童	成人	儿童	
乙硫异烟胺 Ethionamide	0.5~1.0g 分2~3次						
丙硫异烟胺 Protionamide	每日10~15mg/kg,或0.75~1.0g;分2~3次服或顿服	每日10~20mg/kg;分2~3次服或顿服					
氨硫脲 Thioacetazone	每日2~3mg/kg(每日100~150mg),分2~3次口服						每日剂量不超过200mg

458

续表

抗菌药物	口服		肌内注射		静脉注射或滴注		备注
	成人	儿童	成人	儿童	成人	儿童	
卷曲霉素 Capreomycin			1g（15mg/kg）				不可与氨基糖苷类合用,孕妇、小儿不用
环丝氨酸 Cycloserine	0.75~1.0g 顿服	15mg/kg 顿服					
氨苯砜 Dapsone	100mg 顿服						与利福平、氯法齐明联合应用
氯法齐明 Clofazimine	300mg 每月1次或 50~100mg 每日顿服						
两性霉素B去氧胆酸盐 Amphotericin B Deoxycholate					0.1~0.7mg/kg,自1~5mg/d开始逐渐增大	同成人	静脉滴注给药6小时,疗程中注意随访肝肾功能及电解质等

抗菌药物	口服		肌内注射		静脉注射或滴注		备注
	成人	儿童	成人	儿童	成人	儿童	
两性霉素 B 脂质复合体（Amphotericin B Lipid Complex, ABLC, Abelcet）					5mg/kg，每日 1 次自小剂量开始，滴速每小时 2.5mg/kg	同成人	静脉滴注时每 3 小时需振摇输液袋，疗程中注意随访肝肾功能
两性霉素 B 脂质体（Liposomal Amphotericin B, AMBL, Ambisome）					3~5mg/kg，每日 1 次，自小剂量开始，每次滴注时间 2 小时以上	同成人	疗程中需注意随访肝肾功能

抗菌药物	口服		肌内注射		静脉注射或滴注		备注
	成人	儿童	成人	儿童	成人	儿童	
两性霉素B胆固醇复合体（Amphotericin B Cholesteryl Complex, ABCD, Amphotec, Amphocil）					3~4mg/kg，必要时加大至6mg/kg，每日1次，滴速每小时1mg/kg	同成人	疗程中需注意随访肝肾功能
氟胞嘧啶 Flucytosine	100~150mg/kg 分3~4次	同成人			100~150mg/kg 分2次	同成人	
氟康唑 Fluconazole	100~200mg 顿服				200~400mg 分1~2次		初用大剂量静脉滴注，病情好转后每日维持量100~200mg；皮肤黏膜念珠菌病，每日50~100mg

461

抗菌药物	口服		肌内注射		静脉注射或滴注		备注
	成人	儿童	成人	儿童	成人	儿童	
伊曲康唑 Itraconazole	胶囊： 200~ 400mg， 分1~2 次；口 服液： 100~ 200mg （10~ 20ml）qd				第1、2 日200mg bid，以后 200mg qd		肌酐清除率＜30ml/ min者不可用注射 剂，注射剂必须用 0.9% NaCl液稀释
伏立康唑 Voriconazole	400mg 分2次	12mg/kg 分2次			400mg 分2次	12mg/kg 分2次	
泊沙康唑 Posaconazole	0.1~0.8g 分1~3次						
艾沙康唑 Isavuconazole	负荷剂 量,200mg,				负荷剂量： 200mg,		

抗菌药物	口服		肌内注射		静脉注射或滴注		备注
	成人	儿童	成人	儿童	成人	儿童	
	q8h,共6剂;维持剂量:200mg,qd				q8h,共6剂;维持剂量:200mg,qd		
制霉菌素 Nystatin	150万~200万U 分3~4次						
卡泊芬净 Caspofungin					首日70mg 继以每日50mg, 每日1次		
米卡芬净 Micafungin					50~150mg 每日1次		
阿尼芬净 Anidulafungin					50~200mg 每日1次		

抗菌药物	口服		肌内注射		静脉注射或滴注		备注
	成人	儿童	成人	儿童	成人	儿童	
特比萘芬 Terbinafine	250mg 每日1次						
喷他脒 Pentamidine					3~4mg/kg，每日1次		在1~2小时内缓慢静脉滴注
灰黄霉素 Griseofulvin	250~500mg 每12小时1次 或500mg 每日1次	2岁以上体重14~23kg者，每次62.5~125mg，每12小时1次，或每次125~250mg，每日1次。小儿体重大于23kg					

续表

抗菌药物	口服		肌内注射		静脉注射或静滴		备注
	成人	儿童	成人	儿童	成人	儿童	
		者,每次 125~250mg,每 12 小时 1 次,或每 次 250~ 500mg,每 日 1 次					
阿托伐醌 Atovaquone	750mg 每日 3 次						
三甲曲沙 Trimetrexate					$45mg/m^2$ 每日 1 次		
金刚烷胺 Amantadine	200mg 分 2 次						
金刚乙胺 Rimantadine	200mg 分 1~2 次						

续表

抗菌药物	口服		肌内注射		静脉注射或滴注		备注
	成人	儿童	成人	儿童	成人	儿童	
扎那米韦 Zanamivir	每次2喷 (2×5mg) 每日2次	每次2喷 (2×5mg) 每日2次					12岁以下儿童不宜应用
奥司他韦 Oseltamivir	75mg 每日2次						表中为成人单纯疱疹用量
阿昔洛韦 Acyclovir	800~1000mg 分4~5次				15mg/kg, 缓慢滴注 q8~12h		
伐昔洛韦 Valaciclovir	0.5~1g bid						
喷昔洛韦 Penciclovir	500mg q8h 或 q12h						
泛昔洛韦 Famciclovir	125~500mg bid						

466

抗菌药物	口服		肌内注射		静脉注射或滴注		备注
	成人	儿童	成人	儿童	成人	儿童	
更昔洛韦 Ganciclovir	1g，一日 3次				5~10mg/kg 分1-2次		
缬更昔洛韦 Valganciclovir	诱导 900mg bid，维持 900mg qd						
利巴韦林 Ribavirin	1~1.2g 分2次				1.5~4g 分3~4次		可气溶吸入，但需用特殊装置
膦甲酸钠 Foscarnet Sodium					诱导期 90mg/kg q12h，维持期每日 90mg/kg		需按肾功能调整剂量
西多福韦 Cidofovir					诱导 5mg/kg，每周		滴注时间至少1小时

抗菌药物	口服		肌内注射		静脉注射或滴注		备注
	成人	儿童	成人	儿童	成人	儿童	
拉米夫定 Lamivudine	100mg 每日1次	3mg/kg 每日1次			1次,连续 2周。维 持期5mg/ kg,每2周 1次		
阿德福韦 Adefovir	10mg 每日1次						
恩替卡韦 Entecavir	0.5~1mg 每日1次						
替比夫定 Telbivudine	60mg 每日1次						

抗菌药物	口服		肌内注射		静脉注射或滴注		备注
	成人	儿童	成人	儿童	成人	儿童	
富马酸替诺福韦二吡呋酯 Tenofovir Disoproxil Fumarate	300mg 每日1次						
替诺福韦艾拉酚胺 Tenofovir Alafenamide	25mg qd						
西米普韦 Simeprevir	150mg 每日1次						
索非布韦 Sofosbuvir	400mg 每日1次	每次					
达卡他韦 Daclatasvir	60mg qd						

469

抗菌药物	口服		肌内注射		静脉注射或滴注		备注
	成人	儿童	成人	儿童	成人	儿童	
哈瓦尼 Harvoni	1片 qd						由400mg索非布韦（sofosbuvir）与90mg雷迪帕韦（ledipasvir）组成
泰科尼韦 Technivie	2片 qd						由奥比他韦（ombitasvir）、帕利瑞韦（paritaprevir）、利托那韦（ritonavir）三种成分按剂量12.5mg/75mg/50mg组成
维克拉派 Viekira Pak	2片 qd						由两种片剂组成，一种片剂是由奥比他韦（ombitasvir）/帕利瑞韦（paritaprevir）/利托那韦（ritonavir）按剂量

抗菌药物	口服		肌内注射		静脉注射或滴注		备注
	成人	儿童	成人	儿童	成人	儿童	
							12.5mg/75mg/50mg 组成,另一种片剂是由达沙布韦(dasabuvir)250mg 单一成分组成
泽普蒂尔 Zepatier	1片 qd						每片含厄尔巴韦50mg,格拉索帕韦100mg
尹柯鲁沙 Epclusa							每片含索非布韦400mg,维帕他韦(velpataasvir)100mg
齐多夫定 Zidovudine	600mg 分3次				300~600mg 分6次		
去羟肌苷 Didanosine	250~400mg 顿服						

抗菌药物	口服		肌内注射		静脉注射或滴注		备注
	成人	儿童	成人	儿童	成人	儿童	
扎西他滨 Zalcitabine	2.25g 分 3 次						
司他夫定 Stavudine, d4T	40mg q12h						
阿巴卡韦 Abacavir, ABC	30mg bid						
齐多夫定与拉 米夫定复方 Combivir	每次 1 片 每日 2 次						每片含齐多夫定 300mg,拉米夫定 150mg
阿巴卡韦与齐 多夫定与拉 米夫定复方 Trizivir	每次 1 片 每日 2 次						每片含阿巴卡韦 300mg,拉米夫定 150mg,齐多夫定 300mg
恩曲他滨 Emtricitabine, FTC	200mg qd						

抗菌药物	口服		肌内注射		静脉注射或滴注		备注
	成人	儿童	成人	儿童	成人	儿童	
奈韦拉平 Nevirapine	200mg qd×14日; 而后 200mg, bid						
地拉韦啶 Delavirdine	400mg 每日3次						
依非韦伦 Efavirenz	600mg qd						
依曲韦林 Etravirine	200mg 每日2次						餐后给药
利匹韦林 Rilpivirine	25mg qd						餐后口服
沙奎那韦 Saquinavir	600 mg 每日3次						高脂肪餐后2小时内口服

续表

抗病毒药物	口服		肌内注射		静脉注射或滴注		备注
	成人	儿童	成人	儿童	成人	儿童	
利托那韦 Ritonavir	600 mg 每日 2 次						宜于进食时口服
茚地那韦 Indinavir	800 mg 每日 3 次						餐前 1 小时或餐后 2 小时口服
阿普那韦 Amprenavir	1200 mg 每日 2 次						
奈非那韦 Nelfinavir	1250mg, 每日 2 次;或 750mg, 每日 3 次						进餐时服用
洛匹那韦 / 利托那韦 Lopinavir-Ritonavir, Kaletra	每次洛匹那韦 / 利托那韦 400mg/						进餐后服

474

抗菌药物	口服		肌内注射		静脉注射或滴注		备注
	成人	儿童	成人	儿童	成人	儿童	
	100mg（3个胶囊或口服液5ml），每日2次						需同时使用利托那韦 100mg 每日一次
阿扎那韦 Atazanavir	300mg 每日1次						
呋山那韦 Fosamprenavir	1400mg 每日1~2次						
达芦那韦 Darunavir	600mg 每日2次						加服利托那韦 100mg一日2次
替拉那韦 Tipranavir	500mg 每日2次						与利托那韦 200mg 合用
拉替拉韦 rallegravir	400mg 每日2次						

抗菌药物	口服		肌内注射		静脉注射或滴注		备注
	成人	儿童	成人	儿童	成人	儿童	
多替拉韦 Dolutegravir	50mg 每日1-2次						
马拉韦罗 Maraviroc	300mg 每日2次						
恩夫韦肽 Enfuvirtide			90mg bid				
α干扰素 Interferon α			100万~500万 IU		100万~500万 IU		肌内注射剂量亦可皮下注射
氯喹(盐基) Chloroquine 阿米巴肝病 疟疾	首剂0.6g,第2、3日各0.3g 首剂0.6g×2日,继以0.25g bid×3周	首剂10mg/kg,第2、3日各5mg/kg			以1mg/kg加入葡萄糖注射液缓慢滴注		静脉滴注用于凶险发作,应慎用

抗菌药物	口服		肌内注射		静脉注射或滴注		备注
	成人	儿童	成人	儿童	成人	儿童	
羟氯喹 Hydroxychloroquine	首剂0.8g, 6小时后0.4g 第2、3日 各5mg/kg	首剂10mg/kg,6小时后及第2、3日 各5mg/kg					
甲氟喹 Mefloquine	治疗1.25g顿服 预防0.25g qw×4次						与周效磺胺(首日1g,次日0.5g),伯氨喹每日15mg合用 合用磺胺嘧啶2g
乙胺嘧啶 Pyrimethamine 耐氯喹恶性疟 弓形虫病	25mg,连服3~4周	首日50mg,次日25mg					
	预防疟疾 25mg/d×6周,治疗恶性疟首日50mg,次日50mg,	预防疟疾 1~3岁 6.25mg 4~6岁 12.5mg					1岁以下儿童禁用

477

抗菌药物	口服		肌内注射		静脉注射或滴注		备注
	成人	儿童	成人	儿童	成人	儿童	
	次日25mg,共2日	7-9岁18.75mg 10-12岁25mg 均每周1次					
青蒿素 Artemisinin	片剂:首剂1g,第2.3日各0.5g		水混悬剂:首剂0.6g,第2.3日各0.3g				肛塞栓剂:首剂0.6g,4小时后0.6g,第2.3日各0.4g
蒿甲醚 Artemether			首剂160mg,第2.3日各80mg				
青蒿琥酯 Artesunate					首剂200mg,第2.3日各100mg		静脉缓注

抗菌药物	口服		肌内注射		静脉注射或滴注		备注
	成人	儿童	成人	儿童	成人	儿童	
伯氨喹 Primaquine	15mg 每日1次	0.3mg/kg 顿服					
卤泛群 Halofantrine	0.5g q6h×3次	8mg/kg q6h×3次					成人口服宜用片剂，儿童宜用混悬液 100mg/5ml
氯胍 Proguanil	每日200mg	每日量 <1岁 25mg 2-4岁 50mg 5-8岁 100mg 9-10岁 150mg 至离开疫区后4周 10mg/kg×3-7日					

抗菌药物	口服		肌内注射		静脉注射或滴注		备注
	成人	儿童	成人	儿童	成人	儿童	
硫酸奎宁 Quinine Sulfate	600mg tid × 2 日 后 300mg tid × 5 日						对耐药原虫需与 四环素联合应用
本芴醇 Benflumetol	首日 0.8g 顿服,第 2、3、4 日 各 0.4g	8 mg/kg 顿 服,连 服 4 日,首剂加 倍,但不宜 超过 0.6g					
喷他脒 Pentamidine			4mg/kg, 每日 1 次,14 日				黑热病及卡氏肺孢 子菌肺炎疗法
阿托伐醌 Atovaquone	750mg 每日 3 次						进餐时同服,连用 21 天

抗菌药物	口服		肌内注射		静脉注射或滴注		备注
	成人	儿童	成人	儿童	成人	儿童	
甲苯达唑 Mebendazole	100~ 300mg 每日 2 次						连服 3 日。治疗蛲虫感染单剂100mg,2 周后重复用药 1 次
阿苯达唑 Albendazole	400mg, 顿服或 每日 2 次						
噻苯达唑 Thiabendazole	体重< 60kg,每 次 25mg/ kg,每日 2 次						
伊维菌素 Ivermectin	150~ 200μg/kg 顿服或 2 剂						

抗菌药物	口服		肌内注射		静脉注射或滴注		备注
	成人	儿童	成人	儿童	成人	儿童	
乙胺嗪 Diethylcarbamazine	每日 0.6g,分 3 次服						连服 7 日,总剂量为 4.2g
吡喹酮 Praziquantel	总剂量为 120mg/kg,每日量分 2~3 次服用	总剂量为 140mg/kg,每日量分 2~3 次服用					急性血吸虫病 4-6 日疗法
硫氯酚 Bithionol	每日 50~60mg/kg。等分 3 次服用	每日 50~60mg/kg。等分 3 次服用					疗程总量 30~45g
三苯双脒肠溶片 Tribendimidine Enteric-coated Tablets	0.3~0.4g 一次顿服						

抗菌药物	口服		肌内注射		静脉注射或滴注		备注
	成人	儿童	成人	儿童	成人	儿童	
吡哌酸 Pipemidic acid	1~2g 分 3~4 次						
诺氟沙星 Norfloxacin	600~ 800mg 分 2~3 次						
培氟沙星 Pefloxacin	400~ 800mg 分 2 次				400~ 800mg 分 2 次		
依诺沙星 Enoxacin	400~ 800mg 分 2 次						
氧氟沙星 Ofloxacin	400~ 600mg 分 2 次				400~ 600mg 分 2 次		
环丙沙星 Ciprofloxacin	500mg~ 1.5g 分 2~3 次				400~ 800mg 分 2 次		

抗菌药物	口服		肌内注射		静脉注射或静滴		备注
	成人	儿童	成人	儿童	成人	儿童	
氟罗沙星 Fleroxacin	400mg 1次顿服						
洛美沙星 Lomefloxacin	400mg 分1~2次						
左氧氟沙星 Levofloxacin	500mg qd				500mg qd		
加替沙星 Gatifloxacin	400mg qd				400mg qd		急性单纯性下尿路感染 200mg qd
莫西沙星 Moxifloxacin	400mg qd				400mg qd		
吉米沙星 Gemifloxacin	320mg qd						
托氟沙星 Tosufloxacin	300~600mg 分2~3次						

抗菌药物	口服		肌内注射		静脉注射或滴注		备注
	成人	儿童	成人	儿童	成人	儿童	
司氟沙星 Sparfloxacin	首日 400mg 顿服,以 后 200mg qd						
帕珠沙星 Pazufloxacin					300mg q12h		
加诺沙星 Garenoxacin	400mg qd						
西他沙星 Sitafloxacin	50mg 或 100mg q12h						
奈诺沙星 Nemonoxacin	500mg qd						

抗菌药物	口服		肌内注射		静脉注射或滴注		备注
	成人	儿童	成人	儿童	成人	儿童	
磺胺甲噁唑 Sulfamethox-azole	2g 分2次	50~60mg/kg 分2次			2g 分2次		
磺胺嘧啶 Sulfadiazine	首剂2g, 以后2g 分2次	同上			首剂 50mg/ kg,以后 100mg/ kg,分2 次	同成人	静脉滴注
磺胺林 Sulfalene	0.5~1g 每2~3日 1次	10~20mg/kg 每2~3日1 次					
磺胺异噁唑 Sulfafurazole	每次1g 每日4 次,首剂 加倍	每日50~ 100mg/kg, 分4次口服, 首剂加倍					仅用于2岁以上的 儿童

抗菌药物	口服		肌内注射		静脉注射或滴注		备注
	成人	儿童	成人	儿童	成人	儿童	
磺胺多辛 Sulfadoxine	首日 1g, 以后 0.5g qw 或 biw	15~20mg/kg qw 或 biw					与乙胺嘧啶、伯氨喹合用于耐氯喹恶性疟
磺胺嘧啶银 Sulfadiazine Silver							粉末、霜剂、混悬剂、油纱布局部应用,每日量不超过 30g
醋酸磺胺米隆 Mafenide Acetate							5%~10% 溶液、霜剂局部应用,可局部吸收
柳氮磺吡啶 Sulfasalazine	开始 2~3g, 渐增至 4~6g, 分 3~4 次						症状好转后剂量减少至每日 1.5g

抗菌药物	口服		肌内注射		静脉注射或滴注		备注
	成人	儿童	成人	儿童	成人	儿童	
复方磺胺甲噁唑 SMZ-TMP	4 片 分 2 次	体重≥ 40kg,同成 人;体重≤ 40kg,每千 克体重 1/10 片,分 2 次			4 支 分 2 次		每片含 SMZ 400mg, TMP 80mg 每支针剂 SMZ 400mg,TMP 80mg
复方磺胺嘧啶 SD-TMP	4 片 分 2 次	体重≥ 40kg,同成 人;体重≤ 40kg,每千 克体重 1/10 片,分 2 次					每片含 SD 400mg, TMP 50mg
甲氧苄啶 Trimethoprim	200~ 400mg 分 2 次	2~5mg/kg 分 2 次					每日量不超过 400mg,现很少单 用,大多与磺胺药 联合

续表

抗菌药物	口服		肌内注射		静脉注射或滴注		备注
	成人	儿童	成人	儿童	成人	儿童	
呋喃妥因 Nitrofurantoin	200~400mg 分4次	5~7mg/kg 分4次					
呋喃唑酮 Furazolidone	0.3~0.4g 分3~4次	5~7mg/kg 分3~4次					
甲硝唑 Metronidazole	0.6~1.5g 分3次	15~22.5mg/kg 分3次			1.0~1.5g 分2~3次	15~30mg/kg 分2~3次	
替硝唑 Tinidazole	1~2g 分2次				800~1600mg 分2次		
奥硝唑 Ornidazole	500mg 每日2次	10mg/kg 每日2次			500mg 每日2次	10mg/kg	
磷霉素 Phosfomycin	2~4g 分3~4次	50~100mg/kg 分3~4次			6~18g 分3~4次	200~300mg/kg 分3~4次	口服制剂为钙盐，注射剂为钠盐；肌内注射少用

489

抗菌药物	口服		肌内注射		静脉注射或滴注		备注
	成人	儿童	成人	儿童	成人	儿童	
夫西地酸 Fucidic Acid	1.5g 分3次服用				500mg q8h		
奎奴普丁/达福普汀 Quinupristin-Dalfopristin					7.5mg/kg q8~12h		
利奈唑胺 Linezolid	600mg q12h	10mg/kg q8h			600mg q12h	10mg/kg q8h	
泰迪唑胺 Tedizolid	200mg 每日1次				200mg 每日1次		疗程一般宜为2周,不宜超过28日
替加环素 Tigecycline					首剂100mg,继以50mg q12h		疗程6日

几种高度耐药菌感染的抗菌药选用 *

耐药菌	宜选药物	可选药物	备注
葡萄球菌属			
甲氧西林耐药	万古（或去甲万古）霉素	替考拉宁、利奈唑胺、达托霉素、替加环素、头孢罗膦、替拉凡星、SMZ-TMP、磷霉素、利福平、夫西地酸（后4者用于联合治疗）	国内 MRSA 占 42.2%，MRCNS 占 82.6%
万古霉素耐药	达托霉素或达托霉素+头孢罗膦	替拉凡星或利奈唑胺	国内未分离出万古霉素耐药株，但 MIC 可能有上升趋势，据报道 200 株临床分离的 MRSA 血流感染患者中 hVISA 占 13.1% 需确认细菌对达托霉素的敏感性，因为万古霉素中介金葡菌（VISA）对达托霉素可能不敏感。使用过万古霉素治疗或万古霉素治疗中感染仍持续者，细菌很可能对达托霉素亦耐药。

耐药菌	宜选药物	可选药物	备注
肺炎链球菌			中国成人 PRSP 的总分离率为 2.6%，儿童 7.2%
非脑膜炎患者			
青霉素耐药（MIC ≥ 4mg/L）	头孢曲松或头孢罗膦或利奈唑胺	左氧氟沙星、莫西沙星	
脑膜炎患者			
青霉素耐药（MIC ≥ 4mg/L）	万古霉素或美罗培南	头孢曲松（2g iv q12h）	
粪肠球菌			
青霉素、氨苄西林、庆大霉素耐药	万古霉素或利奈唑胺	亚胺培南+氨苄西林或头孢曲松+氨苄西林	国内报道粪肠球菌对氨苄西林的耐药率为 6.6%
屎肠球菌			
万古霉素、青霉素、氨苄西林、庆大霉素耐药	利奈唑胺或奎奴普丁-达福普汀	达托霉素	
产 ESBLs 肺炎克雷伯菌或其他肠杆菌科细菌			
所有头孢菌素类、氟喹诺酮类、氨基糖苷类、SMZ-TMP 耐药	亚胺培南或美罗培南等碳青霉烯类	头孢吡肟或多黏菌素 E+美罗培南或亚胺培南	尿路感染患者可选用磷霉素、呋喃妥因。头孢吡肟临床疗效与 MIC 相关（MIC ≤ 1.0mg/L 疗效良好；MIC 1~8mg/L 疗效不佳）

耐药菌	宜选药物	可选药物	备注
产碳青霉烯酶需氧革兰氏阴性杆菌或铜绿假单胞菌(除鲍曼不动杆菌外)			
所有青霉素类和头孢菌素类、氨曲南、碳青霉烯类、氨基糖苷类、氟喹诺酮类耐药	多黏菌素E+美罗培南或亚胺培南	肺炎:多黏菌素E+美罗培南或亚胺培南,辅以多黏菌素E雾化吸入	
鲍曼不动杆菌			
所有青霉素类和头孢菌素类、氨曲南、碳青霉烯类、氨基糖苷类和氟喹诺酮类耐药	多黏菌素E+亚胺培南或美罗培南	米诺环素+亚胺培南(如体外联合呈协同作用)	
嗜麦芽窄食单胞菌	SMZ-TMP	替卡西林/克拉维酸	

注:*本表中所列抗菌药选用品种仅供初始经验治疗参考,最佳的治疗用药仍需根据细菌药敏试验结果选用。

主要参考文献

[1] 胡付品,朱德姝,汪复,等 . 2015 年 CHINET 细菌耐药性监测 [J]. 中国感染与化疗杂志,2016,16（6）:685-694.

[2] GIBERT D N,MOELLERING R C,ELIOPOULOS G M,et al. The Sanford Guide to Antimicrobial Therapy. 46st ed. Sperryville:Antimicrobial Therapy Inc.,2016.

新生儿的抗菌药剂量和用法*

抗生素	给药途径	≤7天新生儿剂量	>7天新生儿剂量
青霉素	静脉滴注、肌内注射（少用）	2.5万 U/kg q12h 严重感染 5万 U/kg q8h	2.5万 U/kg q8h 严重感染 5万 U/kg q6h
氨苄西林	静脉滴注、肌内注射（少用）	25mg/kg q12h 脑膜炎 50mg/kg q8h	25mg/kg q8h 脑膜炎 50mg/kg q6h
阿莫西林	口服		每日 30mg/kg，分 2 次
苯唑西林	静脉滴注	25mg/kg q8h	37mg/kg q6h
美洛西林	静脉滴注	75mg/kg q12h	75mg/kg q8h
阿莫西林/克拉维酸	口服	每日 30mg/kg，分 2 次	每日 30mg/kg，分 2 次
头孢唑林	静脉滴注	20mg/kg q12h	20mg/kg q8h
头孢呋辛	静脉滴注	50mg/kg q12h	50mg/kg q8h
头孢西丁	静脉滴注	20mg/kg q12h	
头孢噻肟	静脉滴注	50mg/kg q12h	50mg/kg q8h
头孢曲松	静脉滴注	25mg/kg q24h	50mg/kg q24h

抗生素	给药途径	≤7天新生儿剂量	>7天新生儿剂量
头孢他啶	静脉滴注	30mg/kg q12h	30mg/kg q8h
头孢吡肟	静脉滴注	30mg/kg q12h	30mg/kg q12h
氨曲南	静脉滴注	30mg/kg q8h	30mg/kg q6h
亚胺培南	静脉滴注	25mg/kg q12h	25mg/kg q8h
美罗培南	静脉滴注	20mg/kg q12h	20mg/kg q8h
红霉素	口服、静脉滴注	10mg/kg q12h	13mg/kg q8h
阿奇霉素	口服、静脉滴注	5mg/kg q24h	10mg/kg q24h
克林霉素	静脉滴注	5mg/kg q8h	5mg/kg q6h
庆大霉素	静脉滴注、肌内注射	1.5~2.5mg/kg q12h	每日 3~5mg/kg q8~12h
阿米卡星	静脉滴注、肌内注射	5mg/kg q12h	5mg/kg q8~12h
奈替米星	静脉滴注、肌内注射	每日 4~6.5mg/kg q12h	每日 4~6.5mg/kg q12h
妥布霉素	静脉滴注、肌内注射	每日 4mg/kg q12h	每日 3~5mg/kg q8~12h
氯霉素	静脉滴注	25mg/kg q24h	15mg/kg q12h
万古霉素	静脉滴注	10mg/kg q12h	10mg/kg q8h
利奈唑胺	静脉滴注	10mg/kg q8h	10mg/kg q8h

抗生素	给药途径	≤7天新生儿剂量	>7天新生儿剂量
利福平	静脉滴注、口服	10mg/kg q24h	10mg/kg q24h
甲硝唑	静脉滴注、口服	7.5mg/kg q12h	15mg/kg q12h

注:*①本附录所列为足月产、出生体重>2kg新生儿剂量;早产儿或出生体重≤2kg者,每日剂量略减;②氨基糖苷类、万古霉素及氯霉素,先参见本附录剂量及用法给药,以后需进行血药浓度监测时,再加以调整,无监测条件者不可应用。

抗感染药物与配伍药物间的相互作用

抗菌药物	配伍药物	相互作用结果
β-内酰胺类抗生素		
某些β-内酰胺类抗生素	某些氨基糖苷类	对某些细菌相互增加抗菌活性
某些β-内酰胺类抗生素	四环素、红霉素、氯霉素等抑菌剂	降低β-内酰胺类抗生素的杀菌活性
不耐酶青霉素或不耐酶头孢菌素	酶抑制剂:克拉维酸、舒巴坦、他唑巴坦等	防止前者为β-内酰胺酶破坏,增强抗菌作用
主要经肾小管排泄的β-内酰胺类抗生素	丙磺舒、保泰松、阿司匹林、吲哚美辛、磺胺药、磺吡酮	通过减少β-内酰胺类药物在肾小管排泄,使血药浓度和脑脊液等体液内抗生素浓度增高
蛋白结合率高的青霉素类或头孢菌素类	蛋白结合率高的非甾体抗炎药	通过竞争与蛋白结合可使游离抗生素浓度增高
头孢噻啶、头孢噻吩等注射用第一代头孢菌素	氨基糖苷类、髓袢利尿剂、多肽抗生素(多黏菌素、万古霉素、卷曲霉素、杆菌肽)等具肾毒性药物	增加肾毒性

抗菌药物	配伍药物	相互作用结果
氨基青霉素类（氨苄西林等）	尿酸抑制剂（别嘌醇）	增加皮疹发生率
具有甲基四氮唑结构的头孢菌素（头孢哌酮、头孢孟多、头孢美唑、头孢匹胺、头孢曲松、拉氧头孢、头孢拉宗、头孢米诺等）	乙醇（应用头孢菌素类后饮酒）	影响乙醇代谢，出现双硫仑样反应
	口服抗凝血药、阿司匹林	增加出血危险性（由于低凝血酶原血症）
	维生素 K	防止此类头孢菌素引起的出血反应
广谱青霉素	口服避孕药	刺激雌激素代谢或减少其肝肠循环，降低口服避孕药效果
β-内酰胺类（尤其是羧苄西林）	氨基糖苷类（尤其是庆大霉素、妥布霉素）	两者在同一容器内静脉滴注或静脉注射，前者可使后者失活；在肾功能减退、血药浓度高、半衰期长时在人体内也可发生此现象
青霉素类、头孢菌素类	红霉素、四环素、两性霉素 B、血管活性药（间羟胺、去甲肾上腺素等）苯妥英钠、盐酸羟嗪、氯丙嗪、异丙嗪、维生素 B 族、维生素 C	β-内酰胺类静脉输液中加入后一类药物时将出现混浊
青霉素	能量合剂、碳酸氢钠、氨茶碱、肝素、谷氨酸、精氨酸	在同一容器内静脉滴注有配伍禁忌（减弱抗菌药物活性或出现混浊变色）

抗菌药物	配伍药物	相互作用结果
青霉素 V、头孢氨苄	考来烯胺（消胆胺）	降低前者吸收
氨苄西林	琥珀氯霉素、水解蛋白、氯化钙、葡萄糖酸钙、右旋糖酐、氢化可的松琥珀酸盐	在同一容器内联合静脉滴注有配伍禁忌
氨苄西林	氯喹	减少氨苄西林吸收
青霉素 V、阿莫西林、阿洛西林	甲氨蝶呤	可使甲氨蝶呤肾清除率降低，增加甲氨蝶呤毒性
羧苄西林	多黏菌素 B	出现拮抗作用
阿洛西林、美洛西林、哌拉西林	肝素、香豆素、茚满二酮等抗凝血药，血小板凝集抑制剂以及非甾体消炎止痛药如阿司匹林、二氟尼柳等	对血小板的抑制作用相加，增加出血的危险性
对伤寒沙门菌具抗菌活性的 β-内酰胺类	伤寒活疫苗	对伤寒沙门菌具活性，降低伤寒活疫苗的免疫效应
苯唑西林、氯唑西林、氟氯西林	阿司匹林、磺胺药	减低苯唑西林血浆蛋白结合率
美洛西林	维库溴铵类肌松药	延长后者神经肌肉阻滞作用
哌拉西林	头孢西丁	后者可诱导细菌产生 β-内酰胺酶，破坏前者的抗菌作用
哌拉西林/他唑巴坦	甲氨蝶呤	甲氨蝶呤浓度升高

抗菌药物	配伍药物	相互作用结果
头孢噻吩	利福平、万古霉素	体外增强对耐甲氧西林凝固酶阴性葡萄球菌的抗菌活性
头孢唑林	卡莫司汀、链佐星	增加肾毒性
头孢丙烯、头孢克洛	呋塞米、布美他尼、依他尼酸等利尿剂及多黏菌素E、及万古霉素	增加肾毒性
头孢丙烯	氯霉素	相互拮抗作用
头孢布烯	高剂量抗酸剂或 H_2 受体阻断药物如西咪替丁、雷尼替丁和法莫替丁等	增加肾毒性
头孢克肟	阿司匹林	增加前者血药浓度
头孢拉定	卡莫司汀、链佐星等抗肿瘤药	增加肾毒性
头孢他啶	头孢磺啶、美洛西林、头孢哌酮	对铜绿假单胞菌和大肠埃希菌有协同或累加抗菌作用
氨曲南	头孢西丁	体内、外均有拮抗作用
美罗培南	抗癫痫药	使抗癫痫药血浓度降低
亚胺培南-西司他丁	茶碱	茶碱中毒
亚胺培南-西司他丁	更昔洛韦	可引起癫痫发作
亚胺培南-西司他丁	环孢素	可增加神经毒性
厄他培南	丙磺舒	厄他培南浓度上升

抗菌药物	配伍药物	相互作用结果
氨基糖苷类抗生素		
氨基糖苷类	碳酸氢钠、茶碱等尿碱化剂	增强抗菌活性,同时相应增加毒性
氨基糖苷类	头孢噻吩、头孢唑林、甲氧西林、万古霉素、多黏菌素类、两性霉素B、甲氧氟烷、强利尿剂、环孢素、非甾体抗炎药等潜在肾毒性药物	加重肾毒性
氨基糖苷类	万古霉素、多黏菌素、强利尿剂、高剂量阿司匹林等潜在耳毒性药物	加重耳毒性
氨基糖苷类	顺铂	加重耳、肾毒性
氨基糖苷类	挥发性麻醉剂、箭毒、高剂量镁盐等中枢麻醉药和肌松药	加强神经肌肉接头的阻滞作用,可出现肌肉麻痹、呼吸抑制等
氨基糖苷类	维生素C	酸化尿液使氨基糖苷类抗菌作用减弱
氨基糖苷类	右旋糖酐	增加肾毒性
氨基糖苷类	β-内酰胺类	具协同抗菌作用
氨基糖苷类	地高辛	增加地高辛血浓度
氨基糖苷类（口服）	口服抗凝药物(双香豆素、华法林)	凝血酶原时间延长
新霉素(口服)	洋地黄	长期口服新霉素可减少洋地黄在消化道的再吸收

抗菌药物	配伍药物	相互作用结果
新霉素	含雌激素口服避孕药	减低避孕作用,增加经期外出血发生率
新霉素	洋地黄苷类药、氟尿嘧啶、甲氨蝶呤、维生素A或维生素 B_{12}	减低后者的口服吸收
新霉素	低脂溶性维生素、胡萝卜素、铁剂	减低后者口服吸收
新霉素	青霉素V钾	可使后者血药浓度减低
妥布霉素	茶苯海明	后者可掩盖妥布霉素的耳毒性
氯霉素类		
氯霉素、甲砜霉素	利福平、苯巴比妥、苯妥英钠	利福平可诱导氯霉素代谢酶,降低氯霉素在血和脑脊液中的浓度
氯霉素	磺胺药	增加对造血系统的毒性作用
氯霉素、甲砜霉素	磺酰脲类降糖药(氯磺丙脲)、苯妥英钠、口服抗凝剂	通过氯霉素可抑制肝脏药物代谢酶,使配伍药物的血浓度增高,半衰期延长,作用加强
氯霉素	乙醇	出现双硫仑样反应
氯霉素	对乙酰氨基酚	通过代谢竞争,增加对乙酰氨基酚的毒性;氯霉素血半衰期延长
氯霉素	烷化抗癌药	相互增加毒性;通过对活性代谢产物的抑制而降低环磷酰胺的作用

抗菌药物	配伍药物	相互作用结果
氯霉素	蛋白酶抑制剂（抗 HIV）	两者血药浓度均升高
氯霉素	氨基比林、非甾体抗炎药	相互增加对造血系统的毒性
氯霉素、甲砜霉素	乙内酰脲类抗癫痫药	使乙内酰脲类的抗癫痫作用和毒性增强
氯霉素、甲砜霉素	阿芬太尼	减少后者清除，延长其作用时间
氯霉素、甲砜霉素	维生素 B_6	拮抗维生素 B_6 的作用，导致贫血或周围神经炎
氯霉素、甲砜霉素	铁剂、叶酸、维生素 B_{12}	拮抗后者的造血作用
氯霉素、甲砜霉素	含雌激素避孕药	降低避孕药效，增加经期外出血危险
氯霉素、甲砜霉素	β- 内酰胺类	拮抗后者的抗菌作用
氯霉素、甲砜霉素	林可霉素类、大环内酯类	相互拮抗抗菌作用
大环内酯类		
大环内酯类	碱性药	调整尿 pH 而加强大环内酯类抗菌活性
大环内酯类	氯霉素、林可霉素类	产生拮抗抗菌作用
大环内酯类	β- 内酰胺类	可使两者抗菌活性降低
大环内酯类	地高辛、洋地黄毒苷	地高辛、洋地黄毒苷血浓度上升
红霉素月桂酸酯或醋竹桃霉素	利福平	增加肝毒性

抗菌药物	配伍药物	相互作用结果
大环内酯类	雌性激素、避孕药	增加肝毒性(胆汁郁积)
大环内酯类	匹莫齐特	Q-T 间期延长
红霉素、克拉霉素	洛伐他丁/辛伐他汀	增加后者血药浓度,横纹肌溶解风险上升
大环内酯类(尤其醋竹桃霉素)	卡马西平	增加后者的神经毒性
红霉素	黄嘌呤类(二羟丙茶碱除外)	使氨茶碱的肝清除减少,毒性反应增加
红霉素、克拉霉素	秋水仙碱	秋水仙碱血浓度升高(潜在致死)
红霉素、克拉霉素	西咪替丁、利托那韦	西咪替丁、利托那韦血浓度上升
红霉素	阿芬太尼	抑制阿芬太尼代谢,延长其作用时间
红霉素、交沙霉素、罗红霉素	阿司咪唑、特非那定	增加后者心脏毒性,引起心律失常
红霉素	避孕药	干扰性激素的肝肠循环,降低避孕药药效
红霉素	酒石酸麦角胺	可致急性麦角胺中毒
红霉素	皮质激素	皮质激素作用增强
红霉素	氯氮平	氯氮平血浓度上升,产生中枢神经系统毒性
交沙霉素	奈韦拉平	使奈韦拉平血浓度轻微升高
麦迪霉素、醋酸麦迪霉素	氨基糖苷类	对链球菌具协同抗菌活性

抗菌药物	配伍药物	相互作用结果
麦迪霉素、醋酸麦迪霉素、醋酸麦迪霉素	林可霉素、氯霉素	相互拮抗抗菌作用
阿奇霉素	含铝、镁抗酸药	降低阿奇霉素血药峰浓度，但不降低 AUC 值
阿奇霉素、红霉素、克拉霉素、罗红霉素	地高辛	可清除肠道中能灭活地高辛的菌群，导致地高辛经肝肠循环吸收，血药浓度升高
阿奇霉素、罗红霉素	麦角胺或二氢麦角胺	引起急性麦角胺毒性
阿奇霉素、红霉素、交沙霉素、罗红霉素	环孢素	可促进环孢素的吸收并干扰其代谢，导致环孢素血浓度增高，增加环孢素的肾毒性
阿奇霉素	茶碱	可使血茶碱清除率降低，半衰期延长
红霉素、阿奇霉素、克拉霉素、罗红霉素	华法林	延长凝血时间
红霉素、克拉霉素	苯妥英钠	改变苯妥英钠代谢，使其血药浓度升高
红霉素、克拉霉素	他克莫司	他克莫司血浓度升高
红霉素、克拉霉素	丙戊酸	丙戊酸血浓度上升
克拉霉素	齐多夫定	影响齐多夫定吸收，降低其血浓度

抗菌药物	配伍药物	相互作用结果
克拉霉素	依非韦伦	克拉霉素血浓度下降
红霉素、克拉霉素	西沙必利	Q-T 间期延长
罗红霉素	兰索拉唑、奥美拉唑	可使罗红霉素胃中浓度增高,有助于根除幽门螺旋菌
罗红霉素	匹莫齐特	可能抑制匹莫齐特代谢,导致后者血浓度增高,引起某些心血管不良反应
罗红霉素	丙吡胺	使丙吡胺血浓度升高
四环素类		
四环素类	尿酸化剂	增加抗菌作用
四环素类	含二价、三价阳离子口服药(铝、钙、镁、铋等抗酸制),铁制剂,抗胆碱药	通过螯合作用或其他机制,影响四环素类由肠道吸收
多西环素、米诺环素	苯妥英钠、卡马西平、苯巴比妥,	通过诱导微粒体酶活性,降低多西环素和米诺环素血半衰期;与苯巴比妥合用可发生中枢神经系统抑制
多西环素、米诺环素	地高辛	增加地高辛吸收,易导致地高辛中毒
米诺环素	避孕药	干扰避孕药肝肠循环,减低避孕药药效
四环素、土霉素	含雌激素类避孕药	降低避孕药药效,并可能增加经期外出血
四环素、土霉素	考来烯胺、考来替泊	影响四环素类肠道吸收

抗菌药物	配伍药物	相互作用结果
四环素、土霉素	甲氧氟烷	增加肾毒性
林可酰胺类	阿片类镇痛药	导致呼吸抑制延长或引起呼吸麻痹
克林霉素	庆大霉素	对链球菌具协同抗菌作用
克林霉素	肌松药	呼吸麻痹,呼吸频率或呼吸间期延长
多黏菌素类		
多黏菌素B、多黏菌素E	尿碱化剂	增强抗菌活性
多黏菌素B、多黏菌素E	头孢噻啶、头孢噻吩、甲氧西林、氨基糖苷类、万古霉素	增加肾毒性
多黏菌素B、多黏菌素E	箭毒等肌肉松弛剂	增强神经肌肉接头滞作用,引起呼吸麻痹
多黏菌素类	磺胺类药	增强后者对大肠埃希菌、肠杆菌属、肺炎克雷伯菌属和铜绿假单胞菌等抗菌活性;对耐前者的沙雷菌属、变形杆菌属呈协同作用
多黏菌素E	利福平	协同抗菌作用
多肽类		
万古霉素类	髓袢利尿剂、氨基糖苷类、杆菌肽等潜在肾毒性或耳毒性药物	增加耳、肾毒性

抗菌药物	配伍药物	相互作用结果
万古霉素类	氨基糖苷类	对肠球菌属有协同抗菌作用
万古霉素	第三代头孢菌素	对葡萄球菌属和肠球菌属具协同作用
万古霉素	琥珀胆碱维库铵	增强后者神经肌肉阻滞作用
替考拉宁	环丙沙星	增加发生惊厥的危险
万古霉素、去甲万古霉素	考来烯胺	减低后者药效
达托霉素	HMG-CoA 抑制剂	CPK 升高可能增加,建议停用后者
硝基咪唑类		
甲硝唑	氯霉素	增加对造血系统毒性
甲硝唑、替硝唑	乙醇	双硫仑样反应、急性精神病、意识模糊
甲硝唑、替硝唑	口服抗凝剂	增强抗凝作用,引起出血
甲硝唑	苯巴比妥及其他酶诱导剂	缩短甲硝唑血半衰期
甲硝唑、替硝唑	西咪替丁	延长甲硝唑血半衰期,增高血浓度,可增加神经毒性
甲硝唑	糖皮质激素	加速甲硝唑从体内排出,使其血药浓度下降
甲硝唑、替硝唑	苯妥英钠、苯巴比妥	使甲硝唑血浓度下降,苯妥英钠血浓度升高
甲硝唑、替硝唑	土霉素	干扰甲硝唑清除阴道毛滴虫的作用

抗菌药物	配伍药物	相互作用结果
甲硝唑	氢氧化铝、考来烯胺	降低甲硝唑从胃肠道吸收
甲硝唑	环孢素	环孢素血浓度上升
甲硝唑	双硫仑	急性中毒性精神病
甲硝唑	锂	锂血浓度上升
甲硝唑	氯喹	可出现急性肌张力障碍
甲硝唑	薄荷脑	促进前者经皮肤渗透吸收

硝基呋喃类

抗菌药物	配伍药物	相互作用结果
呋喃妥因	甲氧苄啶	增强前者抗菌作用
呋喃妥因	尿酸化剂	增强前者抗菌作用,但呋喃妥因尿排泄量减少
呋喃妥因	尿碱化剂	增加尿中呋喃妥因排泄
呋喃妥因	丙磺舒、磺吡酮(硫氮唑酮)、阿司匹林	通过竞争肾小管分泌,减少呋喃妥因尿中排泄
呋喃妥因	喹诺酮类	拮抗作用(对变形杆菌属、克雷伯菌属)
呋喃妥因	制酸剂	呋喃妥因肠道吸收减少
呋喃妥因	诺氟沙星、萘啶酸	拮抗抗菌作用
呋喃唑酮	胰岛素	增强和延长胰岛素的降糖作用
呋喃唑酮	地西泮	增强地西泮的作用
呋喃唑酮	左旋多巴	可致左旋多巴药效和/或毒性增加
呋喃唑酮	麻黄碱、苯丙胺	可使血压升高,出现高血压危象

抗菌药物	配伍药物	相互作用结果
呋喃唑酮	阿米替林	增加神经毒性
呋喃唑酮	哌替啶	可出现昏迷、高热；其机制不明
喹诺酮类		
吡哌酸、环丙沙星、洛美沙星	丙磺舒	使前者血浓度升高，半衰期延长
诺氟沙星	氯霉素、利福平	拮抗诺氟沙星的抗菌作用
诺氟沙星	呋喃妥因	拮抗前者在泌尿道中的抗菌作用
氟罗沙星、培氟沙星、环丙沙星、洛美沙星、氧氟沙星	西咪替丁	使前者药时曲线下面积增加，不良反应发生率增高
依诺沙星、诺氟沙星、环丙沙星、洛美沙星、左氧氟沙星	华法林	增强后者抗凝作用
环丙沙星、洛美沙星、氧氟沙星	环孢素	使后者血药浓度增高
吡哌酸、依诺沙星、环丙沙星、培氟沙星	茶碱类药物	使后者肝脏清除减少，血药浓度升高，半衰期延长，有癫痫发作危险
环丙沙星	尿碱化剂	减低环丙沙星在尿中的溶解度，导致结晶尿和肾毒性
氧氟沙星注射液	降压药、巴比妥类麻醉药	可引起血压突然下降

抗菌药物	配伍药物	相互作用结果
洛美沙星、司帕沙星、氧氟沙星、左氧氟沙星、依诺沙星	芬布芬	可致中枢神经兴奋、癫痫发作
洛美沙星、培氟沙星	硫糖铝	使洛美沙星吸收速度减慢，吸收量减少
司帕沙星	吩噻嗪类、三环类抗抑郁药	引起心血管系统不良反应
培氟沙星	双香豆素	延长凝血酶原时间
环丙沙星	膦甲酸	癫痫发作危险增加
环丙沙星、氧氟沙星、左氧氟沙星、洛美沙星	非甾体抗炎药	中枢神经刺激，癫痫发作危险增加
喹诺酮类	I_A、Ⅲ类抗心律失常药、西沙必利、大环内酯类	Q-T 间期延长
喹诺酮类	尿碱化剂	降低某些喹诺酮类的抗菌作用和尿药浓度
喹诺酮类	阳离子：铝、钙、铁、镁、锌（制酸剂、维生素、奶制品）、枸橼酸	可能通过螯合作用，影响喹诺酮类自胃肠道吸收
喹诺酮类	去羟肌苷	后者肠道吸收减少
喹诺酮类	胰岛素、口服降糖药	血糖升高或降低
磺胺药		
磺胺药	β- 内酰胺类	竞争肾小管分泌，减少 β- 内酰胺类排泄
磺胺药	碱化剂	增加磺胺药在尿中溶解度

抗菌药物	配伍药物	相互作用结果
磺胺药	抗酸剂	增加磺胺药在胃肠道的吸收
磺胺药	环孢素	降低环孢素血浓度
蛋白结合率高的磺胺药（尤其是磺胺苯吡唑）	口服抗凝剂口服降糖药	通过竞争蛋白结合和抑制后两者的生物转化，增加口服抗凝剂的出血危险以及口服降糖药的降糖作用
磺胺药	苯妥英钠	增加苯妥英钠血浓度和毒性，如眼球震颤、共济失调等
磺胺药	维生素 C 等酸性药物	导致结晶尿、血尿
磺胺药	对氨基苯甲酸	产生拮抗菌作用
磺胺甲噁唑	磺吡酮	减少磺胺甲噁唑经肾小管排泄，增高其血药浓度
磺胺嘧啶、磺胺异噁唑	甲氧苄啶	产生协同抗菌作用
磺胺异噁唑	卟吩姆钠	加重光敏反应
甲氧苄啶	磺胺药	协同抗菌作用，并可使抑菌作用转为杀菌作用
甲氧苄啶	苯妥英钠	延长后者血半衰期
甲氧苄啶	普鲁卡因胺	减低后者肾清除率
甲氧苄啶	2、4 二氨基嘧啶类	可能引起骨髓再生不良或巨幼细胞贫血
甲氧苄啶	利福平	使前者清除增加，半衰期缩短

抗菌药物	配伍药物	相互作用结果
甲氧苄啶	氨苯砜	两者血药浓度升高,使后者不良反应增多且加重
甲氧苄啶	保钾利尿剂	血清钾离子浓度升高
甲氧苄啶	噻嗪类利尿剂	血清钠离子浓度降低
抗真菌药		
两性霉素 B	洋地黄苷	由于两性霉素 B 所致的低钾血症,增加洋地黄毒性
两性霉素 B	箭毒类药物	易出现神经肌肉接头阻滞,导致呼吸麻痹
两性霉素 B	肾上腺皮质激素	易出现低钾血症
两性霉素 B	噻嗪类利尿剂	增加低钾血症和肾毒性
两性霉素 B	环孢素	增加肾毒性
两性霉素 B	四环素类、抗组胺药、青霉素钾或钠、维生素、生理盐水	可能发生沉淀,不可在同一容器内给药
两性霉素 B	氨基糖苷类、抗肿瘤药、卷曲霉素、万古霉素等	增加肾毒性
两性霉素 B	碳酸氢钠等尿液碱化药	增加两性霉素 B 经尿排泄,可能减少肾小管酸中毒
氟胞嘧啶(FC)	两性霉素 B	出现协同抗菌作用,但两性霉素 B 的肾毒性将提高;FC 的血浓度增高,半衰期延长
氟胞嘧啶	咪康唑	体内、体外出现协同抗菌作用
氟胞嘧啶	阿糖胞苷	竞争性抑制,使 FC 失活

抗菌药物	配伍药物	相互作用结果
咪康唑	口服抗凝血药	出血反应
咪康唑	苯妥英钠、卡马西平	增加神经毒性(肌肉阵挛、震颤、共济失调等)
咪康唑	口服降糖药	加强后者的降糖作用,出现低血糖反应
灰黄霉素	脂肪饮食	增加灰黄霉素自胃肠道吸收
灰黄霉素	口服抗凝血药	疗程中灰黄霉素可降低抗凝血药的作用,停药时可有出血反应
灰黄霉素	巴比妥类	减少灰黄霉素自胃肠道的吸收
灰黄霉素	口服降糖药	通过灰黄霉素诱导肝脏药物代谢酶的作用,减弱降糖作用
灰黄霉素	乙醇	双硫仑样反应
氟康唑、伊曲康唑	阿米替林	阿米替林血浓度上升
氟康唑、伊曲康唑、伏立康唑	钙通道阻滞剂	钙通道阻滞剂血浓度上升
伊曲康唑、伏立康唑	卡马西平(伏立康唑禁忌)	三唑类药物吸收减少
三唑类药物	环孢菌素	环孢菌素血浓度升高,肾毒性危险升高
伊曲康唑、泊沙康唑	H₂受体拮抗剂、制酸剂、硫糖铝	前者吸收减少

抗菌药物	配伍药物	相互作用结果
三唑类药物	乙内酰脲类（苯妥英、苯妥英钠）	三唑类药物血浓度下降,乙内酰脲类血浓度上升
伊曲康唑	异烟肼	伊曲康唑血浓度下降
伊曲康唑、伏立康唑	洛伐他汀 / 辛伐他汀	他汀类血浓度上升,有横纹肌溶解报道
三唑类药物	咪达唑仑 / 三唑仑	咪达唑仑 / 三唑仑血浓度上升
三唑类药物	口服抗凝药	抗凝药作用增强
伊曲康唑泊沙康唑、伏立康唑	质子泵抑制剂	前者血浓度下降,质子泵抑制剂血浓度升高
氟康唑、泊沙康唑、伏立康唑	他克莫司	他克莫司血浓度升高易产生毒性反应
氟康唑	茶碱	茶碱血浓度升高
卡泊芬净	环孢菌素	卡泊芬净血浓度升高
卡泊芬净	他克莫司	他克莫司血浓度降低
卡泊芬净	卡马西平、地塞米松、依非韦伦、奈非那韦、奈韦拉平、苯妥英	卡泊芬净血浓度降低
米卡芬净	硝苯地平	尼非地平血浓度升高
米卡芬净	西罗莫司	西罗莫司血浓度升高

抗分枝杆菌药

吡嗪酰胺	异烟肼、利福平	减少吡嗪酰胺所致的关节痛,肝毒性风险增加

抗菌药物	配伍药物	相互作用结果
吡嗪酰胺	异硫异烟胺	增强肝毒性
吡嗪酰胺	环孢素	降低环孢素血药浓度,降低其疗效
吡嗪酰胺	苯妥英钠	增加后者毒性
吡嗪酰胺	齐多夫定	增加吡嗪酰胺毒性
环丝氨酸	乙醇	癫痫发作频率增加
环丝氨酸	异烟肼	瞌睡或头晕频率增加
丙硫异烟胺	环丝氨酸	增加中枢神经系统毒性反应
丙硫异烟胺	异烟肼	抑制异烟肼在肝内乙酰化,增加其抗结核作用
对氨基水杨酸钠	苯妥英钠	增强苯妥英钠的作用
对氨基水杨酸钠	丙磺舒	减少前者排泄,增加其血浓度,延长半衰期
对氨基水杨酸钠	双香豆素	增强抗凝作用
对氨基水杨酸钠	利福平	影响利福平的吸收
对氨基水杨酸钠	对氨基苯甲酸	两者具拮抗抗菌作用
利福霉素	克拉霉素	利福霉素血浓度上升,克拉霉素血浓度下降
利福霉素	地高辛	地高辛血浓度下降
利福霉素	利奈唑胺	利奈唑胺血浓度下降
利福霉素	蛋白酶抑制剂	利福霉素血浓度升高,后者血浓度降低
利福霉素	他克莫司	他克莫司血浓度降低

抗菌药物	配伍药物	相互作用结果
利福平	喹诺酮类	增强对肠杆菌科细菌、不动杆菌属的抗菌活性
利福平	异烟肼	对结核分枝杆菌具协同抗菌作用,但毒性也增强
利福平	两性霉素B、氟胞嘧啶等吡咯类药物	体外及动物实验增强对深部真菌的抗菌作用
利福平	卡泊芬净	卡泊芬净血浓度下降
利福平	甲氧苄啶	出现体外抗菌拮抗作用
利福平	氯霉素、口服降糖药、肾上腺皮质激素、洋地黄、甲基多巴、奎尼丁、氯贝丁酯等	通过诱导肝脏药物代谢酶作用,降低配伍药物的血浓度,减弱其药理作用
利福平	口服避孕药	月经周期紊乱,减低避孕药药效
利福平	巴比妥类	降低利福平的血浓度
利福平	苯妥英钠、左甲状腺素、环孢素、黄嘌呤类	增加配伍药在肝脏的代谢
利福平、利福喷汀	对氨基水杨酸盐	影响利福平、利福喷汀的吸收,导致血药浓度降低
利福平	环孢素	降低环孢素血浓度
利福平	丙磺舒	通过竞争与肝细胞膜受体的结合,延长利福平血半衰期,提高利福平血浓度,增加利福平毒性

抗菌药物	配伍药物	相互作用结果
利福平	阿普洛尔等 β 受体拮抗药	减低后者血浓度,使其临床疗效降低
利福平	卡马西平	增加卡马西平血浓度和毒性
利福平	乙胺丁醇	增加后者对视力损害的可能
利福平	左醋美沙多	增加后者的心脏毒性
利福平	地西泮、茶碱、特比萘芬	增加配伍药的消除
利福喷汀	异烟肼	增加后者肝代谢,从而增加肝毒性
利福喷汀	口服避孕药、口服抗凝药	诱导配伍药的代谢,降低其疗效
异烟肼	利福平、吡嗪酰胺	对结核分枝杆菌有协同抗菌作用,但亦增加肝毒性反应
异烟肼	胃抗酸药	减少和延迟异烟肼在胃肠道的吸收
异烟肼	苯妥英钠	异烟肼抑制苯妥英钠的代谢性生物转化,使后者血浓度增高易出现毒性反应
异烟肼	阿芬太尼	延长后者作用
异烟肼	肼屈嗪	使异烟肼血药浓度升高,疗效增强,但不良反应亦增多
异烟肼	地西泮	增加后者毒性
异烟肼	哌替啶	可发生低血压和中枢神经系统抑制

抗菌药物	配伍药物	相互作用结果
异烟肼	左旋多巴	可使帕金森病症状恶化
异烟肼	恩氟烷	增加肾毒性
异烟肼	丙戊酸	改变药物代谢,增加两者毒性
异烟肼	茶碱	改变后者代谢,使血药浓度升高,毒性反应增加
异烟肼	氯磺丙脲等降糖药	引起糖代谢紊乱,降低后者疗效
异烟肼	氨基水杨酸	使异烟肼血药浓度增高
异烟肼	对乙酰氨基酚	增加肝毒性危险
异烟肼	长春新碱	增加后者毒性
异烟肼	卡马西平	异烟肼的肝毒性和卡马西平的中枢神经系统抑制作用皆增加
异烟肼	双硫仑	易出现精神反应、共济失调等
异烟肼	口服抗凝剂	抑制抗凝药的酶代谢,增强抗凝作用
异烟肼	中枢兴奋剂	增加抽搐危险
异烟肼	肾上腺皮质激素	降低异烟肼血浓度,在慢乙酰化者加速异烟肼乙酰化和肾排泄
异烟肼	伊曲康唑	抗真菌药作用减低
乙胺丁醇	乙硫异烟胺	增加不良反应

抗菌药物	配伍药物	相互作用结果
乙胺丁醇	氢氧化铝	降低乙胺丁醇吸收
氨苯砜	去羟肌苷	氨苯砜吸收减少
氨苯砜	口服避孕药	避孕药药效下降
氨苯砜	乙胺嘧啶	骨髓毒性增强
氨苯砜	利福平/利福布汀	氨苯砜血浓度降低
氨苯砜	甲氧苄啶	两者血浓度均升高
氨苯砜	齐多夫定	可能增加骨髓毒性
抗病毒药		
阿昔洛韦	丙磺舒	增加阿昔洛韦毒性
金刚烷胺	乙醇	中枢神经系统不良反应增加
金刚烷胺	抗胆碱药和抗帕金森病药(东莨菪碱等)	金刚烷胺可增加后者的不良反应如口干、共济失调、视力模糊、发音不清、中毒性精神病等
金刚烷胺	噻嗪类利尿剂	增加金刚烷胺的毒性
金刚烷胺	甲氧苄啶	两者的血药浓度升高
金刚烷胺	地高辛	地高辛血浓度升高
阿糖腺苷	别嘌醇	增加肾毒性
阿糖腺苷	腺苷脱氢酶抑制剂	增加阿糖腺苷的抗病毒疗效
阿糖腺苷	氨茶碱	使氨茶碱血药浓度增高
阿糖腺苷	喷司他丁	提高阿糖腺苷疗效,增加两者不良反应发生率

抗菌药物	配伍药物	相互作用结果
阿昔洛韦	阿糖腺苷	协同抗病毒作用
阿昔洛韦	糖皮质激素	对带状疱疹病毒具协同作用
阿昔洛韦	齐多夫定	可引起肾毒性
阿昔洛韦	干扰素、甲氨蝶呤	可能引起精神异常
阿昔洛韦(大剂量)	哌替啶	哌替啶中毒
阿昔洛韦、伐昔洛韦、泛昔洛韦	丙磺舒	使阿昔洛韦排泄减慢,半衰期延长
伐昔洛韦、喷昔洛韦	西咪替丁	增加前者毒性(肾功能损害者尤易发)
更昔洛韦	去羟肌苷	增强去羟肌苷毒性
更昔洛韦	两性霉素 B	增加肾毒性
更昔洛韦	齐多夫定	增强对造血系统的毒性
更昔洛韦	亚胺培南 - 西司他丁	可发生全身抽搐
拉米夫定	甲氧苄啶	排泄减慢,血浓度增加,半衰期延长
拉米夫定	扎西他滨	相互干扰,勿合用
利巴韦林	齐多夫定、司他夫定、去羟肌苷	降低后者药效
膦甲酸钠	喷他脒(静脉给药)	可致低钙血症、低镁血症,肾毒性,贫血

抗菌药物	配伍药物	相互作用结果
膦甲酸钠	齐多夫定	加重贫血
抗 HIV 药		
呋山那韦	口服避孕药	呋山那韦和口服避孕药血药浓度均下降,应使用其他避孕方法
呋山那韦	洛伐他汀、西立伐他汀	他汀类药物血浓度上升,避免使用
呋山那韦	利福布汀	利福布汀血浓度升高
呋山那韦	利福平	呋山那韦血浓度下降
拉替拉韦	利福平	拉替拉韦血浓度降低
阿托伐醌	利福平	阿托伐醌血浓度下降,利福平血浓度上升
阿托伐醌	甲氧氯普胺	阿托伐醌血浓度下降
阿托伐醌	四环素	阿托伐醌血浓度下降
司他夫定	氨苯砜、异烟肼	周围神经病变风险增加
司他夫定	齐多夫定	避免混合使用
去羟肌苷	别嘌呤	去羟肌苷血浓度升高,应避免合用
去羟肌苷	顺铂、氨苯砜、异烟肼、甲硝唑、呋喃妥因、司他夫定、长春新碱、扎西他滨	周围周神经病变风险增加
去羟肌苷	乙醇、拉米夫定、喷他脒	胰腺炎危险增加

抗菌药物	配伍药物	相互作用结果
去羟肌苷	在低 pH 条件下吸收的药物：氨苯砜、茚地那韦、伊曲康唑、乙胺嘧啶、利福平、甲氧苄啶	肠道吸收减少
去羟肌苷	美沙酮	去羟肌苷血浓度下降
去羟肌苷	利巴韦林	去羟肌苷代谢物增加
去羟肌苷	替诺福韦	去羟肌苷血浓度上升
齐多夫定	阿托伐醌、氟康唑、美沙酮	齐多夫定血浓度升高
齐多夫定	克拉霉素	齐多夫定血浓度下降
齐多夫定	吲哚美辛	齐多夫定毒性代谢产物浓度升高
齐多夫定	奈非那韦	齐多夫定血浓度降低
齐多夫定	丙磺舒、SMZ-TMP	齐多夫定血浓度升高
齐多夫定	利福霉素类	齐多夫定血浓度降低
齐多夫定	司他夫定	不可混用
齐多夫定	丙戊酸	齐多夫定血浓度升高
扎西他滨	丙戊酸、喷他脒、乙醇、拉米夫定	胰腺炎危险增加
扎西他滨	顺铂、异烟肼、甲硝唑、长春新碱、呋喃妥因、司他夫定、氨苯砜	周围神经病变风险增加

抗菌药物	配伍药物	相互作用结果
呋山那韦、茚地那韦、奈非那韦、沙奎那韦	红霉素、克拉霉素	两者的血药浓度都升高
各种蛋白酶抑制剂	钙通道阻滞剂	钙通道阻滞剂血浓度上升
各种蛋白酶抑制剂	利福平、利福布汀	蛋白酶抑制剂血浓度下降,后者浓度上升
达芦那韦、茚地那韦、洛匹那韦	茶碱	茶碱血浓度下降
阿扎那韦、呋山那韦、洛匹那韦、替拉那韦	华法林	华法林血浓度上升
阿扎那韦、达芦那韦、洛匹那韦、奈非那韦、替拉那韦	口服避孕药	两者血浓度均下降
达芦那韦、呋山那韦、洛匹那韦、沙奎那韦	皮质激素	前者血浓度下降,皮质激素血浓度上升
非核苷类逆转录酶抑制剂	吡咯类抗真菌药	抗真菌药血浓度可能下降
地拉韦定、依曲韦林、奈韦拉平	克拉霉素	克拉霉素代谢加强,前者血浓度上升
地拉韦定、依曲韦林	地塞米松	前者血浓度下降

抗菌药物	配伍药物	相互作用结果
依非韦伦、奈韦拉平	口服避孕药	避孕药浓度波动
其他		
磷霉素	氨基糖苷类	协同抗菌作用,并可减少或延迟细菌耐药性的产生
磷霉素	β-内酰胺类	对金葡菌(包括甲氧西林耐药株)、铜绿假单胞菌具协同抗菌作用,并可减少或延迟细菌耐药性的产生
磷霉素	钙盐或抗酸剂	降低磷霉素肠道吸收
利奈唑胺	肾上腺素能药物	血压升高危险
利奈唑胺	发酵、腌制或烟熏食物——酪胺升高	血压升高危险
利奈唑胺	利福平	利奈唑胺血浓度下降
利奈唑胺	影响组胺能药物	产生5-羟色胺综合征危险
乌洛托品	氯化铵、磷酸盐	可酸化液尿,促进甲醛释放,增强乌洛托品的疗效
乌洛托品	磺胺类	使某些磺胺药形成不溶性沉淀,增加结晶尿出现的危险
喷他脒	两性霉素B	肾毒性增加
喷他脒	与胰腺炎有关的药物,如乙醇、丙戊酸	胰腺炎危险上升
伯氨喹	氯喹、氨苯砜、异烟肼、丙磺舒、奎宁、磺胺	葡萄糖-6-磷酸脱氢酶缺乏症患者出血风险上升

抗菌药物	配伍药物	相互作用结果
奎宁	地高辛	地高辛血浓度上升,中毒风险增加
奎宁	甲氟喹	心律失常风险增加
奎宁	口服抗凝药	凝血酶原时间延长

索　引

B

W

X